· 职业教育教材 ·

实用瑶医药学

主 编 ◇ 李 彤 邱鸿清

Gvangjsih Minzcuz Cuzbanjse
广西民族出版社

图书在版编目（CIP）数据

实用瑶医药学 / 李彤，邱鸿清主编 .—南宁：广西民族出版社，2023.6
ISBN 978-7-5363-7690-8

Ⅰ.①实… Ⅱ.①李… ②邱… Ⅲ.①瑶医—诊疗 Ⅳ.① R295.1

中国国家版本馆 CIP 数据核字（2023）第 087270 号

实用瑶医药学
SHIYONG YAOYI-YAOXUE

主　　编：李　彤　邱鸿清
出 版 人：石朝雄
策划组稿：潘　夏
责任编辑：白　煜
装帧设计：文　雯
责任印制：梁海彪　莫晓东
出版发行：广西民族出版社
　　　　　地址：广西南宁市青秀区桂春路3号　邮编：530028
　　　　　电话：0771-5523216　传真：0771-5523225
　　　　　电子邮箱：bws@gxmzbook.com
印　　刷：广西壮族自治区地质印刷厂
规　　格：787毫米 ×1092毫米　1/16
印　　张：25
字　　数：400千
版　　次：2023年6月第1版
印　　次：2023年6月第1次印刷
书　　号：ISBN 978-7-5363-7690-8
定　　价：65.00元

《实用瑶医药学》编委会

· 前 言 ·

　　我国是一个多民族的国家，瑶族是中华民族大家庭中的一员，历史悠久。在过去漫长的历史长河中，由于受到历代统治阶级的民族压迫和民族歧视，瑶族先民被迫频繁迁居，"进山唯恐不高，入林唯恐不密"，他们以深山老林为居，与毒蛇猛兽为邻。山岚雾霭，盘郁结聚，风寒湿热，不易疏泄，故致百病发生。为了本民族的健康、繁衍，瑶族先民在长期与恶劣的自然环境和疾病的斗争中，总结出如何利用自然环境创造各种医疗工具，总结出如何鉴别百草精华而疗疾，从而谱写了丰富而独具特色的瑶族医药史。由于在历史上瑶族没有形成自己的文字，瑶医药的传承全靠口耳相传、指药传授、指症传经，在本民族内部自成体系。瑶族人民积累了利用草药防病治病的丰富经验，从而谱写了丰富而独具特色的民族医药史，形成了独具一格的瑶族医药，为确保本民族的健康繁衍起到了重要作用。

　　瑶医药的系统整理和挖掘目前仍处于初级阶段，其传承和发扬面临着底子薄、起点低、传承难等种种困难，其人才的培养更是出现了培养难、传承难、就业难的问题，导致瑶医药人才极为短缺。2017年《中医药法》的正式颁布实施，党的十九大报告指出："坚持中西医并重，传承发展中医药事业。"因此中医药和民族医药迎来了千载难逢的发展机遇。为了顺应时代的要求，解决壮瑶医药人才短缺的问题，来宾市卫生学校从2015年开始致力于壮瑶医药人才培养模式改革的探索。2019年8月，《新时代壮瑶医药职业人才培养模式改革的探索与实践》项目，获得2019

年度广西职业教育教学改革重点研究项目立项。项目立项后，得到各级领导的关心和支持，项目的各工作有序推进。为了完成项目构建新时代壮瑶医药职业人才培养和实践教学模式等目标，更为了培养一批复合型、应用型、技能型、创新型的瑶医药专业人才，助推瑶医药事业的发展，我们编写了实用性强的《实用瑶医药学》。

《实用瑶医药学》共包括七大部分内容，分别是：瑶族医药史、瑶医医理概论、瑶医诊法、瑶医治法、瑶药理论及经典老班药、瑶医常用方剂、瑶医打道。全书站在实用的角度，从瑶族医药的历史起源谈起，将一些具有瑶医特色的诊法、技法以及瑶族用药的特色展现出来，同时将疗效确切、临床效果显著的瑶医治疗专科专病的方药经验推介给广大读者。其中值得特别强调的是瑶医的特色诊断方法和治疗方法，是瑶族人民在不断与疾病做斗争的过程中，总结和发明的一些行之有效的方法。这些方法不仅具有十分丰富的内容，而且颇具地方特色和民族特色，并获得了国家非物质文化遗产保护。目前，瑶医的理论研究、诊法疗法探讨、瑶药的发掘整理及推广应用都取得了丰硕的成果。瑶医理论体系的形成，是瑶医药学在学术上趋于成熟的体现，标志着瑶医药成为了一门相对独立的、有民族特色的传统医药学科。瑶医药学作为传统医药学的一个分支，目前理论体系还不够完备，但其治病经验丰富，流传在民间的方药数量也比较庞大，还有许多有价值的经验留存在老一代瑶医的头脑中等待挖掘。

由于本书编者水平有限，书中不足之处在所难免，敬请专家读者批评指正。

《实用瑶医药学》编委会

2022 年 8 月

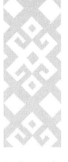

目 录

第一章 ◆ 瑶族医药史 ·· 1

第一节 瑶医药溯源 ··· 2

第二节 瑶医药沿革 ··· 4

第三节 瑶医药特色 ··· 6

第二章 ◆ 瑶医医理概论 ·· 9

第一节 瑶医医道 ·· 10

第二节 瑶医生道 ·· 16

第三节 瑶医病道 ·· 25

第三章 ◆ 瑶医诊法 ·· 37

第一节 望诊 ·· 39

第二节 闻诊 ·· 61

第三节 问诊 ·· 64

第四节 摸诊 ·· 67

第五节 试诊 ·· 69

第四章 ◆ 瑶医治法 ·· 73

第一节 瑶医治法的基本理论 ······························ 75

第二节 针刺法 ·· 86

第三节　灸法 ·· 101

第四节　瑶医发泡药罐疗法 ···························· 109

第五节　瑶医刮推疗法 ·································· 111

第六节　瑶医熏浴熨法 ·································· 127

第七节　瑶医芳香疗法 ·································· 141

第八节　瑶医外敷药法 ·································· 154

第九节　瑶医其他特色疗法 ···························· 162

第五章 ◆ 瑶药理论及经典老班药 ······················ 169

第一节　瑶药资源与品种 ······························ 170

第二节　瑶药采集与加工 ······························ 173

第三节　瑶药基本理论 ·································· 180

第四节　经典老班药 ···································· 187

第六章 ◆ 瑶医常用方剂 ································ 295

第一节　内科方剂 ······································ 296

第二节　外科方剂 ······································ 317

第三节　妇产科方剂 ···································· 326

第四节　儿科方剂 ······································ 337

第五节　肿瘤科方剂 ···································· 343

第六节　五官科方剂 ···································· 344

第七章 ◆ 瑶医打道 ···································· 347

第一节　内科疾病 ······································ 348

第二节　外科疾病 ······································ 360

第三节　妇科疾病 ······································ 366

第四节　儿科疾病 ······································ 375

第五节　恶性肿瘤 ······································ 384

第六节　五官科疾病 ···································· 389

第一章

瑶族医药史

第一节　瑶医药溯源

在历史长河中，瑶医药同其他民族的医药一样，是作为一种适应自然进而征服自然所必需的技能而存在的。瑶医药有民众思想和生产生活实践作为基础，具备瑶族文化特征的科学文化体系。在形成过程中，瑶医药不断地受到民俗观念、宗教文化与生产生活习惯的渗透，从而逐渐形成了日趋完善的瑶族医药体系。几千年来瑶医药经久不衰，以其独特的优势，始终立足于民族医药之林。

一、瑶医药学的基本概念

（一）瑶医药学是传统医学

在我国，传统医学是一个与现代医学相对应的概念。所谓传统医学，泛指我国历史上流传下来的一切医学形式，主要包括中医药学、各民族医药学以及民间医药学，而瑶医药学就是传统医学中的一枝奇葩。

（二）瑶医药学是民族医药学

民族医药是中国少数民族的传统医药。中医药是以汉文化为背景的中国古代社会的主流医学，至今具有无可争议的学术地位和社会地位，是中国传统医药的代表。民族医药是中医药的重要组成部分，在历史上民族医药为民族地区的繁荣和发展做出了重要的贡献。

（三）瑶医药学是瑶族人民卫生经验的总结

瑶医药是我国广大瑶族人民防病治病经验的总结。瑶医药学之所以能在许多重大疾病治疗领域取得独到的效果，被主流医学认可，这和瑶族人民防治恶性疾病的经验积累息息相关。

瑶族是一个南方山地民族，俗话说："岭南无山不有瑶。"因为岭南是亚热带地区，所以与中医药学相比，瑶医药学具有鲜明的特色和独特的内涵。在诊法方面，除了常见的望、闻、问、摸，还发展了甲诊、掌诊、舌诊、耳诊、鼻诊等诊法；在治疗方面，瑶医药学充分利用了本地区丰富的药物资源优势，形成了以"五虎、九牛、十八钻、七十二风"为基础的用药体系，并发展出众多独特的内外治疗法。瑶医药对跌打骨折、毒蛇咬伤、风湿病和妇科病等的治疗效果，得到了广大患者的公认。近年来大量临床实践还证明，瑶医药对癌症、红斑狼疮、精神分裂症、癫痫、乙肝、肾炎、糖尿病、中风后遗症、肝胆及泌尿系统结石等疑难杂症均具有显著的疗效。瑶医药学正在以其深厚的内涵和蓬勃发展的实践，进入我国医学科研、临床、开发等各领域，成为我国医药卫生事业的重要组成部分。

二、瑶医药溯源

在过去漫长的历史长河中，历代统治阶级的民族压迫和民族歧视，迫使瑶族先民频繁迁居，"进山唯恐不高，入林唯恐不密"，他们以深山老林为居，与毒蛇猛兽为邻，山岚雾霭、盘郁结聚、风寒湿热，不易疏泄，导致百病发生。为了本民族的健康、繁衍，瑶族先民在长期与恶劣的自然环境和疾病的斗争中，总结出如何利用自然环境创造各种医疗工具，如何鉴别百草精华而疗疾，谱写了丰富而独具特色的瑶族医药史。在没有文字的古代，瑶医以师传徒、父传子、母传女的口传方式代代相传，同时又不断地吸收其他民族的经验来提高自己的医术，逐步形成了具有瑶族特色的医药理论，为本民族的健康和繁衍做出了重大贡献。

瑶医药在其形成过程中，不断受到民俗观念、宗教文化与生产生活习惯的渗透，这些观念、信仰、习惯影响着瑶医药的发展并进入其理论架构，逐渐形成了日趋完善的医药体系。

在研究和探讨瑶族民俗民风时，不难发现，瑶族的民俗民风体现了瑶族医药的起源和发展过程。瑶族自身的风俗习惯对本民族医药的形成产生了一定的影响。同时，瑶族医药的发展也同样受到其他民族诸多因素的影响。这体现了瑶族医药与其他民族医药源流具有相关性，它们相互影响、相互促进。总之，各少数民族医药离不开中华民族医药沃土的滋养和哺育，而中华医药的繁荣昌盛也离不开各少数民族医药的发展和壮大，这正是瑶医药的真正源头。

 第二节　瑶医药沿革

一、自然存在时期（远古—1949 年）

瑶族人民对医药的认识过程和其他少数民族一样，先从迷信鬼神开始，然后到医药鬼神共存即巫医结合，进而到医药占主导地位，是从雏形信仰疗法、医巫结合到形成体系的经验医药及实验医药的发展过程。几千年来，瑶族医药的演变发展遵循这一规律。只是由于过去种种历史原因，瑶族先民长期居住在生活条件极其艰苦的环境中，瑶族没有本民族的文字，不能对本民族的文明发展如实地记载，医药卫生也一样。为了本民族的生存繁衍，瑶族人民不得不千方百计地寻找能够防病治病的天然药物，探索治疗伤病的方法。在与疾病长期斗争的实践中，瑶族先民逐步总结积累了丰富的经验，这些掌握治疗疾病的方法和经验的人，被人们称为瑶医，所用的药物称为瑶药，并以师传徒、父传子、母传女的口传方式代代相传，同时又不断地吸收其他民族的经验来提高自己的医术，这就逐步形成了如今具有本民族特色的一套医药理论。

二、迅速发展时期（1949—1985 年）

新中国成立后，党中央执行的民族平等政策，使少数民族的文化科学素质不断提高。党和国家鼓励继承和发扬民族医药，非常重视包括瑶族医药在内的各少数民族医药的发展，使得瑶族人民的医药卫生事业得到了前所未有的飞跃发展。几十年来，在有关部门和领导的鼓励支持下，不少关心民族医药的人士投身于瑶族医药的调查、整理、研究等方面的工作。例如对一些值得推广应用的秘方、验方进行了部分病例的追踪调查，编著了《瑶医效方选编》，介绍了瑶医治疗110多个病症的效方，基本弄清了瑶族聚居区药物资源的情况，翻译了多种瑶医常用药的瑶文名称，并按"以病统方"的方式，收集药方，并组织临床验证，对瑶医药的理论和实践进行了整理。

三、繁荣昌盛时期（1985—至今）

1985年广西民族医药研究所成立，1988年瑶医研究室成立。瑶医研究室的主要任务是对瑶医药文献进行整理和对民间瑶医药资料进行搜集。1986年广西金秀瑶族自治县成立瑶医门诊部及瑶医研究所，2004年升级为金秀瑶族自治县瑶医医院，是目前全国唯一一所国家事业性、公益性、非营利性的瑶医特色医院，集医疗、科研、康复、保健、预防于一体。2010年广西中医药大学成立了瑶医药学院。现拥有瑶医药教学实验中心、瑶医药教学实训中心、瑶医药文化展示厅、瑶医药教学实践基地、自治区"壮瑶医药与医养结合人才小高地"、"瑶医优势病种诊疗规范化研究中心"等学科平台。近五年来，广西中医药大学瑶医药学院承担国家级、自治区级等各类项目50项；获得省部级等各类科研奖励10项；起草并发布广西地方标准11项；获自治区非物质文化遗产保护名录4项；申请专利36件，其中授权16件；出版著作30多部，包括《中国瑶医学》《中国瑶药学》《中国现代瑶药》《实用瑶医学》等。我国第一套（11本）较系统而完整的、面向高等学校瑶医学专业的教材由广西中医药大学瑶医药学院组织编写。这些成果标志着瑶族医药的研究工作已从经验医药学向实验医药学发展，并向规范化、标准化迈进，形成民族特色鲜明、医药一体化发展的瑶医药学科。这表明传统的瑶族经验医学已步入了实验医学的新阶段。

展望未来，充满信心，相信在不远的将来，瑶族医药学必将以完整的具有本民族特色的理论体系和具有较高学术水平的崭新面貌立足于祖国的传统医药之林。

第三节　瑶医药特色

瑶族先民居住的地区山岭、河流、平原、溪岸混杂，风景优美，植被宽广，物产丰富，不但供给人们吃、穿、用、住的物质资料，同时还有丰富的动物、植物、矿类药物，可谓得天独厚。然而事物都是一分为二的，有好的一面，也存在不好的一面。瑶族先民居住地湿气重，纬度低，暑湿相搏，山林石洞中猛兽毒蛇潜居，外伤难免。瑶族人民在漫长的历史岁月里，在与疾病伤痛做斗争的实践过程中，逐渐熟悉和掌握动植物的属性及功能，不断地探索和总结，积累了不少治病医伤的有效方药，用于抵御虫蛇猛兽以及病邪的侵袭，逐步形成了自己的特色。

一、医药一体化

医药相结合，医药不分家，这是瑶医药最主要的特色。行医者必识药，采药者必懂医；行医而不识药则医不灵，采药而不懂医则药无效。因此，瑶医过去和现在都是自己诊病，自己采药加工，配方发药，从来没有医药分家的现象。至今，在瑶族中仍然是只有医生诊所，没有单独配方卖药的药师或药店。

二、防治一体化，医护一体化

瑶族先民居住环境恶劣，地处深山老林，海拔高，气候寒冷潮湿，在同自然灾害和疾病做斗争以及生产劳动的过程中，就有了扶老携幼、互相照顾、关心孕妇等现象，这可以说是护理工作的萌芽。另外，他们很早就认识到，医疗与护理的密切配合，可加速疾病的痊愈。由于瑶族没有医疗机构，更没有专职的护理人员，因此护理一类的工作都是由医生口授，并按传统方式，由病人亲属协助完成。

在长期的生产生活实践当中，不少医生认识到周围生活环境对人体健康能产生影响，从而总结出了某些有关护理方面的知识。例如，在瑶民的生活习俗中主张"疏通沟渠，排除积水"，注意到了水源的清洁和环境卫生对人体健康的影响。瑶族人民终年与山相伴，在长期与疾病做斗争的过程中认识到疾病可以传染，他们常常采用隔离、消灭传染源或切断传播途径的方法来阻止传染病的流行扩散，用预防的方法来减少传染病的发生，采取一系列行之有效的环境保护措施，为本民族的健康繁衍做出了巨大贡献。如瑶族聚居区多痧、瘴、蛊、毒等传染性疾病，因此在民间流行用艾叶燃烧、喷洒雄黄酒等对空气进行消毒的习俗。

三、医药与宗教结合

瑶族是一个具有悠久历史和灿烂传统文化的民族。瑶族人民对医药的认识过程和其他少数民族一样，先从迷信鬼神开始，然后到医药鬼神共存即巫医结合，进而到医药占主导地位，是从雏形信仰疗法、医巫结合到形成体系的经验医药及实验医药的发展过程。

瑶族是古老而神秘的民族，医与易的结合又是瑶医药的一大特点。瑶族同胞在长期观察和实践中，逐渐认识到人体盈亏，通过结合易理，形成了瑶医盈亏平衡的理论。

四、食疗简便灵验

瑶族人民以高山为居，村寨零星分散，三户一村五户一寨。在远古年代，交通极不方便，不仅生产技术落后，卫生条件差，而且缺医少药，许多地方流行肠道寄生虫病（如钩虫、蛔虫等）。为了保证人们特别是后代的健康，历代瑶族人民在实践中总结出丰富的食疗文化，至今仍沿用不衰。药粑、药饼、田螺菜、药茶、药酒等瑶族常用的食疗方法对防病治病是不无裨益的。

第二章

瑶医医理概论

第一节　瑶医医道

　　瑶医不仅是我国传统医学的重要组成部分，还是中华文化与中华医道的重要组成部分。瑶医医道的主要特色与优势是认识领域的高屋建瓴、实践应用的至简至易。瑶医医道是生命过程之道，不是人体结构之学。瑶医的理论方法虽然简单，但是至简至易，越简单越能通用。简单化不是庸俗化，不是通俗化，简单化就是求本，因为本是相同的，本是一个，所以简单化是求本。

　　瑶族分布的地区大多为亚热带地区，虽然平均气温较高，但因地处高山丛林，四季分明。通过与中原文化的交流，瑶族人民很早就有了阴阳的概念。阴阳概念在生产生活中应用相当广泛，也被瑶医用来解释自然和人体生理、病理之间的复杂关系。逐步形成以形神学说、盈亏学说、六行学说、神气学说等哲学理论为基础的瑶医医道理论。

一、形神学说

　　形神是中国哲学史上的范畴，也是人体观的基本范畴。形神，指人的形体和精神。形，指形体，即肌肉、血脉、筋骨、脏腑等组织器官是物质基础；所谓神，是指情志、意识、思维为特点的心理活动现象，以及生命活动的全部外在表现，是功能作用。二者相互依存、相互影响，是密不可分的一个整体。神本于形而生，依附于形而存，形为神之基，神为形之主。瑶医医道对形神的理解较原始且朴素。瑶医认为形，就是形体、人的肉身；神，就是神气、人的灵魂。形体与神气必须保持盈亏平衡的状态，一旦形神失衡，就会出现疾病。因此，瑶医医道认为人体必须具备形体（肉身）系统与神气（灵魂）系统，这样人才能算是一个完整的生命；只有形体与神气盈亏平衡，才能发挥人体正常的生命功能，保持正常的生命活动。

瑶医认为，人体要具备两个生理系统，形体（肉身）系统和神气（灵魂）系统，否则生命就不会完美。人不但有两个生理系统，而且每个系统都有自己的精神中枢；神魂魄意志对应灵魂系统，喜怒忧思悲恐惊对应人类的肉体系统。人的两套系统必须保持平衡、和谐相处，相互合作，有机统一。

瑶医认为人体的根本在脏器（形体），脏器的根本在灵魂，灵魂的根本在神气。瑶医治病以脏器（形体）为本，因为脏器中有灵魂和神气，灵魂和神气必须依附脏器（形体）。

二、盈亏学说

"盈亏平衡"论：瑶医认为人体要具备两个系统，肉身生理系统和灵魂生理系统，人不但有两个生理系统，而且每个系统都有自己的精神中枢，神魂魄意志对应灵魂系统，喜怒忧思悲恐惊对应人类的肉体系统。人的两套系统必须保持平衡、和谐相处，相互合作，有机统一，构成盈亏平衡的诸多关系。在两个系统的诸多关系中，平衡是最高法则，任何一方的失衡都会影响对方的存在状态，最后导致疾病的产生。所以盈亏平衡就是健康，盈亏失衡即为疾病。

瑶医盈亏平衡理论是瑶医的核心病机，临床具体应用时，首先要判别身体的盈亏平衡状态：盈则满，满则溢，溢则病；如脑出血，血山崩等症。亏则虚，虚则损，损则病；如贫血、眩晕、腰痛、哮喘、心悸等症。在审症的基础上，瑶医治疗的原则是"风亏打盈"，即："盈则消之，亏则补之。"对于盈症的治疗，用打药为主；治疗亏症则以风药为主。临床具体运用时还根据不同脏腑的盈亏，选用不同的打药及风药，有时则是风打两类药合理配伍，使药力更专更宏。瑶药最常用的"五虎""九牛""十八钻""七十二风"归结起来也分为风打两类。"五虎"在功用方面大多是打药，"九牛"在功能上有养血固肾益精，舒筋活络的功效，多属风药。"十八钻"的用途主要是通达经脉，透利关节，对瘀阻、湿滞的患者较为适宜，多属打药。"七十二风"用途极广，包括有寒热、温平、降泻、扶补，在临床配伍均有独到疗效，属风药和打药相兼。总之，瑶医临床用药需在"盈亏平衡理论"的指导下，熟练掌握"风亏打盈"理论，精确运用 "盈则消之，亏则补之"的配伍原则，使机体达到与周围环境及机体脏腑之间的盈亏平衡状态，这样就能去除疾病。

三、六行学说

瑶医有六行之说，其中五行为木、火、土、金、水，与中医的认识一致，认为五行是有形之物，代表着人的形体脏器系统，即现代解剖学的人体系统；第六行瑶医称之为"气"，为无形之物，是一种"神气"，代表着瑶医的灵魂系统。气在生命活动中，具有十分重要的作用，人体的生长、发育、衰老、死亡和疾病的发生发展都离不开气的作用，生命过程与气的盛衰、运动变化有关。正如《难经·八难》说："气者，人之根本也，根绝则茎叶枯矣。"

五行学说在中医学领域中的应用，主要是运用五行的特性来分析和归纳人体的形体结构及其功能，以及外界环境各种要素的五行属性；运用五行的生克制化规律来阐述人体五脏系统之间的局部与局部、局部与整体，以及人与外界环境的相互关系；用五行乘侮胜复规律来说明疾病发生发展的规律和自然界五运六气的变化规律。五行胜复规律不仅具有理论意义，而且还有指导临床诊断、治疗和养生康复的实际意义。五行学说的应用，加强了中医学关于人体以及人与外界环境是一个统一整体的论证，使中医学所采用的整体系统方法更进一步系统化。瑶医吸收了中医的五行理论并扩大了理论范畴，在五行的基础上，瑶医扩充为六行。

四、神气学说

瑶医的神气学说，蕴含的思想是建立在中国古典哲学气本原基础上的，以儒家、道家、医家理论为核心，所蕴含的心理学思想更偏向于关注心灵、心性境界的提升，从而保持身心的健康状态。瑶医神气概念的提出，有利于完善心理学的理论与实践。补充"气"范畴的心理内涵，完善心理学的理论体系，在气的范畴和概念中，加入对其心理层面的阐释；补充和完善心理学中的个性心理学内容。瑶医在道家、儒家、杂家中汲取灵感，使之更完善、更系统，补充完善了心理摄生方法，提高临床疗效。瑶医医道对"神气"内涵的解释，更加明显地体现了瑶族文化中蕴含的心理学思想对人的指导，更关注于自我修养、自我解救，关注的是人的心灵与人性。它不仅可以消除病理因素，更能提升境界获得健康和快乐，从而提高瑶医心理调养、治疗的效果。"神气"所蕴含的心理学思想，是中华民族文化深层心理结构和精神底蕴的重要组成部分，在历史长河中作为特有的文化思想，贯穿于瑶族人民的思想方式、情感表达、人际交往、人格塑造、健康保健等方面。

自古以来，瑶族有"图腾崇拜""自然崇拜""祖先崇拜""巫术崇拜"等习俗，他们认为"万物有灵""灵魂不死""鬼有善恶"等。万物包括人在内，都生活在自然环境中。对于人体自身，瑶医医道认为其乃"神精气三气合一"而成。机体与周围环境、人与社会各方面都要保持相互平衡、和谐，才能少生病，保持健康。如果这个平衡被打破，当"天、地、人""神、精、气"三元之间发生不和谐，人就会生病。其中"神"受之于天，控制人的灵魂与心理，人死后灵魂则永远离开人体。"精"受之于地，保持肉体的生长发育与生理功能。"气"受之于中和，保持生命功能的正常运行，气乱则病。其中人的肉身生理系统依靠"地"之食物（五味）而生、长、壮、老、已。灵魂系统则依靠"天"之气（六气）而生、长、壮、老、已。人的形体（肉体）与神气（灵魂）两套生理系统需要保持平衡，形神合一，和谐相处。形神不平衡或发生离绝，就会造成各种疾病。

五、瑶医医道思维方式及特点

（一）注重形神统一

瑶医强调人体要具备两个系统，形体（肉身）系统和神气（灵魂）系统，否则生命就不会完美。形神统一论是瑶医诊病治病的认识基础，并贯穿于盈亏平衡论、三元和谐论、六行学说等理论体系中，因此，瑶医医道对于形神统一的理解与认识上的高屋建瓴，更加贴近实际，强调了身心健康与环境自然的统一。

（二）注重盈亏平衡、强调生态平衡

人体脏器之间、人体脏器与外界环境之间，人体脏器内部正邪两种趋势之间，既对立又统一，只有达到相对平衡才能有正常的生理活动。当某一方面或某一趋势强盛时，称之为盈，反之则为亏。各种内外因素使平衡处于不稳定的状态，过盈过亏均会导致疾病，一旦平衡被打破，人体就有盈亏的不同病理表现。盈亏包括中医的虚实、寒热、表里，是中医阴阳八纲辩证的集中浓缩。盈则满，满则溢，溢则病；亏则虚，虚则损，损则病。瑶医认为"人"要具备形体和神气两个生理系统，否则生命就不会完美。人的"形"和"神"两套系统必须保持平和（和谐相处），相互合作，有机统一。在构成两个系统的诸多关系中，平和是最高法则，任何一方的失和都会影响对方的存在状态，最后导致疾病的发生。所以，盈亏平和即为健康，盈亏失和即为疾病。

要使形体系统和神气系统这两个系统保持盈亏平衡，必须先使两个系统内部达到盈亏平衡。形体系统的病因主要有自然界的气候变化，有六淫邪气、生活习惯、外伤等。瑶医调节肉身生理系统的治疗方法有解毒除蛊、启关透窍、穿经走脉、泻热逐邪、添火逼寒、祛风散邪、补气益元、导滞开解、涩滑固脱等。神气系统的病因则主要是社会心理因素、情志变化等，其病理可直接导致精神系统异常，进而导致人体的肉体生理疾病，其治疗方法有瑶医心理暗示疗法和除蛊法等。现代医学提倡的生物—心理—社会医学模式，缺乏的是瑶医气一万化论（即中医的精气学说）中气的概念，这两个生理系统的盈亏平和，其实质就是这个气的盈亏平和，相当于现代科学的能量守恒，即意识、物质结构与能量之间的平衡，是以能量的平衡为基础的。形神合一、天人合一其实就是气的和谐平衡，同频共振。

（三）三元和谐医学模式

新的医学模式即"生物—心理—社会医学模式"非常重视和强调心理、社会、环境等因素。瑶医以"三元和谐"为理论纲领。"三元和谐"就是天地人和谐。道有天道、地道、人道。天道、地道为自然之道。人道包括生命之道与社会之道。医道是生命之道，而生命与自然、社会之道是相通的。瑶医认识到社会之道即社会因素、心理因素等是导致疾病形成的因素，故而重视消除这些因素，而不只是单纯的治疗。

（四）初病多盈，久病多亏

影响人类生命和健康的各类传染病和感染性疾病是主要病种，这类疾病多由毒热炽盛而成，毒邪弥漫、热势弛张，使病情急迫而严重，瑶医认为必须以大剂清热解毒之药"打盈"治疗。"打盈"之法可以用泻热、清热、透热、宣热、散热等药，解毒之法可用泄毒、败毒、化毒等药。对久病（慢性病），瑶医认为多由病邪积久不去，自身消耗过大所致。病邪郁滞不去，则使病势绵绵，或一时加重，或一时减轻，起伏不定。另一方面，久病则消耗元气，使病人表现出一派虚衰之象。对这种久病虚衰和瘀滞之病，瑶医主张"风亏"调补之法，不可以恶重之药以图速效。同时还要充分注意饮食和休息，不可单纯依赖药物。

（五）恶病不补

恶病的本质在于邪毒盛。恶病的表现可实可虚，但其本质不是自身虚衰，而是毒邪内盛。邪盛是因，正衰是果，邪盛是本，虚衰是标。

恶病治疗首要在祛毒攻邪、恶病用补会助邪增病。恶病不论表现多么虚弱，但是毒邪始终未除而且日益炽盛。正因为毒邪盛才导致了自身衰。在这种情况下，要消除虚象就必须除邪，毒邪未除则不足以治虚。在邪毒炽盛情况下用补，不但不能收到补虚的目的，反而可能会助长毒邪，使毒邪更盛，从而加重病情。恶病之补只用于暂而不可用于久。

（六）摄养之道，莫若守中

瑶医吸收了"执中"思想，所以在构建瑶医生理、病理、诊断、治则、养生等基础理论时都有中道思想的具体体现。如瑶医认为生病起于过用：情志太过、饮食太过、劳倦太过、运气太过等等。瑶医的中道就是执中致和，使盈亏两边保持适中与调和的状态。瑶医治病的原则是执中，强调不热不寒、不虚不实、抑强扶弱、阴阳互补、盈亏平衡。执中致和，也是预防保健，通过达到平衡，避免失调，使我们身体保持稳定的局面。

（七）融汇中医

瑶医诊病在整体上结合了中医辨证。瑶医治疗时具体针对的是病，只要病相同，则主专方治疗。这种治疗有其长处，但也有不足。瑶医融汇中医辨证，在针对性的基础上补充了灵活性，因而在治疗实践中能结合辨证用药，这会极大地提高疗效。传统民间瑶药应与中药结合使用。瑶药与中药可能是一种实物，可是因各自实践经验不同，对同一药物的性能主治会有不同的认识。如中医认为是活血的药物，瑶医则认为是止咳。所以结合中药知识进行用药，这对提高药物效果的准确性是很有意义的。

（八）时间医学辅助治疗

时间医学，是现代医学与时间生物学相结合的产物。时间生物学是1950年在国外诞生的一门新兴生命科学，其主要内容是研究生命现象的时间特点。瑶族很早就有使用时间医学辅助治疗疾病的记载，现在也将时间医学应用于治疗各种疾病。比如肺癌，瑶医选择在五月初五端午节的午时进行治疗，因为侵入肺的邪毒为金邪，端午节为午火最炽之际，火克金，邪毒更易被祛除。

 ## 第二节　瑶医生道

一、瑶医生道对形体的认识

（一）精

瑶医的精理论是在古代哲学基础"精气学说"的基础上形成的。古代哲学的精是指一种充斥宇宙之间无形而运动不息的极细微物质，是构成宇宙万物的本原，也是生命形成的本原。而瑶医的精理论受中医学精气学说的影响，研究人体内精的概念、代谢、功能及其与脏腑、气血等相互关系的学说，与古代哲学的精或精气，在概念上有着严格区别。瑶医中精有多种含义。精的本始含义，是指具有繁衍后代作用的生殖之精，包括男性之精及女性之卵，此称为狭义之精，是瑶医精理论产生的起源。从精华、精微之意的角度出发，人体内的血、津液、髓和水谷精微等，均属于精的广义范畴。一般说来，精理论的范畴，仅限于先天之精、水谷之精、生殖之精及脏

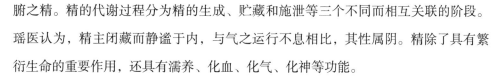

腑之精。精的代谢过程分为精的生成、贮藏和施泄等三个不同而相互关联的阶段。瑶医认为，精主闭藏而静谧于内，与气之运行不息相比，其性属阴。精除了具有繁衍生命的重要作用，还具有濡养、化血、化气、化神等功能。

（二）气

瑶族先民认为，自然界的一切物质都是气的变形，是气运动和变化的结果。万物生成、变化、强盛、衰落，都取决于气的运动。瑶族医者基于"元气论"提出"气一万化论"，在谈论许多问题时都离不开气的概念，可以说"气一万化论"是瑶医的重要理论之一。瑶医认为气是人类生存最根本的基础，是生命活动之主、之本、之母。人活一口气，即生命之气，失去了这口气，生命就会终止。人体的组成物质都是由气化生的，人体各个器官的功能活动都是由气派生的。气的存在状态有弥散和聚合两种。人体是气聚合而成的，各种生命活动，包括人的感觉、思维、情志等精神心理现象，各种生命物质，如脏腑、皮毛、肌肉、筋骨、牙齿等，都是气的运动产生的。

（三）血

瑶医的血理论，深受中医学影响。血是循行于脉中而富有营养的红色液态物质，运行周身，内至脏腑，外达肢节，周而复始，是构成人体和维持人体生命活动的基本物质之一。瑶医医道认为，血是一种运行在血管中富有营养的红色液体。血在全身的血管中循环，发挥营养和滋润作用，为脏腑、经络、形体、官窍的生理活动提供营养物质，是人体生命活动的根本保证。人体任何部位缺少血液的供养，都能影响其正常的生理活动，造成生理功能的紊乱和组织结构的损伤，严重的缺血还能危及生命。

（四）津液

瑶医对于津液（嘈）的理解，主要来源于中医学理论。津与液皆来源于水谷精微，但二者在性状、分布和功能上有所不同。质地较清稀，流动性较大，布散于体表皮肤、肌肉和孔窍，并能渗入血脉之内，起滋润作用的，称为津；质地较浓稠，流动性较小，灌注于骨节、脏腑、脑、髓等，起濡养作用的，称为液。津与液二者本质相同，均来源于饮食水谷，二者相互影响，相互转化。津液的生成、输出、排泄过程复杂，涉及多个脏腑的生理活动。如胃的受纳，小肠的吸收，脾的转输，肺的宣发肃降、通调水道，肾的蒸腾气化，三焦为通道，等等。津液主要有滋润和濡养的功能，如润泽浅表的皮毛、肌肉，滋润深部的脏腑，供养骨髓和脑髓，润滑眼、鼻、口等孔窍，滑利关节，等等。如果津液的输出、排泄失常，就会滋生水饮，或酿生痰浊，出现一系列病理变化。瑶医对津液的生成、输出、排泄，以及对津液滋润、濡养功能的理解，与中医学的认识是一致的。

（五）脏腑

瑶医在"气一万化"理论的指导下，称内脏为"幼气"（亦名"扭"）。幼为始，气为动。"幼气"是始发的生命活动方式，而不仅是解剖学中的组织器官。瑶名中：上部以头为"闭"（亦名"扑巩"），心为"醒"（亦名"勋"），肺为"泵"（亦名"砰"）；中部以脾胃为"幼"（其中脾亦名"榜"，胃亦名"扑"），肠为"缸"，肝为"权"（亦名"篮"）；下部以肾为"蒸"（亦名"如嘴"），膀胱为"化窍"（亦名"越飘"）。这些命名形象地描述了"幼气"的职守，从而进行了生命活动方式的归类："闭"为合，为元神之府，元神为本；"醒"为开，为神明之所，神明为用；"泵"为鼓动，司出入升降；"幼"为初始，司演变运化；"缸"为存器，司传递转输；"权"为衡主，司指挥协调；"蒸"为发生之根；"化窍"为气化之门。瑶医理论对内脏的命名及其对内脏之气的认识，具有简明实用的特点。

瑶医以对人体的解剖认识为基础，着重从功能活动及生理病理变化来认识内脏，并吸收了中医学的脏腑概念，形成了瑶医的内脏理论。人体主要内脏有：心（瑶名为"醒""勋"）、肺（瑶名为"泵""砰"）、胃（瑶名为"扑"）、脾（瑶名为"榜"）、肝（瑶名为"权""篮"）、胆（瑶名为"挡"）、小肠（瑶名为"缸端"）、大肠（瑶名为"董缸"）、膀胱（瑶名为"化窍""越飘"）、肾（瑶名为"蒸""如嘴"）、三焦（瑶名为"防纠"）、子宫（瑶名为"谷丫扑"）、脑（瑶名为"扑港泛"）。此外，还有心包（瑶名为"醒标""勋标"），它是心的外卫，在生理功能和病理上，都与心脏相一致，因此也属于内脏。内脏的生理功能特点是化生和贮藏精气、转输水谷、吸收精微物质，并传导、排泄糟粕。人体各种精微物质，包括精、气、血、津液等，均依赖内脏产生，也由内脏运输至全身。这些精微物质，一方面弥足珍贵，宜保持充满而不得妄泄；另一方面也要流通气化，才能发挥应有的生理效应。此外，人体内脏与精神活动有关。人的精神活动的物质基础是精气，内脏化生和贮藏精气，故内脏与人的精神活动密切相关。内脏的功能，并不是各自为政，而是在相互依存、相互制约的情况下，各司其职，构成一个完整的机体。病理上，内脏病变相互传变，相互影响。

内脏学说，除了要从形态上指出它的实质，更重要的是要从动态上认识它的功能活动。联系到病理变化，内脏学说无论在功能和病态上所指的并不是一个单纯的脏腑本身，而是代表着某一系统的活动情况。首先，人体是以心肾为主宰，以内脏为中心，以精气血津液为物质基础，通过经络系统的沟通联络作用，将内脏、官窍、四肢百骸等全身各组织器官联结在一起的有机整体。人体在形态结构上不可分割，在功能上相互协调，在病理上相互影响。其次，人体在形、神上是以内脏为统领的统一整体。人的精神情志活动属于神的范畴，是生命的另一种表现形式，生命即形与神的统一。人的精神情志活动与内脏生理功能密切相关，由内脏精气化生和充养，并为内脏所藏或主司。病理上，两者也常相互影响。再次，人体内外环境是以内脏为中心的统一整体。内脏应于天地四时阴阳，内脏的虚实强弱与四时气候有密切关系。如肝通于春气而旺于春，故春季多发肝病；肾通于冬气而旺于冬，故冬季多发肾病等。

二、瑶医生道对神的认识

（一）神的基本概念

瑶医认为，"神"指生命活动的总规律，是人体生命活动的固有规律及其由此引发的一切生命现象的总称。瑶医形神学说认为，人是形体与精神结合统一的有机整体，形为神之体，神为形之主，形神不可分离。瑶医以形神统一的观点研究人体生命。在形的方面，瑶医只研究整体之形和有神之形，多以抽象、类比的方式认识，所以在形的解剖研究上，远不如西医学研究得精细深入，但在神的方面却比西医学丰富得多。因为西医学只承认人的精神意识之神，这只是瑶医的狭义之神，关于瑶医的广义之神"神气系统""灵魂系统"，西医学研究甚少。关于神的内涵，瑶医认为，万物有灵，万物有神，归纳为四种神灵：物品神、植物神、动物神和人神。物品神为最低级，人神为最高级。宇宙、天体、分子、原子等，具有了推动作用的"物神"，就能按照物理学的规律自主其周期运动，发挥作用，故为有神之物，谓之"物品神"。有生命的植物既有推动之"物品神"，又具有生育制造功能，已经脱离了无机物范畴，属于有机物，比宇宙天体更多了一分灵性，故称为"植物神"。动物既有"物神""植物神"，又有能提供能量和按照生存本能而自我主宰的"动物神"，比植物更有灵性。人既具有"物神""植物神""动物神"，又有按照理智而能动地主宰自己行为的"人神"，故比动物更有灵性。只有人四神兼有，人得神最全，万物中最贵，故为万物之灵。

（二）神的生成

瑶医认为，神气系统主宰人的"魂魄"，"魄"是与生俱来的，是所有动物都有的，"魂"是理智之神，是出生之后，长大成人才有的，只有人才具有的，是各种神中最具有灵性的，所以通常称为"灵魂"。只有人才具有灵魂，人为万物之灵。"魄"具有主宰体内脏腑组织的运动方式，这种主宰是不受主观意识支配的，是先天禀赋，与生俱来，不可抗拒，《黄帝内经》称为"并精而出入者"，即在精出现时就存在，它不具有灵性。"魂"主宰人的心理和行为，这种"魂"是受主观意识支配的，是后天形成且可以抗拒和改变的。魂和魄共同构成神气系统，主宰人的一切生理功能和心理行为。

（三）神的作用

瑶医认为，活人与死人的区别就在于其有神无神，有神即是活人，无神即是死人。因为神就是生命活动，有神就有生命活动，就是活人；无神就无生命活动，就是死人。即《黄帝内经》所谓"有神则生，无神则死"。形只是生命活动的载体，没有形，固然没有生命。光有形，但没有生命活动，所以没有生命。神使形赋予了运动和活性，形只有在神的推动和主宰下，产生了能动的运动，才是生命。无神之形，则是尸体。神的盛衰又可以用来确定人体生命力的强弱，神气旺盛，瑶医称为"得神"或"有神"，标志着人体生命力强，多健康无病，即使有病也不大，看似危重，也有惊无险，预后良好，因为其生命力强。神气虚弱瑶医称为"少神"，表示患者的生命力衰弱，一般多为脏腑精气受损，病情严重。神气虚极，瑶医称为"失神"或"无神"，表示脏腑精气亏竭，元气大伤，生命力几乎丧失殆尽，多为不治的重症危候。看似不重，预后亦多不良，往往突然暴死，猝不及防。

神是无形的，但可以通过观察形的运动状态来观察神，形的运动状态就是神的外在表现。人的眼神、气色、语言、动作、呼吸、心跳等，都是人有无生命活动的标志，都是神的外在表现。有这些表现就是有神，就是活人，没有这些表现就是无神，就是死人。这些表现比较强，就是神气旺，生命力就强，这些表现弱，就是神气衰，生命力就弱。植物人是一种特例。瑶医认为植物人其"神"已经失去，灵魂已经不在肉身内，这种情况下人是不健康的、不完整的。所以，"生命活动"加"外在表现"，再配合"神气系统"三方均正常运转，才是完整的神的定义。

神气系统好比君主，魂和魄就好比君主的宰相，辅佐君主治理国家。魂主宰人的心理行为，帮助君主出谋划策，确定方针、路线和政策，《黄帝内经》称其为"将军"，其功能称为"谋虑"。总的来说，魂主宰人的理智神，包含着决断、意识、记忆、分析、谋划、处理等，《黄帝内经》分别称为心、意、志、思、智、虑等。《灵枢·本神》云："天之在我者德也，地之在我者气也，德流气薄而生者也，故生之来谓之精，两精相搏谓之神，随神往来者谓之魂，并精出入者谓之魄，所以任物者谓之心，心有所忆谓之意，意之所存谓之志，因志而存变谓之思，因思而远慕谓之虑，因虑而处物谓之智。"这就是对瑶医"神气系统"的精辟论述。

三、瑶医生道对经络穴位的独特认识

瑶医除了学习借鉴中医学的经络学说，还有自身独特的取穴方法，如穴位，瑶医叫"穴区"，取穴相对来说比较广泛，往往不在一个点上，多在一个片区。例如，瑶医在定位合谷穴时，采用了中医学的定位取穴方法"虎口取穴"，但是瑶医定位不是具体到某一点，而是比点稍大的穴区。再如，手脚掌、耳朵、颈项、指、面、额、背、胸、腹、腿等区域，在瑶医中均属于穴区，均属于治疗取穴的区域，故瑶医养生要诀常有揉搓脚掌、拍手、拉搓耳朵、摸颈、捶背、揉腹等做法。至于具体的取穴方法，也有独特之处。如治疗颈部瘰疬时，瑶医取穴方法是用麻线一根，长约三尺，用线由尺泽穴贴肉，一直量到中指尖中冲穴为止（男左女右的手），另加四个同身寸长，然后截断，将这条线的长度再由背下的尾骶骨沿脊贴肉向上量，在尽头处即是穴位，亦即中穴，向左右横开一寸八分，即是左穴、右穴。

四、瑶医生道的生理特点

（一）瑶医心肾的生理特点

瑶医学认为心位于胸中膈上两肺之间，是机体的重要器官之一，主宰全身，主生死。心具有主持生理机能及调节心理活动的双重作用。人的生命活动十分复杂，除了为维持机体生存而必须进行的基本生命活动，还有更高级的精神意识、思维活动。这些活动有规律、协调地进行，便产生了各种各样的生命现象。因此，瑶医认为心是人体生命活动的主宰。瑶医认为肾位于腰部，主生长。人由出生、发育到成长，再由成长到衰退的过程，都是由肾气的强弱来决定的。肾气的逐渐旺盛，促进了全身的发育成长，及至成熟的顶峰。肾气的逐渐衰微，引起了全身向衰老的转化。

人的生理、病理最根本的就是一个生和死的问题，瑶医很重视人的生和死。生由肾主，肾有病则人或生长发育不好，或不生育；死由心主，不管疾病如何严重，只要不伤到心神，人就不死。例如侏儒，瑶医认为是肾不生所致，因肾不生所以生长发育受到影响而身体发育不全，但心不伤，所以侏儒的智商和生命活动并没受到严重影响。所以心肾生死论是对生理病理的二级概括。

（二）瑶医鼻窍的生理功能

瑶医非常重视鼻子的生理功能，鼻为人的五官之一，位居面部正中，专司呼吸和嗅觉之功能，与肺、脑的关系最为密切，即鼻与脑、肺等器官直接相通。鼻是人的有机整体中的重要组织器官，在人的生命活动过程中始终起着重要作用。鼻关总窍，顾名思义，即鼻是人最重要的孔窍，是各个孔窍的总领。瑶医认为鼻为气体出入之要道，胎儿刚从母体中娩出时，就依靠鼻的呼吸开始属于自己的生命活动。呼吸是人生存的第一要务，呼吸最重要的器官是鼻，鼻腔是人体过滤气体的屏障，鼻子有嗅觉功能、过滤净化空气功能、消毒和杀菌的特殊功能等。目可以不睁或没有视觉，耳可以不听或没有听觉，这对刚出生的胎儿都不会有什么致命的威胁，但唯独没有呼吸是不可想象的。又如，人体在睡眠和休息状态下，眼睛可以闭目休息，耳朵可以静音避噪，口舌可以闭而不言，唯有鼻因为具有特殊的生理功能和作用而昼夜不能停止其功能活动，无时无刻都与外界保持着气体交换，因此说"鼻关总窍"。正是由于如此特殊的生理功能，从病理角度而言，鼻也是外邪入侵的必由之道，天地之间的一些致病因素可通过鼻窍进入人的身体从而导致疾病。

（三）瑶医盈亏的生理功能

瑶医认为形体生理系统和神气生理系统，必须盈亏平衡、形神合一，否则生命就不会完美。在人活着的时候，我们的身体内就已经有两种生命形式并存，一种是我们的肉体生命形式，一种是灵魂所代表的生命形式。肉身形体需要"味"来供养，而灵魂则需要"气"来供养，瑶医认为《六节藏象论》中所说的"天食人以五气，地食人以五味"就是这个道理。人不但有两个生理系统，而且每个系统都有自己的精神中枢。神魂魄意志对应灵魂系统，喜怒忧思悲恐惊对应肉体系统。在构成两个系统的诸多关系中，平衡是最高法则，任何一方的失衡都会影响对方的存在状态，最后导致疾病的发生。所以，盈亏平和即为健康，盈亏失和即为疾病。

瑶医中的平衡有两个境界，人平、气平与天人合一。人平、气平则无病，任何多与少都可以造成疾病，多为太过，少为不及。因此，人的肉身系统与灵魂系统之间，既对立又统一，从而维持相对的盈亏平衡和正常的生理活动。当这种动态的盈亏平衡因外界或内部某些原因遭到破坏，而又不能完全自行调节并得以恢复时，人就会发生疾病。瑶医审病求治就是根据机体不平衡之所在，采用各种药物或非药物的治疗方法，调整和促使机体与周围环境、机体各脏腑之间的盈亏达到平衡，从而使病体恢复正常。

（四）瑶医气的生理功能

万物的生成、变化、强盛、衰落都取决于气的运动。在医学领域，瑶族医者基于"元气论"提出"气一万化论"，在谈论许多问题时都离不开气的概念，可以说"气一万化论"是瑶医学的重要理论之一。瑶医学认为气也是人生存的最根本的基础，是生命活动之主、之本、之母，人活的就是一口气，即生命之气，失去了这口气，生命就会终止。人体的组成物质都是由气化生的，人体各个器官的功能活动都是由气派生的。气的存在状态有弥散和聚合两种。人是由气聚合而成的，各种生命活动，包括人的感觉、思维、情志等精神心理现象，各种生命物质基础，如脏器、皮毛、肌肉、筋骨、牙齿等，都是由气的运动产生的。

瑶医认为气为脏腑身形活动的总的物质基础，是人生命活动的最基本物质，并认为气具有能动性，即处于自发的永恒运动状态之中。气的恒动产生了各种各样的变化，即变生出各种物质。在生理状态下，气运行到不同的部位，与不同部位的物质相结合即化生为"血气""津气"等。从物质角度讲，瑶医对人生命物质的认识，一方面它知道人身体存在着各种各样的物质，如气、血、津液等，另一方面却把这一切物质都归为"一气"，都归结于气的概念。可见瑶医把气作为生命物质与功能的总体，使其具有整体观念。人的生命现象虽然很多，但不同的生理现象却总可以归结为"一气"的变化与化生。

（五）瑶医三元和谐的生理功能

三元即天、人、地。这里的"天"与"地"概括了人以外的整个自然界，而"人"是"天"与"地"的产物，人不可能脱离环境而生存，人的生命活动必然与外部自然环境有密切的关系。人存在于天地之间，天地的各种因素对人的生命和健康、疾病的发生都有影响，这从原则上来讲是客观存在的。这些对人的影响，从生活经验上瑶族先民很早就体会到了。人处于天地之间，天地因素变化对人有重要影响，只有三元和谐，气候变化不可太过或不及，地质成分不可过多或缺乏，地理环境不可过分恶劣，这样人才能保持健康。

（六）瑶医百体相寓的生理功能

瑶医对生理的认识，由于受到当时社会历史和科学技术条件的限制，只能从整体宏观来描述。百体相寓论是指在自然哲学的指导下，采用取象比类、相应推理的方法来说明生理理论。取象是通过感觉器官来获得外界物体的一些特性，从而概括出完整而生动的特定形象，并把从特定事物中得到的认识，深刻而具体化，从而了解特定事物的表象与其内涵特性、内部结构的关系，了解实体与表象的关系，了解事物本身与其外界各事物的联系和制约关系，等等。对于人体生理方面的认识，瑶族先民是通过自身的感官，即眼、耳、鼻、口、身等器官的功能来实现的。如瑶医的特色诊法"目诊"中的"白睛诊"，即是通过眼看，观察白睛上血丝的形态、色泽及其所在的不同部位，并与其所患疾病相结合，总结出了独具特色的"白睛诊法"规律，最后指导临床实践。

经过长时间的观察、分析，瑶医认为人的整体与局部之间存在着互相包容的联系，即一方面整体统帅局部，人是一个高度统一的有机整体，任何一个局部都是整体的一个有机组成部分，人体某一局部的病变，都是整体生理机能失调的反映；另一方面局部也反映整体，整体的功能状态，可以在不同程度上表现于每一局部，使每个局部都能体现整体，甚至体现其他的局部。

（七）瑶医经脉的生理功能

脉，指经脉，瑶医所认识的经脉与中医的经络有相似之处。瑶医认为经脉可运行"气"和其他生命物质，并能沟通人体内外和联系各个器官的功能活动。人体内外无处不有经脉，故瑶医有"百脉"之称。瑶医认为经脉是人体特有的结构和组成部分之一，是人体运行气血的通道，是沟通人体内外、上下的一个独特系统，内属于脏腑，外络于肢节，无处不到，遍布全身。

 ## 第三节　瑶医病道

一、瑶医疾病分类概述

区别事物就要先给其命名，根据其自身存在的特殊内在和外在特征来进行分析、比较、判断，最后确定能反应事物内在规律并区别于其他事物的命名。在医学上亦是如此，人们认识疾病，要先对疾病进行命名以区别于其他疾病，并对其进行归类以总结疾病发生、发展及治疗的规律。瑶医对疾病的认识，最早可以追溯到汉代对瘴气的认识。关于对疾病的病名认识，据实地调查搜集到的瑶医病症名称达数百种之多，其中不少病症名称具有浓厚的岭南地方民族特色。此后，随着瑶医药的不断发展，瑶医对疾病的认识有了不断地进步和发展。古代的瑶族地区痧、瘴、蛊、毒是常见病和多发病，但随着历史的推移，这些疾病的内涵与外延也发生了变化。目前的调查资料表明，流传于瑶族地区的能区别于其他民族医学的瑶医病的名称有800多种，其中不少病症名称具有浓厚的岭南地方民族特色。虽然各地瑶医对病的命名存在差异，但风、痧、毒、虚贯穿瑶医临床各科，几乎包罗万象。

二、各科分类及命名依据

瑶医在对疾病的分类上，根据疾病发生的部位、形象、症状、缓急等情况进行以科分病，以病分症，以症统疾。将所有疾病归纳为内、外、妇、儿、五官、瘟疫、肿瘤、风湿病八大类，六十病，二百三十三疾。即内科十五病，六十六疾；外科六病，六十三疾；妇科五病，十五疾；儿科五病，十五疾；五官科十病，十五疾；瘟疫科六病，十七疾；肿瘤科七病，二十八疾；风湿病科六病，十四疾。疾病的名称是按疾病发生的部位并加上描述而形成的。如感冒病欲呕，舌根部静脉膨起，称"蚂蟥痧"；外科的疔、痈等，生于指头，称"蛇头疔"，生于指中段，称"鱼肚痧"；痈生背部溃烂坏死者，称"背花""望月疳"；小儿惊风，两手抽搐，称"鸡爪风"；两足弯曲卷缩，称"蛇卷风"；口吐白沫，称"猪婆风"。

（一）瑶医内科病命名

1. 以症状命名

闷病（痛病）、禅病（血病）、瘰病（肿病）、虾病（咳病）、痨病、亏病、干病（热病）、装病（寒病）、惊病、风病、占病（虫病）、虾病、提病（恶性肿瘤）等。

2. 以部位命名

醒病（心病）、泵病（肺病）、权病（肝病）、扭病（胃病）、记累病（男性生殖器病）、松节病（关节病）等。

3. 以发病缓急命名

如痧病根据发病的缓急可分为急痧病、慢痧病、变症发痧病等。

4. 以疾病性质命名

如痧病可再分为寒痧病、热痧病、暑痧病、风痧病、阴痧病、阳痧病等；黄类病有散胆（黄疸性肝炎）钩占病（黄肿病、钩虫病）等。

5. 杂病类

杂病有肩帮、耳羊、肝带、腰带、条金纹、天寒、脾疳、地冷、朋虹、黑粒、昏迷、发冷发热病、疮反生、化塞（尿闭、小便不通）、涕化毋通（大小便不通）。

（二）瑶医外科病命名

1. 皮肤科病有以下几大病：热毒病、风毒痒病、湿毒病、水毒病、血毒病、毒结病、花柳毒病、虫毒痒病、疮毒病、漆毒痒病。

2. 外伤科有：虫毒病、外伤病、血瘀类病等。

3. 骨伤科病有：松脱、上臼脱、脱筋、风耗、松增生、沉佳倦等。

（三）瑶医妇科病命名

妇产科病有以下七大病：痧病、经乱病、胎气不固病、胎气不顺病、风病、湿带病、其他病（产后缺奶、不孕、蝴蝶斑、花肠脱垂、阴痒、化胎、避孕、绝育）等。

（四）瑶医儿科病命名

儿科病有以下几个大病：惊风病、疳病、锁病、麻病、痘病、干病（热病）、亏病、占病、血毒病、泻病、其他病（百内虾、奶癣、螳螂子、小儿马乐、蛇皮病鱼鳞病、水疝、夜啼）等。

（五）瑶医五官科病命名

五官科分眼、耳、鼻、咽喉、口腔病。

（六）瑶医瘟疫科病命名

成鞭瘟、比风瘟、洞比暗瘟、坳出瘟等。

（七）瑶医肿瘤科病命名

泵提病或泵瘰病、权提病或权瘰病、扭提病或扭瘰病、醒提病或醒瘰病、妇科类提、化提病或化瘰病、杂类提、瘰病等。

（八）瑶医风湿病科病命名

蝴蝶瘟、白塞病、泪涸、腰痹或竹节风、橡皮病、肿节病等。

三、病因

瑶族人民通过大量的医疗实践，对致病因素进行深刻的分析，认为致病因素是多种多样的。有来自于自然界的因素，如寒、热、风、湿等；有传染因素，如瘴气、疫毒、蛊毒等；有心理因素，如精神刺激等；有生活因素，如饮食、劳倦以及房劳等；有物理外伤因素，如跌打损伤、烧伤、烫伤、金刃伤及虫兽伤等，这些均可导致疾病的发生。

（一）一般病因

1. 气候与水土。自然界气候或环境变化时，如果人不能适应气候及环境的改变，无法保持盈亏平衡的状态，就会引起疾病的发生。

2. 饮食。瑶族中有"人食五谷生百病"之说，这里的"五谷"则是泛指食物。人食五谷能使人体得到营养而健壮。如果人不能从饮食这一途径不断补充营养，就容易产生许多疾病。饮食不节即饥饱失常、饮食不洁、饮食偏嗜，都会使人生病。

3. 劳累过度。超出了体力所能承受的劳作，易使脏腑、筋骨受损，可见形体疲惫、全身筋骨疼痛、筋肉松弛、少气乏力、食欲不振、夜寐不安等"伤力病"的临床表现。

4. 房事不节。瑶医认为房事不节，贪欲过度使精液枯竭，真气散失，造成人体正气损伤。

5. 先天禀赋。先天禀赋不足的人，身体素质差，易患疾病。不同体质的人易患不同的疾病，所以瑶医中流传有"百人生百病"之说。

6. 虫兽伤害。如猛兽侵袭、毒蛇咬伤、蚊虫叮咬、蝎蜂毒刺所导致的伤害极为常见，其伤害的程度可以导致局部的瘙痒、麻木、疼痛、肿胀、破溃，也可以发生昏迷、抽搐等全身的严重病变。

7. 外伤。强力负重、跌扑闪挫、暴力打击、刃具所伤、烧伤烫伤等均可造成局部和全身的伤害而发生多种病症。常引起皮破肉裂、骨折、脱臼、出血、瘀肿、疼痛，以及由于剧烈疼痛、严重失血、大面积烧烫伤所引起的昏迷、高热、抽搐等临床表现，常可导致身体病残，甚至危及生命。

8. 社会因素。社会因素是指社会的各项构成要素，包括一系列与人类生活密切相关的因素，诸如政治、经济、文化以及人口的因素。动荡的社会会使身体和心理产生疾病，当经济条件差时，营养不良会导致身体消瘦、抵抗力下降，易患病。

（二）特殊病因

瑶族医药是中华民族传统医药的重要组成部分。瑶族医药的产生和发展是随着瑶族的自下而上和繁衍而发展的。瑶族人民生活在"五岭以南，逶迤延展于岭西，南濒海滨"，地处亚热带，雨量充沛，这样一个特殊的地理、气候环境，造就了具有本民族特色的瑶医药病因学。

痧气　痧气是瑶族地区一类常见病因，夏秋之间易于发病。痧气包括两种，一种是有传染性的，另一种是非传染性的。传染性痧气指接触疫气、秽浊之邪后出现腹痛闷乱的一种病症；而非传染性痧气指感受暑湿之气引起的病症。感受痧气后，会引发痧病。痧病是一种时邪外感病，有一个转变过程，是由表入里、由轻至重的过程，病情轻重深浅，治法各异。

瘴气　瘴气是瑶族地区的常见病因。瑶医将瘴气列为一种毒气来认识，并指出"瘴"是形成于"山溪源岭"之间的一种具有传染性的"湿毒之气"。感受瘴气的主要临床表现为头痛，体痛，胸腹痞闷，腹胀痛，寒热往来，食欲不振；重则突然昏仆，失语，脱发等。瘴分为瘴气和瘴病，瘴气多发生于广西等南方之地，常见于潮湿雾气或因湿热环境而产生的有毒气体。瘴病是因瘴气引发的各种疾病。从各种症状来看，瘴气类似于现在的疟疾或传染病。

毒　毒为瑶族地区常见病因和多发病因之一。瑶族地区地处多毒的环境，毒药、毒虫、毒蛇、瘴毒很多，特别是古代，中毒的发生很常见。毒的含义包括致病因素之毒和病的名称之毒两种，其中致病因素的毒又有有形之毒和无形之毒之分。有形之毒包括：有毒药物，有毒植物，有毒食物，虫兽毒，鱼虾之毒等；无形之毒包括：时令之毒、雾露之毒、风毒、寒毒、热毒、湿毒、痧气毒、瘴气毒、蛊毒等。病的名称的毒包括：痧毒、瘴毒、蛊毒、痒毒、无名肿毒等等。

瑶医认为，毒为诸般致病因素中最为常见者，且多与其他致病因素兼夹而致病，形成了具有"毒"的特性的各种疾病，如与瘴气相杂形成瘴毒，与痧气相杂则成为痧毒。"万病从痧起，痧由毒盛生""排毒治病""以毒攻毒"等有关毒及毒病的学说蕴藏于瑶族医药病因学、病理学、诊断学、药物学及治疗学等理论中。

风　瑶医之"风"有内风外风之别。瑶医认为外风夹当令之气从鼻口而入，自外伤人，侵袭人体，内风从内而生，扰乱气血，伤害脏器，打破人体盈亏平衡而致病。风邪致病四时皆见，致病最多，在导致疾病的诸多病因中，风是最为重要且常见的病因之一。

痨　瑶医认为痨乃劳也，过度劳累引发身体盈亏失衡而致病，包括：劳力过度、劳神过度和房劳过度。常见痨病包括肺痨、肾痨、心痨、血痨等。

瘟疫　瑶医将起病急骤，传变较快，具有不同程度的传染性、流行性的一类急性热病称为瘟疫。瘟疫致病一般病情险恶，属时令之气，四季皆可见。与普通的外在致病因素，如风、寒、湿、热相比，瘟疫病邪毒之气更甚，常挟秽浊之气，故其致病作用更强，病情更加险恶。一人得病，全家传染，一家为患，全寨相染。

虚　瑶医认为虚不是一个存在于人的身体之外的病因，除了人之外，外界不存在虚这种病因，它实际上是一种人的内部演变的病因，虚本身也可能同时是一个结果，因为有导致虚的外在原始原因。可是虚一经在人内部形成，又可以导致许多继发性疾病，所以有"虚可致百病"的说法。

蛊　蛊，是瑶族地区的常见病因之一。瑶族地区有"蛊毒之乡"之称，清代谢云修的《义宁县志》与杨家珍的《天河县乡土志》均有灵香草能辟"蛊"的记载。"蛊"字与医学有关的，主要有三种含义：（1）与"鼓""臌"相通，即指"鼓胀、积聚"一类难治性腹部胀大的病症。（2）一切可以毒人而不被人知道的毒物。（3）以蛊虫制作的毒药。

四、病理

（一）盈亏平衡论

盈亏平衡论是瑶医病理理论之一，是从人的内环境来讲疾病的病理，指的是人内部的统一问题。瑶医认为人的内脏之间、内脏与外界环境之间，既对立又统一，各种外界、内在因素在均衡地支配着人的生命活动，使这种平和处于稳定的运动状态之中，从而维持相对的盈亏平衡。当这种盈亏平和状态因外界或身体内部某些原因遭到破坏而又不能完全自行调节得以恢复时，人就会发生疾病，就会有盈亏不和的不同病理表现，过盈过亏均可导致疾病。它是人对病因反映的一种病理说明。瑶医认为，人要保持健康，平和是根本，平和是关键，一旦这个平和被破坏，疾病就会发生。在这一理论思想指导下，瑶医审病求治的方法即是根据机体不平和的所在，采用各种药物或非药物的治疗方法，调整或促使机体与周围环境及机体各脏腑之间盈亏，使之达到平和，从而使病体恢复正常。在审病的基础上，瑶医用药的原则是盈则消之，亏则补之。依此瑶医将药物分为风药与打药两大类，对于盈病的治疗，以打药为主；治疗亏病则以风药为主。临床具体运用时还根据不同脏腑的盈亏，选用不同的打药及风药，有时则是风打两类药合理配伍，使药力更专更宏。

（二）鼻关总窍论

瑶医非常重视鼻子的生理功能，鼻为人的五官之一，位居面部正中，专司呼吸和嗅觉等功能，与肺、脑的关系最为密切，即鼻与脑、肺等器官直接相通。鼻关总窍，顾名思义，即鼻是人最重要的孔窍，是各个孔窍的总领。瑶医认为鼻为气体出入之要道，胎儿刚从母体中娩出时，就依靠鼻的呼吸而真正开始属于自己的生命活动。此时，目可以不睁或没有视觉，耳可以不听或没有听觉，这对刚出生的胎儿都不会有什么致命的威胁，但唯独没有呼吸是不可想象的。正是由于此特殊的生理功能，从病理角度而言，鼻也是外邪入侵的必由之道，天地之间的一些致病因素可通过鼻窍进入人的身体从而导致疾病。

（三）气一万化论

气一万化论是瑶医病理理论之一。瑶族先民认为自然界的一切物质都是气的变形，是气运动、变化的结果。万物的生成、变化、强盛、衰落都取决于气的运动。在医学领域，瑶族医者基于"元气论"提出"气一万化论"，在谈论许多问题时都离不开气的概念，可以说"气一万化论"是瑶医学的重要理论之一。瑶医认为气为脏腑身形活动的总的物质基础，是人生命活动的最基本物质，并认为气具有能动性，处于自发的永恒运动状态之中。气的恒动产生了各种各样的变化，即变生出各种物质。对于诸般气病，瑶医主张通过调节盈亏平和的状态，使三部功能协调运作，使气的运行畅通无阻。所以，瑶医一般采用运气、调气、破气、降气等法治疗气病。

（四）三元和谐论

三元和谐理论是从人与外环境的关系来讲疾病的病理。三元即天、地、人。这里的"天"与"地"概括了人以外的整个自然界，而"人"是"天"与"地"的产物，人不可能脱离环境而生存，人的生命活动必然与外部自然环境有密切的关系。人类生活在大自然中，自然环境是人类赖以生存的重要条件，因此，若自然条件发生变化，人必然会有所反映。人处于天地之间，天地因素对人有重要影响。只有三元和谐，气候变化不可太过或不及，地质成分不可过多或缺乏，地理环境不可过分恶劣，这样人才能保持健康；如果三元失和，天地之间的气候、环境变化超出了人的适应能力时，人就会生病。诸如气候变化、地理特点、时间推移，以及与人们生活更为直接的空气、水、食物、劳动条件及周围环境等对人的影响超过了人的正常调节范围，使人无法适应，就可导致疾病的发生。一切病因病理在这里均可得到最终的说明，它是一个根本的病理反映，甚至可以是说是终极病理原则。

（五）百体相寓论

对于人体的生理、病理等方面的认识，瑶族先民是通过自身的感官，即眼、耳、鼻、口、身等器官的功能来实现的。他们通过口问、身试、眼看、耳听、鼻嗅，从触、视、听、摸和嗅等方面获得人体生理或病理状态下的一些特性，并经过归纳、整合，使外观之象与实体的变化相联系，然后将所取得的结果与实践再结合，验证其真伪，总结其规律。

人体的每一部分都包含了其他部分，同时它又被包含在其他部分当中，各个部分之间相互渗透。局部中包含整体，整体由局部组成，人体的每一个相对独立的部位都是整体的缩影，含有整体的信息，局部的病因可以导致整体的功能紊乱，整体的功能紊乱又可以导致局部的功能伤害。瑶医将机体局部与整体的这种关系，精辟地归纳为"百体相寓"，实际上这种"百体相寓论"完全符合现代科学研究的"全息理论"。

"百体相寓论"的提出，丰富了瑶医学的理论，提供了更多的诊断与治疗途径和方法，开辟了新的临床领域，为瑶医学的发展开拓了更为广阔的空间。

（六）诸病入脉论

脉，指经脉，瑶医所认识的经脉与中医的经络有相似之处。瑶医学认为经脉可运行"气"和其他生命物质，并能发挥沟通人体内外、联系各个器官的功能活动，人体内外无处不有经脉，故瑶医有"百脉"之称。瑶医认为经脉是人体特有的结构和组成部分之一，是人体运行气血的通道，是沟通人体上下和内外的一个独特系统，内属于脏腑，外络于肢节，无处不到，遍布全身。瑶医认为无论何种疾病，不论从外而病，还是从内而病，病邪都是通过全身的经脉在全身播散、传变，侵犯机体各处。因为经脉是机体一切生理物质存在、运行之依托，亦是病邪稽留之载体。根据诸病入脉论，在治疗上可以通过经脉脉道的开启，将病邪排出体外，调节机体平衡，使人恢复健康。瑶医在具体治疗方法上往往采用疏通脉道的刺血、刮痧、梳乳等疗法。

（七）心肾生死论

瑶医认为心位于胸中的两肺之间，是机体的重要器官之一，主宰全身，主生死。心具有主持生理机能及调节心理活动的双重作用。若心受损，则调节机能失常，机体的整体性遭到破坏，于是便发生相应的病理变化，甚至死亡。此外，人生活在天地之间、社会之中，并不是简单的、孤立的、不受外界环境影响的，相反机体在生存过程中，不断地与自然环境和社会环境相互作用，并必须保持着内外环境的相对平衡协调，才能维持其统一的整体不被破坏。而调节内外环境统一的作用，就是由心来实现的。

瑶医认为肾位于腰部，主生长。人由出生、发育到成长，再由成长到衰退的过程，都是由肾气的强弱来决定的。肾气的逐渐旺盛，促进了全身的发育成长，及至成熟的顶峰。肾气的逐渐衰微，引起了全身向衰老的转化。

人的生理和病理最根本的就是一个生和死的问题，瑶医很重视人的生和死。生由肾主，肾有病则人或生长发育不好，或不生育；死由心主，不管疾病如何严重，只要不伤到心神，人就不死。例如侏儒，瑶医认为是肾不生所致，因肾不生所以生长发育受到影响而身体发育不全，但心不伤，所以侏儒的智商和生命活动并没受到严重影响。所以心肾生死论是对生理病理的二级概括。

（八）病同症异、症同疾论

瑶医说的"病"是一大类疾病的统称，是以病释症、以症统疾。不同于中医和西医的病、症。瑶医认识疾病，是先将疾病分成科，在科的下面分成若干病，在病的基础上分症，在症的基础上再分疾。瑶医说的"病"是从病因、病性上来总结与概括的，瑶医说的"疾"则是疾病的部位和症状的具体体现，即病症。病是内隐的，症是外现的，症候是病的症候，由症决定出现与否，但有病还需要发展到一定症的阶段，影响了组织器官功能时，才会出现相应的症候。所以，病的病因、病理、病性是相对稳定的，而症候及疾表现则是复杂多变的。

瑶医疗疾治病，不仅兼顾病因和病性在各部位表现的共性与特点，也十分重视对局部"疾"的治疗。确切地说，瑶医诊疗疾病既要考虑病因、病性的普遍规律，又要兼顾疾病在具体部位的症状和体征的特殊性（即"症型""症候"与"疾"）。

因此，在临床上瑶医坚持"审病求治"，"病"本身即包含疾病的病因、病理、病性和各种症状、体征。在审病求治的过程中，要首先确认病的分类，然后再确定属于哪种病，而后主要针对"病"进行处方用药，既审"病"，又审"疾"。外在的"症、疾"是容易变化的，也容易出现假象，而内在的"病"则是稳定的。因此针对"病"进行处方用药更有利于治本。

五、病症

（一）痧病

痧病是瑶族地区的常见病和多发病，瑶族地区千百年来盛行刮痧、挑痧疗法。痧病，又名发痧、痧气、痧麻等。以全身胀累、头昏脑胀、胸腹烦闷、恶心、倦怠无力、胸背部透发痧点，甚则昏迷、四肢厥冷、或吐或泻、或寒或热、或胀或痛、或唇甲青紫为临床特征。痧病并非一个单种病，而是诸多病之总称。痧病一年四季均可发生，以夏秋季节为多见。本病多由体弱气虚者，感受病气、霉气、痧雾暑气等外邪或饮食不洁，内伤肠胃导致气机阻滞、血运不畅、升降失常、盈亏失衡而发病。痧病不是某一种病的专称，由于病症非一，所以治疗也就各异。痧病如若治疗不当，容易变生他病，故瑶族民间有"病从痧起"之说。

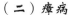

（二）瘴病

瘴病多指岭南地区的一类热性疾病。由于感受"瘴气（毒）"而引发的疾病，统称为"瘴症（病）"。瘴病不是单指某一种病症，而是许多病症的总称。瘴病的分类，可按发病季节分为青草瘴、黄梅瘴、新禾瘴、黄茅瘴。按症状及性质分为冷瘴、热瘴、哑瘴等。依植物命名的桂花瘴、菊花瘴，依动物命名的有蚺蛇瘴、孔雀瘴、蚯蚓瘴、鸭虫瘴、黄蜂瘴等，还有瘴田、蒙沙、水瘴等。这些分类命名综合概括了瘴病的病因、病理及病势的演化，反映了瑶族对瘴病的认识水平。现代医家大多认为，瘴病是指以恶性疟疾为主的一类烈性传染病，表现为神志昏迷，狂妄多言，或声音哑暗等，病情较一般的疟疾为重，治疗也较为棘手。

（三）中毒

中毒是古代瑶族地区的常见病和多发病之一。瑶族地区是一个多毒的环境，毒药、毒虫、毒蛇、蛊毒、瘴毒很多，特别是在古代，中毒很常见。瑶医所认识的"毒"含义很广，包括所有的有形和无形的毒，还包括所有的毒性疾病，如：有毒药物、植物为有形之毒；湿毒、痧气毒为无形之毒；蛊毒、无名肿毒、痒毒则为毒性疾病的病名。瑶族有"毒虚致病"的说法，瑶医对疾病也多以毒来命名。如外科病分热毒、疮毒、血毒、血瘀、毒结、风毒、虫毒、外伤、其他等九大类。皮肤科病有以下六大类：热毒痒病、花柳毒病、湿毒痒病、风毒痒病、漆毒痒病、毒结于肤病等。

（四）中风

瑶医认为十病九因风，瑶族民间有七十二种风病之说，风又分为血风为盈和气风为亏。风分为内风和外风。内风多由体内盈亏失和引起。盈盛而生风，导致肝风内动，出现抽搐、脑中风的半身不遂等症候。外风则主要指自然界的风邪。风为百病之长，风邪不仅常兼他邪合而伤人，同时风邪致病为最多。风邪终岁常在，故发病机会最多。风邪善行数变，无孔不入，表里内外均可遍及，可侵犯不同的脏腑组织，导致盈亏不和，从而发生多种病症。治病先治风，血行、盈亏平和则风自灭。同时，风与经脉密切相关，风走经脉而致病，故经脉通则"风"行，经脉不通则"风"停。因此，瑶医治法中有"穿经走脉法"，可祛内外之风，风祛则病愈。

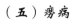

（五）痨病

痨病由盈亏失和引起，亏症显著，同时感染痨虫，被其侵蚀脏腑、气血，以骨蒸潮热、盗汗及身体逐渐消瘦等症为主要临床表现，是具有传染性的慢性消耗性疾病。本病相当于西医学中的结核病，广义的痨病还包括结核病以外的、相类似的其他一些疾病。瑶医在先人认识的基础上，根据盈亏平和理论，结合临床经验，总结出了对本病的一些认识和经验。瑶医痨病包括奶痨、肺痨、肾痨、心痨、肝痨、脾痨、色痨、血痨、月痨、花痨（月经期同房）。

（六）中蛊

中蛊也是古代瑶族地区的常见病和多发病之一。古代瑶族地区有"蛊毒之乡"之称。从瑶医对疾病的描述来看，"蛊病"除了包括一些食物中毒、细菌为害的胃肠道疾病，还包括某些晚期消化道恶性肿瘤的病症。从"蛊毒"中人后的表现来看，与一些食物中毒颇为相似。《医宗必读》说："蛊胀者，中实有物，腹形充大，非虫即血也。"《证治要诀》指出："蛊与鼓同，以言其急实如鼓，非蛊毒之蛊也。"《肘后备急方·卷四》描述："若唯腹动瓣水声，皮肤黑，名曰水蛊。"此处"蛊"与"鼓""臌"相通，指"鼓胀、积聚"一类难治性腹部胀大的病症。包括现在的肝癌、胰腺癌、胃癌等。

六、发病

瑶医认为正气不足是疾病发生的内部因素，邪气外袭是发病的重要条件，邪正相搏邪胜正负，盈亏失衡则发病。影响发病的主要因素有情志失调、体质下降、自然环境恶化、社会环境不利等。发病途径常见于外感病邪侵入肌表、内伤病邪淤积、其他病邪侵入等。发病类型有感邪即发、徐发、伏而后发、继发、合病与并病、复发及神气失附等多种。总之，瑶医盈亏平衡是关键，人平气平与天人合一则无病。

第三章

瑶医诊法

瑶医诊法指的是在瑶医理论的指导下，从整体观念出发，运用取类比象、辩证的方法，达到认识疾病，辨明证候，推断病情的目的，并对疾病的治疗起到一定的指导作用。

瑶医诊法除了有基本的望、闻、问、摸诊，还有其具有特色的甲诊、掌诊、舌诊、耳诊、目诊、面诊、试诊等。其中，甲诊、掌诊、舌诊、耳诊、目诊、面诊等是以望诊的形式进行。在基本的望诊中，主要是以对患者的神色、体态、面色、皮肤、唇、舌、四肢等进行有目的的观察，以便了解病情。闻诊，即医生通过耳闻患者的语言、声息辨别疾病的方法。问诊，是医生通过对病人或其家属询问关于疾病的发病、诊治的具体过程来探知所患疾病的具体信息。触诊，是医生用手触摸、切、按身体并观察患者的反应和气脉的变化，从而诊断体内病症的方法，它主要包括摸手脉诊法和摸腹诊法。

相似具有特色的诊法中，眉诊，是通过观察患者的眉毛的情况来诊断疾病的方法。瑶医认为通过观察眉毛的形态色泽变化可判断机体的肾气盛衰与气血盈亏。鼻诊，是通过观察患者鼻部的形态、色泽及鼻液、鼻血、鼻翼沟等来诊察疾病。人中诊，是通过诊察人中的形态、色泽、温度、干湿等来诊断疾病。甲诊，是通过观察患者指甲的形状、质地、颜色、光泽变化来判断疾病的方法。耳诊，是通过观察整个耳朵，包括形态、色泽、血管充盈等方面的变化，来判断疾病的盈亏变化。肚脐诊，主要是通过观察患者的脐部形态特征来判断疾病。瑶医山歌问答诊，属于瑶医问诊和耳闻诊的一部分，医者与患者以山歌的形式，一唱一和，一问一答，以测知病人的病情症状和诊断用药等。试诊，即采用试探的方法来了解病情，协助诊断。

第一节　望诊

一、整体望诊

【诊法简介】

瑶医整体望诊，是指医生在诊察病情时首先对患者的一般状况作出初步判断。

【望诊方法及注意事项】

1. 患者准备

患者取坐位、卧位、站位均可。

2. 器械准备

除望目需准备放大镜、手电筒外，其余望诊无需器械，肉眼在自然光线下进行观察即可。

3. 注意事项

瑶医望诊需注意，一是光线充足，应在充足的自然柔和的光线下进行，光线不足可借助日光灯进行，特别注意要避开有色光源；二是诊室的温度要适宜，只有当诊室的温度适宜时，患者的皮肤肌肉自然放松，疾病的征象才可能真实地表现出来，诊室的温度过高或过低都会影响到望诊所获资料的真实性。

【望诊的主要内容】

1. 望神态

正常人目光灵活，明亮有神，神志清楚，呼吸匀畅，肌肉润泽，大小便控制自如，提示气血充足，脏腑功能正常，为健康表现。

患者精神不振，双目乏神，面色少华，肌肉松软，倦怠乏力，少气懒言，动作迟缓，提示正气不足，气血轻度损伤，机体功能较弱。

患者目光迟钝，无光彩，瞳仁呆滞，面色晦暗，呼吸异常，肌肉消损，反映迟钝，甚至神志昏迷，或突然昏倒，提示正气大伤，气血严重亏虚，患者脏腑功能衰败，病情危重，预后不良。

久病重病者，本已失神，如突然精神转好，颧红，两眼有光，但眼球呆滞不灵活，食欲增加，局部症状的"好转"与整体病情的恶化不相符合，提示气血极度衰竭，常是病危临终前的表现，俗称"回光返照"。

2. 望体态

（1）体强：正常人的身体强健，皮肤光泽有弹性，肌肉结实有力，胸廓宽厚均匀，骨骼粗大灵活。

（2）体弱：身体瘦弱，皮肤枯槁无弹性，肌肉瘦削无力，胸廓狭窄不均匀，骨骼细小。

（3）体胖：形态特点为头圆形，颈短粗，肩宽平，胸宽短圆，腹大，身体扁矮，多后仰。

（4）体瘦：身体消瘦，提醒特点为头长颈细，肩窄平坦，腹部瘦瘪，身体偏高，多前屈。

3. 望面

通过观察面部皮肤的色泽变化来诊察疾病，可据此来了解气血的盛衰、邪毒的性质，以判断病情的轻重及预后。

（1）青色：主寒毒、痛症、淤血、惊风和肝病。

（2）赤红色：主热毒症，有实热症和虚热症之分。

（3）黄色：主湿毒、虚症。

（4）白色：主血虚，寒毒，阴盛阳衰。

（5）黑色：主寒毒、水毒内盛、血滞以及肾虚水饮不化。

4. 望眉毛

（1）望眉形态色泽

①正常人眉毛浓密粗长，色黑有光泽。

②眉毛色淡疏少，无光泽：提示精气亏虚，身体状况不良，易感外界邪毒。

③眼眉稀疏或脱落：提示气血亏虚渐重，盈亏失衡。

④眉部皮肤肥厚，眉毛特别稀疏和脱落：提示风湿毒邪盈溢相搏，经脉痹阻，气血

凝滞运行不畅，精血盈亏严重失衡。

（2）望眉间色泽

①正常眉间色：眉间红黄相间润泽而略有发青。

②眉间色白：为寒毒盈盛，主寒症、痛症。

③眉间色青紫：为寒毒、瘴毒盈盛。主寒症、瘴毒症。

④眉间色黑紫：为瘀毒、热毒、瘴毒盈溢较重而致瘀，主瘀症、热毒症。

⑤眉间色红：为热毒盈盛，主热症。

5. 望目

（1）目神

①有神：目光炯炯有神，视物清晰，转动灵活。

②无神：目光迟钝晦暗，视物模糊，转动不灵活。

（2）目色

①正常目色：眼睑内与目内眦红润，白睛色白，黑睛褐色或棕色，角膜透明无色。

②异常目色：目赤肿痛为热毒表现，白睛黄染为散胆（黄疸）病，目眦白为血虚，目眶色黑多属肾虚或寒毒湿毒下注。

（3）目形

①眼泡浮肿：眼泡浮肿，如新卧起之状，为水肿初起之征。

②眼窝凹陷：久病重病者，为精血、津液严重亏虚。

③两眼深凹：视物不清，盈亏失衡的危重症候。

④两眼突出：若兼目光炯炯，颈前肿起，是大颈病。

（4）目态

正常人眼球活动自如、灵活，瞳孔呈圆形，对光反射灵敏。

①白睛翻起直视、斜视：为风毒内动之惊风、惊厥危候。

②眼睑震跳：多因风热毒邪外侵，或血衰气弱所致。

③瞳仁散大：多属肾精耗竭，为濒死危象，也见于某些中毒症。

④瞳仁缩小：多为热毒盈盛，劳伤精血，上行于目，或为川乌、草乌、毒蕈、有机磷农药及吗啡等药物中毒，也见于血性中风病，病情危重。

6. 望舌

（1）舌神

舌神主要表现在舌质的荣枯和灵动方面。"荣"就是荣润红活，有生气，有光彩，故称为有神，虽病也是善候；"枯"就是干枯死板，毫无生气，失去光泽，故谓之无神，此为恶候，预后不良。

（2）舌色

正常舌质淡红润泽，不深不浅。患病时，血液的成分或浓度有所改变，舌的色泽也会有所改变。

①淡白舌：舌色较正常人的淡红色浅淡，甚至全无血色，淡白如纸，淡白舌主虚、寒症及气血两亏。

②红舌：舌色较淡红色深，甚至呈鲜红色，传统医学认为，是热毒所致。常见于高热症及化脓性感染症。舌边发红，常见于高血压、甲状腺功能亢进或正在发烧；舌尖发红，常因工作时间过长，经常失眠，心火过亢，是消耗过多，体内缺乏维生素或其他营养物质所致；舌红而有刺，类似杨梅，称为"杨梅舌"。少女舌尖或舌侧部位出现了分散的青紫色瘀点或瘀斑。常表示有月经失调、痛经或子宫功能性出血等病症；成年人的舌质出现这种情况则表示体内有瘀血存在。

（3）舌形

①老嫩舌："老"是指舌质纹理粗糙，形色坚敛苍老，不论苔色如何，都属盈症；嫩是舌质纹理细腻，形色浮胖娇嫩，一般都属亏症。

②胖大舌：舌体较正常舌体大而厚，伸舌满口，而舌色偏淡，称胖大舌。多因水湿痰饮阻滞所致。如舌淡白胖嫩，舌苔水滑，属脾肾阳虚，津液不化，以致积水停饮；若舌淡红或红而胖大，伴黄腻苔，多是脾胃湿热与痰浊相搏，湿热痰饮上溢所致。

③齿痕舌：舌体边缘见牙齿的痕迹，称为齿痕舌，或齿印舌，又称裙边舌，常与胖

大舌并见。

④肿胀舌：舌体肿大，口难容之，故伸出口外，不能缩回，称为肿胀舌，多主热郁、中毒。

⑤瘦薄苔：舌体瘦小而薄，称为瘦薄舌。由气血阴液不足，不能充盈舌体所致。瘦薄而色淡者，多是气血两虚；瘦薄而色红绛干燥者，多是阴虚火旺、津液耗伤。

⑥芒刺舌：即舌蕈状乳头增大、高突，并形成尖锋，形如芒刺，抚之棘手。此为热毒内伏，心肺火盛，胃有实热所致。

⑦光滑舌：舌面光洁如镜，光滑无苔，称光滑舌，也叫镜面舌。主要是由于胃阴枯竭，胃气大伤，以致毫无生发之气，故舌面光洁无苔。

⑧舌疔：舌上生出豆粒大的紫色血疱，根脚坚硬，伴有剧痛，称为舌疔。多由心脾火毒引起。

⑨舌疮：舌生疮疡，如粟米大，散在舌四周上下，疼痛，称为舌疮。如果由心经热毒上壅而成，则疮凸于舌面而痛；若为下焦阴虚，虚火上浮而成，则疮多凹陷不起，也不觉痛。

⑩舌菌：舌生恶肉，初如豆大，渐渐头大蒂小，好像"鸡冠""菜花"，表皮红烂，流涎极臭，剧痛而妨碍饮食，因为其形状像蕈，故称为舌菌。多由心脾郁火，气结郁火上炎而成。溃烂的，多为癌症；如果生长极慢，无溃烂及疼痛的，预后较好。

⑪重舌：舌下血络肿起，好像又生一层小舌，称为重舌。若二、三处血脉皆肿起，连贯而生，又称为莲花舌。主要是由于心经火热，循经上冲所致。在小儿较为多见。

（4）舌态

①舌强硬：舌体板硬强直，运动不灵，以致语言謇涩的，称为舌强。是热扰神明，邪蒙清窍所致。

②舌萎软：舌体软弱，无力屈伸，萎废不灵，成为萎软舌。是气津两亏、筋脉失养所致。

③舌颤动：舌体震颤抖动，不能自主，称为颤动舌，是气血虚弱、肝风内动所致。

④舌歪斜：舌体偏于一侧，称为歪斜舌，是肝风发痉、中风偏枯所致。

⑤舌短缩：舌体紧缩不能伸长，称为短缩舌，无论因虚因实，皆属危重症候，是热极、邪陷三阴、风邪挟痰梗阻舌根的表现。

⑥舌纵：舌伸长于口外，内收困难，或不能收缩者，称为舌纵，是气虚、痰热扰乱心神的表现。

⑦舌麻痹：舌有麻木感而运动不灵的，叫舌麻痹。因营血不能上荣于舌所致。主血虚肝风内动，或风气挟痰阻络。

（5）舌苔

①苔色

白苔：一般常见于表症、寒症。如舌上满布白苔，又如白粉堆积，扪之不燥，称为积粉苔，或者称粉白苔，是由外感秽浊不正之气，毒热内盛所致，常见于瘟疫或内痈。舌苔白厚而滑（滑是指非常温润，看上去反光增强），多是寒湿、痰饮和水肿。

黄苔：一般主里症、热症。由于热邪熏灼，所以苔现黄色。苔色淡黄热轻，深黄热重，焦黄为热结。在外感病，苔由白转黄，为表邪入里化热的征象。

灰苔：灰色即浅黑色。灰苔可由白苔或黄苔转化而来，主里症，常见于里热症，也见于寒湿症。舌苔呈灰色，也可以是先有体弱再兼热性病，或病久兼消化不良症的征象。

霉酱苔：是苔色红中发黑，又带黄色，类似霉酱而得名。往往是由于胃肠先有宿垢湿浊，积久化热而成。

②苔质

厚薄苔：苔质厚薄以"见底"和"不见底"为标准衡量，凡透过舌苔隐约可见舌质的为"见底苔"，即为薄苔；不能透过舌苔见到舌质的为"不见底苔"，即是厚苔。由胃气熏蒸所生之苔，必薄而均匀，或中根部稍厚，此为正常苔质；由病邪秽垢之气上溢所生之苔垢，多是厚苔，故苔之厚薄，可测正邪盛衰及病变的深浅轻重。

苔的消长：舌苔由厚变薄，由多变少地消退，称为"消"；舌苔由无到有，由

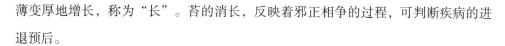

薄变厚地增长，称为"长"。苔的消长，反映着邪正相争的过程，可判断疾病的进退预后。

凡舌苔由少变多，由薄变厚，一般都说明邪气渐盛，主病进；反之，舌苔由厚变薄，由多变少，则说明正气渐复，主病退。无论消长，都以逐渐转变为佳。若骤增骤退，多为病情暴变的征象。如薄苔突然增厚，说明正气暴衰，邪气急剧入里；如果满舌厚苔，骤然消退，往往是胃气暴绝的反映。

润燥与滑涩苔：舌面润泽，不滑不涩，是干湿适中的正常舌象。若水液过多，扪之湿而滑利，甚者涎流欲滴，此为滑苔，或称水滑。若望之干枯，扪之无津而涩，此为燥苔、涩苔。滋润是胃津肾液上潮的表现，水滑乃有湿有寒的反映。在特殊情况下，还有湿邪传入气分，以致气不化津，舌苔亦燥；热邪传入血分，阳邪入阴，蒸动阴气，则舌苔反润。

腐腻苔：苔厚而颗粒粗大疏松，形如豆腐渣堆积舌面，揩之可去，称为"腐苔"；若苔色晦暗垢浊，称为"浮垢苔"；若舌苔厚如疮脓，则称"脓腐苔"；若舌上一层白膜，或见如饭粒样糜点，称为"霉腐苔"；苔质颗粒细腻致密，揩之不去，刮之不脱，上面罩一层油腻状黏液，称为"腻苔"；腻苔多兼滑苔、黏苔。腐苔多因阳热有余，蒸腾胃中腐浊邪气上升而成，多见食积、痰浊为患。腻苔多是湿浊内蕴，阳气被遏所致，多见湿浊、痰饮、食积、顽痰等。

剥落：舌苔忽然全部或部分剥脱，剥处见底，称"剥落苔"或"剥苔"。若全部剥脱，不生新苔，光洁如镜，称"光剥舌""光莹舌""镜面舌""光滑舌"。舌苔剥落是胃气、胃阴不足或气血两虚，不能上承以续新苔所致。若舌苔剥脱不全，剥处光滑，余处斑斑驳驳地残存舌苔，称"花剥苔"，胃之气阴两伤所致，若残存腻苔，为痰浊未化，正气已伤；若苔剥呈地图样，边缘凸起而部位时时转移，称为"地图舌"，儿童多见，与阴虚禀赋体质有关；中心剥落一瓣称"中剥苔"，有先天舌中剥落呈菱形，称"菱形舌"，为舌发育不良之遗痕，无临床意义；若中心剥落呈红路一条，俗称"鸡心苔"，是血虚尤甚；若舌苔剥落处并不光滑，似有新生颗粒，称"类剥苔"，多为血虚或气血两虚。

真假苔：判断舌苔真假，以有根无根为标准。凡舌苔坚敛着实，紧贴舌面，刮之难去，似从舌体长出来的，称为有根苔，此属真苔。若苔不着实，似浮涂舌上，刮之即去，不似从舌上长出来的，称为无根苔，即是假苔。真苔：凡病之初期和中期，舌苔有根的相比舌苔无根的，病情更重，后期有根苔相比无根苔，则预示胃气尚存。若舌面上浮一层厚苔，望似无根，其下却已生出一层新苔，此属疾病向愈的善候。有根之苔，是脾胃生发之气熏蒸、上聚于舌而成，主实症、热症。如有根的薄苔，匀铺舌面，属正常苔，乃胃有生气；有根的厚苔，四周必有均匀的薄苔铺之，虽有代表邪气的一面，但脏腑之气并未告竭。假苔：无根之苔，乃先有胃气熏蒸，舌生有根之苔，见病之后，胃气匮乏，不能续生新苔，而已生之苔逐渐脱落舌面，以致不能与胃气相通而无根。假苔临床意义有三：一是清晨舌苔满布，饮食后苔即退去，虽属假苔，并非无根，此为无病；若退后苔少或无苔，则是里虚。二是有苔有色，刮之则去，病轻浅；若揩之即去，病更轻浅。三是苔一片而无根，其下不能续生新苔，是原有胃气，其后胃气虚乏，不能上潮，多由过服凉药伤阳，或过服热药伤阴所致。

7. 望嘴唇

（1）望唇神：望唇质的枯荣状况，以判断疾病。

①唇质荣润红活，有生气、光泽，谓之有神。

②唇质干枯死板，无生气光泽者，则是无神，乃为死候。

（2）望唇色：观察嘴唇的颜色来判断疾病的情况。

①唇色红润：此为常人表现，说明脾胃之气充足，血脉调匀。

②唇色淡红：为不及，主虚、主寒。唇色淡，当隐现红色，如枯晦而无血色者视为恶候，常见于气血亏损已极。唇色淡红，常见于脾胃虚弱和气血不足者，孕妇如见此为血不足，或有难产。

③唇色深红：唇色深赤者，为太过，主热，主实，红紫、赤黑亦主热，深赤而暗者为热深；赤肿而干为热极，深红而干为热盛伤津。

④唇色发黄：为脾虚湿困之象，常兼见唇痿。

⑤唇色淡白：为虚症，主脱血、夺气，临床上一切失血症以及用力过度、大病亏损、气虚不复等，均可出现唇色白。

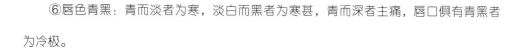

⑥唇色青黑：青而淡者为寒，淡白而黑者为寒甚，青而深者主痛，唇口俱有青黑者为冷极。

（3）望形态

①唇肿：有虚实之分。红赤而肿者，多为实为热；白而肿者，多为虚为寒。

②唇痿：即唇肉缩小，多见于血气亏损者；而唇痿见色黄者，为脾虚湿困之象；唇痿，伴见舌青、口燥，但欲漱水不欲咽者，是内有瘀血。

③唇反：为上唇向外翻起，遮盖人中之象。唇反而人中满者，为脾败之象，乃脾气绝，脉不养唇所为。

④唇上生疔：指唇之上下，或口角旁，生出小疔如粟，痛痒不定者，多为火毒之候。生于上下唇者，多为脾胃火毒；生于口角旁，则系心脾火毒亢盛。唇角生疔，不能张口者，名为锁口疔。

⑤口疮：唇口内生白色小泡，溃后呈白色或淡黄色豆大小溃疡，周围红肿灼痛，间有微热者，称为"口疮"、亦称"口破"，在小儿与痢疾有关者，亦称"口疳"。实症者，烂斑满口，色鲜红，多由心脾积热、上蒸于口所致；虚症者，满口白斑微点，色淡红，多由阴虚火旺、心肾不交、虚火上攻所致；或由中气不足、阴火内生所致。后者易反复发作。

⑥唇风：口唇发痒，红肿流水，痛如火灼，皲裂脱屑，状若无皮，多发生于下唇，称为"唇风"，又名"驴嘴风"，多因阳明胃经风火上攻而成。

⑦唇疽：唇之上下左右，生出色紫有头，如枣李大小的肿物，肿硬如铁，时觉木痛，甚至寒热交作者称为"唇疽"，因脾胃积热而成。

⑧口唇肿胀：口突发肿胀，不红赤无疼痛，见于血管神经性水肿。

⑨口唇红斑：口唇出现红色斑片，以手压之褪色者，见于遗传性毛细血管扩张症。

8. 望皮肤

观察皮肤的色泽、外形的变化。正常人色微黄透红，柔软光滑，富有弹性而无肿胀。

（1）皮肤变红：多为风热火毒所致，小儿则与胎毒有关。

（2）皮肤发黄：多因湿热毒邪熏蒸，胆汁外溢肌肤或寒湿毒邪阻遏，胆汁外溢肌肤而发。

（3）皮肤发黑：多因房劳伤及肾精所致。

（4）皮肤白斑：多因气血失和，血不养肤所致。

（5）皮肤干枯：多因水液已伤，血亏已久肌肤失养所致。

（6）肌肤肿胀：水湿毒邪泛溢或气虚不能收摄所致。

（7）斑疹红紫：多因风热毒盛；斑疹塌陷、散漫多为正虚不足。

（8）痈疗疮：红热肿痛，多因湿热火毒蕴结所致，为阳症；疽：漫肿无头，部位较深，皮色不红，多因气血亏虚，阴寒凝滞而发，为阴症。

9. 望四肢

通过观察手足外形变化和动态异常来判断疾病。正常人四肢均匀活动自如。若肢体肌肉萎废，多因肺热津伤，湿热下注，气血亏虚使肢体肌肉失养所致。若膝部肿大或冷痛，股胫消瘦，形如鹤膝，称为鹤膝风，多因寒湿久留、气血亏虚所致。四肢抽搐为风毒内动之象。四肢震颤多因气虚，骨肉失养或饮酒过度所致。

二、局部望诊

（一）瑶医目诊法

【诊法简介】

目诊，是医者通过观察人的眼睛，来判断整体及各部位的健康状况，从而诊断或预测疾病的发生和发展。它主要是根据患者眼睛各部位的形态、色泽、斑点、穹窿及位置结构的动态变化，来诊断疾病所在各部位的病变、损伤及机能紊乱的全息诊法。

【目诊方法及注意事项】

1. 患者准备

神志清醒，能配合检查者均可采取目诊法检查。

2.器械准备

5～50倍放大镜，小型聚光手电筒，数字化裂隙灯前段分析系统。

3.检查方法

（1）患者端坐，全身放松，两眼自然平视。特殊患者可站立、仰卧或侧卧。

（2）检查者左手持放大镜，用拇指和食指将患者的上下眼睑撑开，将放大镜移动至理想位置观察。右手持手电筒依次照射患者眼睛，以医师眼睛观察清晰为度，依次由上到下，由内到外仔细观察。

4.注意事项

有下列情况者不能采用或择期采用目诊方法检查。

（1）饮酒、高热、过度疲劳、熬夜、眼部外伤等。

（2）各种原因所致的失明。

（3）白内障、角膜溃疡、青光眼、眼虹膜睫状体炎、急性结膜炎严重沙眼等影响眼部形态、结构和血管改变的疾病。

【目诊的主要内容】

目诊的部位有巩膜、球结膜、虹膜和眼睑、眉毛等，传统医学将这些部分称为"五轮"，即白睛（巩膜、球结膜）属肺，称气轮；黑睛（虹膜）属肝、称风轮；眼睑属脾胃，称肉轮；目眦属心，称血轮；瞳仁属肾，称水轮。通过观察相应部位即可诊断全身病变。瑶医目诊对传统医学的目诊又有了进一步延伸，其内容包括白睛诊法、黑睛诊法、眼球经区诊法以及天、人、地三部形色目诊。

1.白睛诊

白睛诊，是通过观察巩膜、球结膜上的血管颜色、形态等变化，来判断疾病的病位、病因、病性和推测疾病预后的一种诊断方法。球结膜与巩膜的血管区别：球结膜血管在表层，相对浮浅、隆起、鲜艳，病位在腑，病程短，多为新病；巩膜血管在下层，颜色相对沉深、青紫、暗淡，病位在脏，病程长，多为久病。白睛诊法遵循着一定的定位规律，一般躯体上半部疾病在瞳孔水平线以上体现，躯体下半部疾病在瞳孔水平线以下体现；瞳孔内侧表现躯体内侧疾病，瞳孔外侧反映躯体外侧病变；左眼多主躯体左侧疾病，右眼多主躯体右侧疾病。特殊情况下，部分疾病在双眼均可有

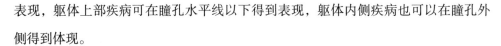

表现，躯体上部疾病可在瞳孔水平线以下得到表现，躯体内侧疾病也可以在瞳孔外侧得到体现。

2. 黑睛诊

黑睛诊法，即虹膜诊病，是通过观察黑睛上的斑点、条纹的各种变化，以诊断全身病变的方法。黑睛归心肝肾所主，能反映全身各部位的盈亏平衡和失调。黑睛是由虹膜与瞳孔组成。虹膜表面高低不平，有许多皱襞、隆起和大小不规则凹陷（即隐沟或窝孔），皱襞和隆起多数呈放射状排列，靠近瞳孔部分的皱襞，呈圆齿轮状，即虹膜卷缩轮（亦称收缩褶）。虹膜面上的这些陷窝、纹理形态和瞳孔大小实质是由血管构成的，病理过程中可储存液体。虹膜的改变，可作为判断疾病的依据。黑睛诊主要观察虹膜的改变，瞳孔诊则在下篇中论述。

3. 瞳孔诊

瞳孔诊，是通过观察瞳孔的形态与变化以诊断疾病的方法。瞳孔归心肾所主，心肾主生死。瞳孔诊对判断疾病的轻重具有重要的意义。正常人瞳孔直径为 2.5 ~ 4.5 毫米，双侧瞳孔等大等圆，而且居中，对光反射灵敏。如果双侧瞳孔发生改变：不等大、不等圆、不居中，尤其伴有光反射迟钝或消失，表明身体有严重的病变。瞳孔诊并无特定的定位、定性规律，主要从瞳孔的形态与对光反射两个方面来观察。

4. 眼泡诊

眼泡诊，是观察患者的上下眼睑来诊断全身疾病的一种方法。眼泡归属心肾，眼泡形态、颜色发生改变表明身体器官发生了病理性改变。眼泡诊是通过观察眼泡的形态和眼泡的颜色来诊断疾病的性质。

（二）瑶医眉诊法

【诊法简介】

眉毛位于眼睛的上方，有保护眼睛不受损伤的功能。瑶医学认为通过观察眉毛的形态色泽变化可判断机体的肾气盛衰与气血盈亏。观察眉毛时，嘱受检者与医生相对而坐，面对光线，仔细观察眉毛的长短、粗细、疏密、颜色、形状，有无脱落、干燥、枯萎等情况。正常的眉毛粗长、浓密、润泽、乌黑发亮；而异常的眉毛则稀疏、短秃、细淡、枯脱、萎黄；先天精气充足者，眉目清秀；年老者先天肾气充足，后

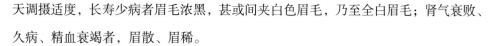

天调摄适度，长寿少病者眉毛浓黑，甚或间夹白色眉毛，乃至全白眉毛；肾气衰败、久病、精血衰竭者，眉散、眉稀。

【鼻诊方法及注意事项】

1. 患者准备

患者取坐位、站位、卧位均可，在自然光线下进行观察。

2. 器械准备

无需特殊的器械准备。

3. 检查方法

受检者与医生相对而坐。检查时受检者自然闭上眼睛，面对光线。医生详细观察受检者眉毛的长短、粗细、疏密、颜色（红、青、黄、黑）、形状、有无脱落、干燥、枯萎等情况。正常的眉，浓淡相宜，乌黑光洁，而异常的眉毛则稀疏，或短秃，或细淡，或枯脱，或萎黄，等等。

4. 注意事项

注意室温，不宜过高或过低。

【眉诊的主要内容】

1. 望眉态色泽

（1）眉毛浓密粗长，色黑有光泽：说明肾气血充盈，身强体壮。

（2）眉毛色淡疏少，无光泽：提示精气亏虚，身体状况不良，易感外界邪毒。

（3）眼眉稀疏或脱落：气血亏虚渐重，盈亏失衡而致。常见于水肿、脑垂体前叶功能和甲状腺功能减退患者的常见症状，但在正常老年人也可见此症状。

（4）眉部皮肤肥厚，眉毛特别稀疏和脱落：是为风湿毒邪盈溢相搏，经脉痹阻，气血凝滞运行不畅，精血盈亏失衡严重所致。多见于麻风病。

2. 望眉间色泽

（1）眉间红黄相间润泽而略有发青：为正常眉间色，提示人体精血充盈而不溢，盈亏平衡。精力旺盛，体力充沛。

（2）眉间色白：为寒毒盈胜，主寒证、痛证。

（3）眉间色青紫：为寒毒、瘴毒盈胜。主寒证、瘴毒证。

（4）眉间色黑紫：瘀毒、热毒、瘴毒盈溢较重而致瘀，主瘀证、热毒证。

（5）眉间色红：为热毒盈胜，主热证。

（三）瑶医鼻诊法

【诊法简介】

瑶医鼻诊是通过观察患者鼻部的形态、色泽及鼻液、鼻血、鼻翼沟等来诊察疾病的一种方法。

【鼻诊方法及注意事项】

1. 患者准备

患者取坐位、站位、卧位均可，自然光线下进行观察。

2. 器械准备

无需特殊器械设备，自然光线下肉眼观察。

3. 注意事项

注意检查环境，室温不宜过热或过冷，过热或过冷都会影响患者鼻部血液循环，进而影响到观察结果，光线以自然光为宜。

【鼻诊的主要内容】

正常的鼻子外观端正，大小适中，无红肿疮疖，鼻色红黄隐隐，明润含蓄，鼻毛色黑，疏密适中，鼻黏膜淡红润泽，无鼻塞、流涕、出血等现象。

1. 望鼻态

（1）鼻子硬挺：可能是动脉硬化的迹象或胆固醇太高，脂肪积累太多。如果鼻子生了黑头面疮，就表明饮食中乳类和油性食物太多。

（2）鼻梁歪斜：多见长期患有风湿病的病人，若鼻梁左偏，则左半身关节痛明显；若鼻梁右偏则右半身关节病重。

（3）鼻膈塌陷：就是鼻中隔塌陷形成的鞍鼻，这大多是先天或后天梅毒造成的。

（4）鼻翼翕张：即吸气时鼻孔开大，呼气时鼻孔回缩，见于呼吸困难的高热性疾病，如大叶性肺炎、支气管哮喘和心源性哮喘发作。

（5）鼻腔堵塞：两侧鼻腔堵塞，可能是由感冒或鼻炎引起的。

（6）外鼻肿：多为肺经火盛，或因外伤所致，久病外鼻塌陷为正气虚衰。

（7）鼻孔红肿：因热所致，常见于鼻疮，鼻疔、鼻疖、鼻疳、鼻疽等病的初起阶段；若初起状如粟粒，顶高头尖，根脚坚硬，起小白疱或红赤，多为热毒壅肺，气血壅滞所致。

（8）鼻窍肿胀，糜烂，结痂或干痒灼热，反复不愈，色紫，称鼻疳，乃风热客于肺经久蕴成疳，以致疳热攻肺。上犯鼻窍。此症久延，热毒挟湿，湿热郁蒸，则鼻肿糜烂，流出黄水，或干裂出血而成温热郁蒸之患。

（9）鼻内干燥灼热，肌膜萎缩，鼻宽大：名为鼻藁，乃脾肺气虚，津液不足，鼻内赘生瘤子，渐大下垂，突出如痔，淡红光滑，闭塞孔窍。

（10）鼻塞嗅减：为鼻痔（鼻息肉），重者鼻大畸形，甚至随出鼻窍外，双侧鼻窍被息肉所阻则鼻形如蛙状，称为蛙状鼻，乃肺经风热痰浊凝聚，气滞血瘀而成。

（11）鼻部生碎小疙瘩，色赤肿痛，破后出白色粉汁，日久皆为白屑：称肺风粉刺，由肺经血热壅滞而成。

（12）鼻头，鼻翼或鼻窍内生出粟粒状小颗粒，或麻或痒，焮热疼痛，根脚坚硬，有若钉钉之状：为鼻钉或鼻疔，乃肺经风热邪毒熏蒸肌肤而成，若3～5天后，疮顶出现黄色脓点，顶高根软，多自溃脓出，肿消而愈，为顺症；若疮头紫暗，顶陷无脓，根脚散漫，鼻肿如瓶高热神昏乃热毒之邪内陷心包，疔疮走黄之逆症，病情险恶。

（13）鼻窍湿糜溃烂：鼻黏膜上生出暗红色斑疹和杨梅痘，继而结节增生，腐烂穿溃，疮口凹陷，臭秽不堪，经年不愈，乃至鼻准萎缩，鼻梁垮塌如鞍鼻，名为梅毒，因感受湿毒邪气，气血凝结而成，难治。

2. 望鼻色

（1）鼻梁色红：热毒盈胜，盈亏失衡，且有斑块病损，高出皮肤表面并向两侧面颊部扩展，多见于系统性红斑狼疮。

（2）鼻头色黄：主内有湿热毒邪内犯，又主胸中有寒，小便不利。鼻头黄而无泽，主气虚有痰；鼻头色黄干燥枯槁，主精血亏耗严重，盈亏失衡，预后不良；鼻头黄黑而亮，为有瘀毒血盈盛。

（3）鼻头苍白：气血精气亏虚，常见于贫血，鼻头色白，主气虚血少，也主亡血，在小儿主脾虚泄泻，乳食不化。

（4）鼻头色青：是疼痛的征象，往往是腹部剧痛；鼻准（即鼻尖）青黄色：多见于淋证患者。小儿鼻部青黑：提示病情较重，或为寒性剧痛。鼻部青黑，面色晦暗：多为肝病。

（5）鼻子色黑：色黑而焦枯者，为虚劳的征象；鼻头色黑，微浮而明，如涂膏者：主暴食不洁食物；久病并见鼻黑如烟熏者：表示病情危重；鼻孔燥黑如烟煤者：为阳毒热深，或为燥热结于大肠，或为肺绝之证。鼻孔冷滑而黑者：主阴毒冷极；鼻准青冷：主肺胃气绝，为极危证；妇女生产后鼻起黑气：为肺败胃绝之危候。

（6）鼻头明，鼻色明润者：为无病或疾病将愈之征兆，鼻色枯槁：为死亡将及。鼻孔干燥焦枯：为肺绝。鼻色明亮光泽：为得神，预后佳。鼻色晦暗枯槁：为失神，预后凶。

（7）鼻黏膜淡白色：主寒证。鼻黏膜潮红：主里热。

（8）酒渣鼻：鼻头皮肤发红并可看见毛细血管网，俗称"红鼻子"，平素易感外界邪毒，长期肥甘厚腻，高温及寒冷的刺激，情绪激动及精神紧张，胃肠道功能失调，内分泌障碍等均是促发酒渣鼻的因素，种种因素综合作用于鼻部，便促发了酒渣鼻。

（9）鼻部蟹爪纹：蟹爪纹如蟹爪的形状，底略宽而稍尖，弯曲，细长。紫红色的血纹，或分布于鼻翼，或直射印堂，多自鼻孔外侧向眉心方向延伸，或向上伸至鼻的一半，或超过三分之二，远看连片呈火焰状，轻者仅见数条，其丝缕萦绕，满布整鼻。这是早期诊断肝硬化的重要体征。

（四）瑶医人中诊法

【诊法简介】

所谓的人中，指鼻的下缘和上唇中间的凹陷处。瑶医临床上通过诊察人中的形态、色泽、温度、干湿等来诊断疾病的方法，称为瑶医人中诊法。

【人中诊方法及注意事项】

1.患者准备

患者取坐位、站位、卧位均可。

2.器械准备

无需特殊器械设备，自然光线下观察。

3.检查方法

受检者与医生相对而坐，观察人中沟的两侧沟缘隆起是否清楚，若不明显，沟道浅平或上唇漫平，则在沟道内无照射阴影，列为人中沟浅平；沟缘隆起明显，两条沟缘间有明显凹陷沟内有明显的照射影，为人中沟深；介于两者之间为人中沟中等深浅。观察人中时，还包括看它的颜色、长度、沟内有无异常隆起或明显的皱褶纹及人中有无歪斜等。

4.注意事项

注意室温，不宜过高或过低，自然光下观察。

【人中诊法的主要内容】

1.正常人中形态

正常人的人中正直不斜，两侧沟缘清晰，长短与食指同身寸近似。身高面长者，人中稍长；身矮面短者，人中稍短；肥胖面宽者，人中偏宽，瘦削面狭者，人中稍狭。其温度和颜色与整个面部的温度和颜色一致。

2.异常人中形态

（1）人中不正：人中沟道或一侧沟缘向左或向右偏斜（除先天性，损伤性及神经性的鼻唇沟变形外），为偏斜型人中。人中偏向左，说明子宫偏左，人中偏向右者，说明子宫偏右。

（2）人中沟道中有位置形态不定的增生物出现，甚至引起沟形的改变：提示病情较复杂，一般为宫颈糜烂。一侧增生或变形，则多有一侧腹痛或压痛或腰酸以及月经不调等症，妇女多有附件炎或增厚，子宫肌瘤或瘜肉，囊肿等。

（3）人中起疹子：提示热毒盈溢。

（4）人中有瘀斑：毒邪瘀滞。

（5）人中变浅且白而无光：为肾虚气化不及膀胱，可见于癃闭患者。

（6）人中萎弛，变浅而缩短：为肾虚之极，水毒内踞，邪冲心蒙窍之势，迫至昏迷临危则唇外翻。

（7）人中长窄，其色晦滞，如隐性冠心病者在临床症状尚不显著时：人中亦示小肠与心脏之变。

（8）人中紫暗，甚则短缩：心脏疾病急性发作。

（9）望危重患者人中

①人中短缩为脾阴将绝之候，或者阴阳离决之危象。

②人中满盈为脾阳将绝之征。

③人中满而上唇外翻亦为阴阳离决之象。

（10）人中形态的改变，在危重病症之中，最常见于中风，风邪中于经络，每见口眼歪斜；风中腑脏，可见口痉"唇反张"；唇颤动者，可由血虚风动或脾失濡养所致，多见于生育过多的年老妇，也可见于人流次数过多的贫血妇女或中风后遗症。

3. 正常人中色泽

人中色黄而透红，肌肤丰润，为脾肾健旺，后天充盛之相，为正常人中色泽。

4. 异常人中色泽

（1）人中色泽萎黄，肤松肉薄：为脾肾虚弱，阴血不充之征，人中显土黄色，为脾胃虚寒；孕妇人中隐黄则胎漏下血，胎儿死在腹中。

（2）人中变白者，病危难治；人中颜色淡白，见于虚寒泄泻；人中颜色淡白而干者，多为血枯闭经；人中白而无光，冷汗涔涔，多见于咳嗽，咯血人中上段近鼻际处白而无光，多为气虚崩漏。

（3）人中色黑：可见于肾病综合征及尿毒症患者；人中时青时黑，主肝病及肾病；摄口色青，人中颤动，为肝风侮脾；人中微黑主热症；人中色灰暗失荣，多见于阳痿，男性不育，房劳过度，失精及男性泌尿系疾病，以及女性宫颈炎、附件炎、卵巢囊肿、子宫肌瘤等；人中青黑，可见于睾丸炎、前列腺炎、输尿管结石等病变疼痛之时。下痢的患者，其脐下急然剧痛，人中色黑，乃病危之征。

（4）人中微见赤色：多发痈病；人中下段近唇际处潮红，多属血热崩漏，或为膀胱湿热之血淋；人中下段近唇际处颜色淡紫，且则水沟短缩，多见于实热胃痛；人中隐现紫红，多见于瘀热痛经。似疔而生于人中，形如赤豆，色紫顶焦，称之为龙泉疽，由上焦风热攻于督脉而成。

（5）人中色青主寒症；人中隐现青色，多见于寒性痛经。

（6）人中呈暗绿色，多见于严重胆囊炎，胆结石，胆绞痛患者。

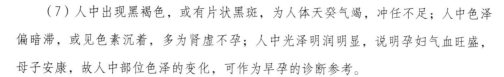

（7）人中出现黑褐色，或有片状黑斑，为人体天癸气竭，冲任不足；人中色泽偏暗滞，或见色素沉着，多为肾虚不孕；人中光泽明润明显，说明孕妇气血旺盛，母子安康，故人中部位色泽的变化，可作为早孕的诊断参考。

（五）瑶医甲诊法

【诊法简介】

瑶医学认为指甲位于机体四肢的末端，机体气血盈亏的状况是可以通过四肢末端指甲的形状、质地、颜色、光泽反映出来。凡甲肥厚、粗硬多为机体盈亏失衡，气虚血燥，气机阻滞之故；甲薄、扁平，萎缩、脱落，多为血虚不荣；甲现纹沟、嵴棱多为血虚津少，或血瘀；甲弯钩变多为气血不足，兼夹风邪阻滞之故。甲为筋之余，气血濡之；故慢性病致甲变异无论形变如何，均以气血不足为故，治疗以调理气血盈亏为本。

瑶医学把五脏六腑归属于各手指，左食指属"心"，左中指属"肝"，左无名指属"肾"，右食指属"肺"，右中指属"脾"，右无名指属"命门"。

【甲诊方法及注意事项】

1. 患者准备

观看指甲必须有良好的光线，以自然光为最标准，周围气温以20℃左右为最佳，诊断不要揉指头、指甲，患者伸手俯掌，自然平放于平心脏水平的桌上或医者的掌上，各指自然伸直，然后逐手、逐指观察甲体、甲床、月床、月痕，辨明其形状、质地、颜色、光泽度等方面情况。

2. 器械准备

5～50倍放大镜，在自然光线下进行。

3. 检查方法

（1）诊察部位：为患者拇指、食指、中指、无名指及小指指甲。

（2）诊察方法及反应征兆：检查者用右手拇、食二指的指腹挟持患者上述手指末节的甲缘两侧，逐渐施加压力至甲背中部呈现出红色团块为度（两侧白、中央红）。

（3）甲诊内容

正常反应：传统瑶医在进行甲诊检查时，按压左食指指甲尖，指甲根部出现三角形表示无病。

异常反应：按压左中指，血归于下者则肝气不疏，患者易怒心烦；血归指尖者经常出现头晕头痛。按压左无名指，血色散开者，有腰痛现象；血归根部者，则手足麻木；指甲双外侧有血，中间无血者，定是耳鸣或耳聋；血色向指甲两边散开，有黄色者，属月事不调；其血色出现半圆形者，必是妊娠。按右食指，指甲血色散者，呼吸不方便，声音嘶哑。按右中指，指甲血色散而变丝者，四肢无力；血色上升有黄色者，消化不良；血色归两边，中间出现白色者，手足尖必有麻木感；指甲无色或灰色者，全身软弱无力。按右无名指，血色向上升者，身骨酸累；出现灰紫色者，腰脊两边至头部均有疼痛；指甲两旁有血，中间无血者，是关节疼痛；上端无血者，夜多小便；全部无血或灰紫色者，膀胱疼痛或淋病。

4. 注意事项

观察指甲时要求有良好的光线，以自然光为最佳，周围气温以 20℃ 左右为宜，诊前不宜挤揉指头、指甲。

（六）瑶医耳诊法

【诊法简介】

瑶医自古以来就通过观察耳尖的形态色泽变化来判断疾病，经过千百年的积累与发展逐渐形成一套特色的耳诊方法。现代瑶医已经通过观察整个耳朵的变化包括形态、色泽、血管充盈等多方面的变化来判断疾病的盈亏变化，不断地发展和丰富瑶医的诊法体系。

【耳诊方法及注意事项】

1. 患者准备

患者取坐位、站位或卧位均可，耳部完整无外伤，充分暴露耳部，自然光下观察。

2. 器械准备

无需特殊器械设备，自然光下观察。

3. 检查方法

检查者以一手的拇指置耳尖下部，食中二指贴在耳尖外部来感知温度与触压。

4. 注意事项

注意检查环境，温度要适宜，不宜过冷或过热，充分暴露耳部，在自然光线下观察。

【耳诊的主要内容】

1. 望色泽

耳廓的颜色与整个面部一致。健康人的耳廓颜色宜微黄红润，是谓"得神"；不健康的表现则为枯燥无润泽，是谓"失神"。而无论哪种颜色，均宜带些淡黄色，是胃气尚存的征象。

（1）耳廓色白：耳廓淡白色无血色，感受风寒毒邪，或寒毒内伤脏腑，或气血亏虚，盈亏失衡所致，主寒证、虚证等证，多见于贫血、失血症及慢性消耗性疾病。耳朵局部见到点状或片状白色隆起，光泽发亮，或边缘红润，多为慢性疾病在耳上的反应。

（2）耳廓色红：耳廓颜色加深，呈鲜红或暗红色，热毒盈盛，主热证，见于各种急性热病。若伴有红肿疼痛则为火攻热毒爆盈，阻断筋脉，甚则侵及脏腑。可见于耳廓炎症、疖肿、湿疹或中耳炎或肝胆火毒症等。耳朵局部区域呈点状、片状或无规则红润，如果颜色鲜红多见于急性病症、痛症疾病；如果颜色暗红或淡红，则多见于疾病的恢复期和病史较长的疾病。若在耳背皮肤上见到红的脉络，且伴有耳根发凉，此为麻疹的先兆。

（3）耳廓色青：表明气血运行不畅或风寒毒邪盈盛，证候为痛症、寒症或惊风，其中耳廓色青发黑见于久病有瘀毒或剧痛患者。

（4）耳廓发黑：耳廓干枯色黑，表明肾水亏极，盈亏失衡渐重。

（5）耳廓色黄：耳廓色黄显著，表明湿毒盈盛，或兼风毒、热毒，经脉阻塞，甚则累及内脏。其中黄中见赤为热毒证、风证或湿热毒证；兼面黄、目黄则为黄疸。

2. 望耳廓形态

（1）耳廓肿起：为邪气实，多由邪毒壅盛所致。耳前后肿者，阳明中风之征。耳部生出肿块，形如樱桃或羊奶者，名为"耳痔"。若耳肉鲜红，多属肝胆蕴热、热毒袭耳；若耳肉淡红，多为脾肾两亏；若耳肉暗红色，为邪毒久留，气滞血瘀所致。

（2）耳轮瘦削：为正气虚，其中耳轮焦干者多为肾精亏虚或下消证，或为阴津耗伤。

（3）耳轮萎缩瘦干而色暗红：主正气虚极，多属肾精亏损或肾阴耗竭。

（4）耳轮皮肤粗糙如鳞状，外观褐色：主久病血瘀，亦主肠痈。

（5）耳轮焦枯多尘垢，耳间青脉起者：多为掣痛之征。

（6）耳廓见脉络显现充盈：为气滞血瘀，多见于各部痛证，亦可见于咯血症。

（7）耳背与乳突处糜烂，或生于耳后缝间，延及耳垂上下，如开裂之状，色红，时流黄水，名"旋耳疮"：由胆脾湿热所致；亦可作为小儿蛔虫病的诊断依据。

3. 望耳尖

（1）耳尖潮红：为热气上承之兆。

（2）耳尖苍白：是气血亏损征兆。

（3）耳尖色青：是风重筋急征兆。

（4）耳尖色紫暗：触压松开手后，颜色迟迟不复还，是气滞血瘀之兆，常见于咳嗽气喘日久病患者。

4. 望耳部脱屑

脱屑呈糠皮样或鳞片状脱皮，不易擦去，提示机能不全或内分泌功能紊乱，常见于皮肤病、带下、便秘、吸收功能低下、更年期综合征等。

5. 望耳血管充盈

耳穴血管反应，常见血管扩张、扭曲呈网状、条纹状、海星状、弧状、蝌蚪状和鼓锤状，其色泽为鲜红色、暗紫色和暗灰色。血管变化常见于心血管疾病、脑血管疾病、急性炎症性疾病和急性出血性疾病。

（1）血管扩张：可呈扇叶状或条段状。扇叶状常见于消化道溃疡、腰腿痛；条段状，常见于关节痛、支气管扩张。色泽鲜红，多为急性病、痛性病症；色泽暗紫，多为病愈恢复期。

（2）扭曲：海星状，多见于溃疡病；环球状、弧状，多见于风心病；蝌蚪状、鼓锤状，多见于冠心病；梅花状，多见于肿瘤。

（3）血管中断：血管主干充盈扩张，见中间呈条段状中断，常见于心肌梗塞。

（4）网状：血管呈网状改变，多见于急性炎症，如咽喉炎、扁桃体炎、乳腺炎。

6.耳折征

耳折征又称耳垂皱折，是从耳屏间切迹外伸到耳垂边缘的一条斜线皱痕。耳折征的出现对冠心病的临床诊断有一定价值。

7.阳性反应物的特征与疾病性质的对应关系

（1）点片状红润或充血，点片状白色边缘红晕，或红色丘疹，并有脂溢及光泽者，多见于急性炎症或慢性炎症的急性发作。

（2）点片状白色、凹陷或隆起，白色丘疹，又无脂溢无光泽者，多见于慢性器质性疾病。

（3）线条状圆形，白色半圆形，或暗灰色疤痕等，一般多见于手术及外伤。

（4）结节状隆起，或点片暗灰色，或呈蝇屎状，多见于肿瘤。

（5）糠皮样脱屑（不易擦去）、丘疹、皮肤纹理增粗、增厚，呈深褐色，多见于皮肤病。

 第二节　闻诊

【诊法简介】

由于人体内发出的各种声音和气味均是在脏腑生理和病理活动中产生的，因此声音和气味的变化能反映机体的生理和病理变化，在临床上可推断正气盛衰和判断疾病种类。

【闻诊的主要内容】

闻诊包括听声音和嗅气味两方面。听声音指诊察患者的声音、语言、呼吸、咳嗽、呕吐、呃逆、嗳气、太息、喷嚏、肠鸣等各种声响，主要是根据声音的大小、高低、清浊，区别寒热虚实。通常，声高气粗重浊多属盈症，反之则属亏症。语言错乱多属心之病变，呼吸、咳嗽、喷嚏多与肺病有关，呕吐、呃逆、嗳气多是胃失和降，胃气上逆的表现。太息多与肝郁有关。嗅气味可分病体和病室两方面。病体的气味主要是由于邪毒使人体脏腑、气血、津液产生败气，以致从体窍和排出物发出，据此，可辨脏腑气血的寒热虚实及邪气所在。通常，凡酸腐臭秽者，多属盈热症；无臭或略有腥气者，多属虚寒症。病室气味，则是由病体及其排泄物气味散发的，如瘟疫患者室内有霉腐臭气；失血症患者室内有血腥气味；尿臊味多见于水肿病晚期患者。

1. 听声音

以辨正气盛衰为主。不仅可以诊察与发音有关器官的病变，还可根据声音，诊察体内各脏腑的变化。一般新病、小病其声多不变，而久病、苛疾其声多有变化。听声音包括听语声、呼吸声、咳嗽声、呃逆声、嗳气声等。

（1）说话声

患者说话声音的强弱，可反映正气盛衰和邪气性质。

语声高亢洪亮而多言，属盈症、实症、热症；语声轻微低哑而少言，属亏症、寒症。

语声重浊，常见于外感或湿邪侵袭，为肺气不宣，气道不畅而致。

声音嘶哑，发不出音的称失音，因外邪袭肺，肺气不宣，气道不畅而致的为实；因肺肾阴虚，津液不能上承而致的为亏。

新病声哑属实症，久病失音属亏症。

妊娠七月而失音，称为子喑，是生理现象，分娩后不治自愈。

语言错乱，多属心有病变。躁扰不宁是狂症，多为痰火盈盛内扰所致，属盈症；喃喃自语，痴呆静默是癫症，属亏症；神志不清，语言颠倒，声高有力，称谵语，属盈症；神志恍惚，言语重复，声低无力称郑声，属亏症。

（2）呼吸声

呼吸有力，声粗浊，多为热邪内盛，属盈热症。

呼吸无力，声低微，多为肺肾气虚，属虚寒症。

呼吸急促而困难是喘症，发作急骤，声高气粗，以呼出为快的，多因肺有实邪，气机不利而致，属盈症；发作缓慢，声低息微，呼多吸少，或痰鸣不利的，属虚症。

呼吸困难而有痰鸣音，是哮症，为痰阻气道而致。

（3）咳嗽声

咳声重浊有力，多属盈症；咳声低微无力，多属亏症。

咳嗽痰声辘辘，痰稀易吐，为湿痰盈盛蕴肺。

咳嗽干裂声短，痰少干结，为燥邪伤肺。

咳嗽连声不断，咳停吸气带吼声，为顿咳（百日咳）。

咳声嘶哑，呼吸困难，是喉风，属危急症候。

（4）呕吐声

呕吐徐缓，声低无力，是虚寒症。

呕吐势猛，声高有力，为盈热症。

（5）呃逆声

呃逆，俗称打嗝。日常嗝逆，声音不高不低，无其他不适，多因咽食急促而致，不属病态。

呃声高亢，短促有力，多属盈热；呃声低沉，气弱无力，多属虚寒。

久病出现呃逆不止，是胃气衰败的危重之象。

（6）嗳气声

嗳气，又称噫气。饱食之后，因食滞肠胃不化而致的，可有酸腐味，声音较响。若是胃气不和或胃气虚弱引起的，则无酸腐味，声音低沉；若是情志变化而致的，则声音响亮，频频发作，嗳气后脘腹舒适，属肝气犯胃，常随情志变化而嗳气减轻或加重。

2. 嗅气味

气味分为病体气味和病室气味。嗅气味以辨邪气性质为主。

（1）嗅口中气味。口臭是胃气盈热，或有龋齿，咽喉、口腔溃疡，口腔不洁等。口气酸臭，多因宿食不化。口气腥臭、咳吐脓血是肺痈。

（2）嗅排泄物气味。痰、涕、大小便、月经、白带等气味酸腐秽臭，大多为盈热或湿热盈盛。痰涕秽臭而黄稠，为肺中有热；大便酸臭为肠胃有热；小便臊臭混浊、白带色黄而臭，为湿热下注。凡排泄物气味微有腥臭，多属虚寒或寒湿。大便腥气而溏稀，为大肠虚寒；白带味腥而清稀，为寒湿盈盛下注。汗有腥膻气，为风湿热久蕴于皮肤，而津液蒸变所致。

（3）嗅病室气味。是由病体及其排泄物气味散发的，如瘟疫患者的病室充满霉腐臭气；疮疡溃烂，室内有腐烂的恶臭味。若室内有血腥气味，多为失血症；尿臊味，多见于水肿晚期患者。

 第三节　问诊

一、一般问诊

【诊法简介】

问诊是对患者或者陪诊者进行有目的的询问，以了解疾病的起始、发展及治疗经过、现在症状和其他与疾病有关的情况，来诊断病情的方法。

一般问诊包括问主症、问伴随症、问发病及治疗的经过，问一般的情况、问远事、问家事。问诊的主要内容大致包括：问寒热、问汗、问疼痛、问饮食口味、问二便、问睡眠、问专科情况等。问诊与其他诊法相互结合参照，就更能正确地把握疾病的本质及发展趋势。

【问诊方法及注意事项】

1. 患者准备

凡神志清醒，能直接回答检查者提问的均可直接问诊，若患者神志不清楚，则可向知情人或陪诊者间接问诊，以了解病情。

2. 器械准备

无特殊的器械准备。

3. 检查方法

（1）环境安静，聚精会神

问诊应该选择安静适宜的环境，以免受到干扰，尤其对某些病情不便当众表述者，应单独询问，以便患者能无保留、无顾忌地叙述病情。医生问诊还应聚精会神，避免在问诊中提出与病情无关的事情。

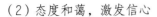

（2）态度和蔼，激发信心

医生在问诊中的态度既要严肃认真，又要和蔼可亲，对患者的疾苦要关心体贴，视患者如亲人般细心询问，耐心听取，使患者感到温暖亲切，愿意主动陈诉病情，当患者因病情严重而出现担忧，恐惧，消沉等不良情绪时，医生应努力激发患者热爱生活，战胜疾病的信心，从而使患者能主动与医生配合而达到满意的治疗效果，切忌有悲观、惊讶的语言和表情，以免给患者增加思想负担而使病情加重。

（3）重点明确，系统全面

医生问诊不是泛泛而问，而是要明确重点。要围绕主症，深入系统地展开。既要重视主症，也要了解兼症。力求病情资料重点突出而又详尽全面。

（4）准确可靠，简明扼要

要向患者本人询问，以求准确、可靠。若患者病重意识不清不能自述，或精神错乱所述不可靠时，可向知情人或陪诊者询问，但当患者清醒或神志正常时，应及时加以核实或补充。

4.注意事项

（1）语言通俗，忌用术语

语言是医患之间交流的主要手段，医生在询问患者时应尽量使用普通话，也可以用当地的地方语言，使患者能明白询问的内容，以免患者答非所问，进而导致病情资料不真实或不确切，影响医生的判断。

（2）适当提示，避免暗示

医生在问诊时，如发现患者叙述病情不够清楚，可对患者进行适当的提示，但决不可凭个人主观意愿去暗示套问，以免患者随声附和而使获得的病情资料片面、失真，影响正确的诊断。

【问诊的主要内容】

问诊的内容包括一般项目、主诉（症）、病史（现病史、远病史、个人生活史及家病史）和现在症状。一般项目包括患者姓名、性别、年龄、婚否、民族、职业、籍贯、发病节气、出生地、常住地、工作单位、电话号码等。

问诊一般项目的目的，一是便于与患者及家属联系和对诊疗效果的随访，二是作为诊断疾病的参考。如妇女有经、带、胎、产等疾病；男子有遗精、阳痿、早泄等；青壮年气血充盛，抗病力强，患病多属毒邪盛；老年人气血渐衰，抗病力减弱，患病多正气虚弱；小儿易患水痘、麻疹、顿咳等病；中老年易患中风、肺胀、胸痹等病；长期从事水中作业者易患寒湿毒邪之痹病；矽肺、汞中毒、铅中毒等病常与从事的职业有关。由于地域的不同，水土有异，人们又易患上某些地方病，如高山缺碘易患瘿瘤病、岭南多疟疾、江淮多吸血虫、高原牧区易患肝包虫病等。此外，随着四时的变更，气候的变化，疾病谱也有所变化，如春季多麻疹、水痘等传染病和蛇串疮等皮肤病，夏季多中暑、痢疾，秋季易患秋燥，冬季易患感冒、咳喘，等等。

二、山歌问答诊

【诊法简介】

瑶医山歌问答诊是采用瑶族极富特色和感染力的山歌形式来表达的。山歌问答诊不仅仅是简单的对患者病情的询问，通过医者与患者一唱一和、一问一答，病情症状、诊断用药均详细得到答复。具体涵盖了瑶医的肺系疾病、脾胃系疾病、肝胆疾病、肾系疾病、气血津液疾病、肢体经络疾病、儿科疾病、妇科疾病和外科疾病共9部分内容。瑶医山歌问答诊是瑶医中最具特色的内容之一，对医生运用瑶医诊断及治疗疾病起着举足轻重的作用。

瑶族在长期的生活实践中总结出一套有效的治病、防病经验，这些经验多为直接经验，比较简单、实用，疗效确切。瑶族没有自己的文字，它的传播形式以山歌为主，多为口传心授。虽然它的理论体系并不复杂，但从另外一个角度来看，瑶医流传下来的经验被复杂的理论歪曲、遮蔽的较少，所以这些经验比较实用，疗效可靠。瑶医的山歌问答诊内容丰富，正是由于其直接性与实用性突出，因此在瑶族民间瑶医的一些治病经验与治病方法流传相当广泛。尽管瑶族医药的种类繁多，治病经验非常丰富，流传在民间的方药也非常庞大，但是它的理论并不复杂，一方面反应在对药物的有效性的本质探讨不够，但是另外一方面，它却防止了繁杂的理论对学习传播造成的困扰。理论形式简略，可以直接广泛传播瑶药理论。由于瑶族同胞普遍文化素质较低，过去受到歧视，接受教育的机会很少，太复杂的医学理论难以让人接受和传播，所以通过简略的理论形式，有利于瑶族医学的传播和继承。

 ## 第四节 摸诊

一、摸手脉诊

【诊法简介】

手摸诊又称切诊，是医生通过用手触摸、切按病人体表，观察患者的反应，从而推断疾病部位、性质和病情轻重等情况的一种诊断方法。

摸手脉，瑶医根据"心主血脉"，脉与心息息相关，血脉的运行依赖于心，心又与整体有密切关系。所以，从脉诊部位和脉象就能诊察人体气血盈亏，内脏病变等，有时疾病症状还未显露而先有脉象变化。瑶医脉胗对内科、妇科疾病的诊断具有较高的临床价值，同时还可以对某些危重症作预后诊断。他们在临床实践过程中发现女病人下肢腘窝内侧脉小，大部分为子宫闭塞，左右内侧一边脉急，多数为宫颈炎或膀胱湿热。这些正是瑶医百体相寓论的具体运用，瑶医认为人体整体与局部之间存在着相互包容的联系，即一方面整体统帅局部，另一方面局部也反映整体。整体的功能状态，可以在不同程度上表现于每一局部；反之，使每个局部都能体现整体，甚至体现其他的另外一个局部。局部中包含整体，整体由局部组成，人体每一相对独立的部位都是整体的缩影，含有整体的信息。因此瑶医认为通过摸手脉就能了解全身的健康状况。

【摸手脉诊方法及注意事项】

1. 患者准备

患者取坐位或卧位及其他相应适宜体位。

2. 器械准备

无需特殊器械设备，检查者将双手清洗干净即可实施检查。

3. 检查方法

瑶医采用三指布法，即食、中、无名指内摆成略为三角形，相距约一寸，首先以食指端放上部，继而中指放在食指的前部，然后无名指于下部。部位取准后，三指用同样力量，探索脉搏是否正常，如发现某部位脉象反常，即采取单按法，用中、食、无名指在反常脉部位反复寻按，认真探索脉象性质。

4. 注意事项

医者在摸手脉时，注意保持周围环境安静，患者心情平静，以便于诊者体会脉象；摸脉时间不宜过短，以 3 分钟左右为宜。

【摸手脉诊法的主要内容】

瑶医认为人体内百脉发于心，心与人整体有密切关系，从脉诊部位和脉象就可诊察人体气血盈亏，内脏病变等，从而了解全身的健康状况。瑶医盈亏平衡脉诊法的把脉方法是右手握住病人的手腕，拇指放在病人的桡动脉，左手拇指放在自己的桡动脉，以自己的正常脉象为参照对照，从自己脉象的影响来判断病人的脉象，通过自己的盈亏平衡来诊断病人的盈亏平衡，从而来判断两种脉的异同。瑶医盈亏平衡脉诊法认为，正常的脉象应该不急不慢、不大不小、不上不下、从容和缓、节律一致。凡脉诊部位出现急、慢、上、下、大、小者均属病态脉象，各有所主，反映相关脏腑的一定病理状态。①急脉：即脉来急疾，绷紧快速。主热证、痛症，多属体盈。②慢脉：即脉来缓慢，弛缓松懈。主寒证、痛症，多为体亏。③大脉：即脉体宽大，充盈饱满。主实证、热证，多属体盈。④小脉：即脉形细小，松弛软弱。主虚证、寒证，多为体亏。⑤上脉：即脉位较表浅，轻取即得。主表证，多属体盈。下脉：即脉位较深，须重按探寻方得。主里证，多为体亏。脉诊部位不同，其代表的临床意义各异。

二、摸腹诊

【诊法简介】

摸腹部,是通过检查脐部和腹部的血脉跳动情况来诊察疾病的方法。脐是血脉汇集点,全身的病变皆可在脐及脐周血脉上反映出来,因此,检查脐及脐周血脉变化可知病情的轻重、性质和病程的长短。

瑶医手摸诊是通过医生用手触摸切按病人体表,观察患者的反应,以诊断体内的病症。瑶医摸腹诊法,主要是通过检查脐部和腹部的血脉跳动情况来诊断疾病。

【检查方法】

医者位于右侧,面对病人,以右手中指按压脐部,观察脐部血脉跳动的节律、强弱,左手手背或四指依次按压脐部周围相应点,观察血脉的流动情况及其相互关系。

 ## 第五节　试诊

【诊法简介】

试诊又称探诊,即采用试探的方法诊断疾病,以便准确用药。试诊内容包括常见病药试法和验胎法两部分。因其内容较为丰富,故与常见病分别论述。

【试诊方法及注意事项】

1. 患者准备

无论患者清醒与否、均可用试诊法检查。

2. 器械准备

试诊法需借助一些特殊的试探物,才能做出诊断,具体试探物视情况而定。

3. 检查方法

根据患者不同情况的疾病,采取不同的检查方法。

4. 注意事项

对昏迷患者，先给予急救，再寻找病因。

【试诊的主要内容】

1. 药试法

（1）验腹痛寒热：可用老姜汁少许滴入患者目内眦，不觉辛辣而反感舒适者，为寒性腹痛。

（2）验蛇毒：被蛇咬伤的人，疑其蛇乃毒蛇，可令患者服旱烟筒油，没有感到气味臭及辣者，是被毒蛇咬伤的征候。

（3）验犬毒：被狂犬咬伤的人，疑其受毒，亦可以生黄豆予被咬人嚼服，觉有甘味者，提示有受毒的可能，否则感觉腥味。或者处以下瘀血汤（大黄、桃仁、地鳖虫、蜂蜜，酒煎），服药后，大便下物如猪肝鱼脑之色者，提示有受毒的可能。

（4）验暑：炎暑季节，如发热、畏冷、全身酸楚，或头晕痛、畏光等，要辨其是否中暑，可用大蒜一、二瓣，置患者口中咀嚼，如感觉没有蒜味而有甜味者，即为中暑。

（5）验虫：虫痛之症，得食则痛减，无食则痛增。以酸梅汤一盏试之，饮下而痛即止者，乃虫痛；饮下而痛增重或减少者，非虫痛也。

（6）外感病饮野芋头水，嘴巴不麻者为痧气；喝鲜南蛇勒苗汁不苦者为实热，嚼生黄豆不感到腥味者多为毒疮之症。

（7）验伤：患者跌打内伤不省人事，既无伤痕又无人知晓，用酸橙叶捣烂外擦全身后，可使受损部位显现瘀斑，便于治疗。

（8）验痧：由于痧症的主要症状不多，临床上诊断并不困难，只要具备有上述主要症状之一者，即可考虑患了痧症；如具备有两项以上者，便可确诊为痧症。但是，痧症很容易和其他外感疾病的表现相混淆，故此，当其主要症状不明显时，或合并患有其他疾病时，也会造成诊断困难，这时可采用下列方法进行试验性诊断。

①生芋头擦手心法：用去皮的生芋头擦患者的手掌心，有痧症者无瘙痒、热辣感。

②嚼生芋头法：给患者嚼服生芋头，如有痧症患者无舌涩、喉而难咽的感觉。

③嚼生黄豆法：让患者嚼生黄豆，如属患痧症则无腥味而难咽的感觉。

④嚼生蓝靛叶法：痧症患者嚼服生蓝靛叶反感觉有甜味。

⑤尝烟油水法：取旱烟筒管中的烟油给患者服之，如将属痧症者，无苦辣味的感觉。

⑥搓毛法：即用蓝靛叶和黄土捣烂，搓成团；或将荞麦粉（或糯米粉）和鸡蛋黄调匀，搓成面团，如鸡蛋大小，取之在患者的胸腹或腰背部反复辗滚至药团发热，然后将药团掰开，如药团内发现有如毛发样的绒毛（严重者，绒毛可呈黄色或黄褐色，且毛端有分叉的现象），即可诊为羊毛痧。

⑦刮法：用屈曲的食指侧面，在患者的胸壁上，从上而下用力顺刮，如皮肤出现跑马状隆起者为标蛇痧；呈蚂蟥状突起者为蚂蟥痧。用刮疗法在患者肘窝、腋窝、胸背部刮之，如皮下出现红色或紫红色斑点者为斑痧。

第四章

瑶医治法

　　由于瑶医关于疾病治疗的经验传播多为口传心授、代代相传，以至于它的医治方法具有较为朴素、浓厚的民族特色。在明清时期，就有关于瑶医行医的记载，并且，其医治效果得到了肯定，《曲江县志》卷三曰："瑶人，负药入城，医治颇效。"清·张葆连《新宁县志》云："间负都笼于附近想春乡村小市间卖药，治风疠等病多验。"清·包汝辑《南中纪闻》中云："瑶人善识草药，取以疗人疾，辄效。"《岭南表记记蛮》曰："蛮人以草药医治跌打损伤及痈疽、疮毒、外科，一切杂症，每有奇效。"时至今日，仅广西金秀、荔浦地区仍有数百名瑶医在全国各城镇摆摊售药或挂牌开诊行医，他们利用瑶山特产的药材或祖传的良方、医技为各族患者解除病痛。瑶医用药安全无副作用，治疗方法简便多样，归纳总结有 30 多种，例如常用的有：内服、外洗、气熏、火灸、针刺、刷刺、冷水麻开刀、拔火罐、挟痧、推拿、敷药、贴药等。瑶医在临床上的治疗、应用丰富而广泛，在此将其分为内治法的应用和外治法的应用。

第一节 瑶医治法的基本理论

一、瑶医治法的主要指导理论

盈亏平衡论：盈则满，满则溢，溢则病；亏则虚，虚则损，损则病。盈亏不仅包括虚实，而且也对人体的寒热、表里等不同的病理表现作出了解释，而瑶医的整个治疗理念就是使机体达到盈亏平衡的状态。其主要治疗方法是根据机体不平衡之所在，采用各种药物或非药物的治疗方法，调整或促使机体与周围环境及机体各脏腑之间盈亏达到平衡，从而使病体恢复正常。瑶医的外治法，主要是通过调整虚实寒热表里来进行的。如瑶医的庞桶药浴、熨法、杜闷倒，可以祛除寒气；刮痧疗法，主要是为了解表；而灸法则是在温热去寒湿的同时，对身体起到一定的补益作用，以期达到盈亏平衡。

气一万化论：气在瑶医看来是最基本的物质。气的功能正常主要是上中下三部相互协调，融会贯通的结果，它维持了人体脏器、四肢、九窍、肌肉、筋骨的正常生理活动。气滞或气虚都会给人体带来损害，而外治法的应用体现在调理气机方面，行气、理气或降气。如气停滞于肌肉关节出现的"松节病"（瑶名），可采用瑶医外治法中的针刺、熏浴熨等行气、理气的方法保持气机的通畅，以达到通而痛止的目的。

三元和谐论：天、人、地三元的和谐，在外治法的应用上主要是依据天地之气的变化而适时地调整治疗的手段。例如，在暑气较甚的夏天，人们往往会因湿热而生病，纵有一些外感恶寒的症状，也切不可以为乃因寒而生，此时便不主张用熨烫、药浴或烧灸的方法，恐汗蒸耗伤阴液，而应该以刮痧或针刺的方法治疗。

鼻关总窍论：在瑶医看来，无论是天地之气或者外邪，皆可通过鼻子而吸入人体，进而运行于周身。鼻若患病，就很容易把天地间的邪气吸入到人体中去，由肺到肝，经过血液运行到全身各处，最终停留于薄弱的脏器处，日积月累，病气盈而溢，进而发病。根据这一机理，瑶医在临床实践中发展鼻吸、鼻嗅、塞鼻、取嚏、烟熏等鼻药疗法，即让药力通过鼻子，以气的形式运行于周身，进而达到治疗疾病的目的。这一外治法不失为瑶医的特色疗法之一。

诸病入脉论： 瑶医学认为筋脉遍布周身，不但可以运行"气"和其他精微物质，而且能联系各个器官。同样，在亏虚的时候，疾病的发生也是经由全身的经脉播散、传变导致的。对于筋脉之病，常常会在身体的某一点上（患处），有明显的压痛或硬结，或有色泽的变化等，而在瑶医的外治法中，多以针刺、刮痧、梳乳或熨烫的方法治疗，进而疏通脉道筋节，达到祛邪直通的目的。

二、瑶医治疗的基本原则

治疗原则就是治疗疾病所必须遵循的基本原则，又称治则。它是在整体观念和瑶医理论指导下制定的治疗疾病的准绳，不仅对临床立法、处方、用药等具有普遍的指导意义，而且也是预防和养生都必须遵循的原则。治疗方法则是在治则指导下制定的具体方法，又称治法。在这个治疗原则指导下，根据病情的不同，可以在专病专方的基础上，配合运用解毒、祛风、消瘀、除蛊、补气、养血等方法，这就是打盈、风亏的具体治法。

（一）祛因为要

祛因为要，就是在治疗疾病时，必须针对病名病类，寻找引起疾病的根本原因，然后运用药物或其他手段，祛除致病因素或致病物质，使邪去正安。其前提是审病求因，其目的是祛除病因。

瑶医认为，疾病的产生是因为病邪积聚于体内，所以治病的办法就是将邪气祛除。病不是人体本身就存在的物质，生病的原因有两个，一是自外而入，一是由内而生，所以人体要恢复盈亏平衡的状态，必须将积聚于体内的邪气祛除出外。病邪出于人体的途径有三，即从汗孔、从鼻窍、从下窍而出。

祛除病因的常用方法包括取嚏、药物灸、蒸、熏、熨、针刺、放血、刮癌、梳乳、药浴等等。任何疾病的发生和发展总是通过若干症状、体征显示出来的。治疗疾病，应对病人的各种症状、体征进行分析和归纳，根据得病的病因，考虑人体的体质，确定疾病的病位，区别不同的病理特性，而后施治。症状、体征是瑶医辨病的基本指针和因素，瑶医在对这些具体症状、体征进行分析的同时，找出根本原因，确定病名，并用专方治疗。瑶医学所认识的病因，包括存在于自然界和人体的致病原因，如痧、瘴、蛊、毒、风、痨、瘀、寒、热等等。

（二）风亏盈打

瑶医盈亏平衡理论，揭示了机体是一个统一的整体，它认为人体要保持健康的生理状态，机体内外环境的盈亏平衡是关键，不但要求机体自身各脏腑之间的相互平衡，亦要求机体与周围环境之间的相互平衡。一旦这个平衡被破坏，机体的健康也就不可能得以保持。根据这一理论，瑶医治病的目的就是通过各种药物及非药物疗法促使机体与周围环境及机体内部各脏腑之间恢复盈亏平衡状态。

瑶医将药物分为风药及打药两大类，对于盈证的治疗，以打药为主；治疗亏证，则以风药为主。临床具体运用时还根据不同脏腑的盈亏，选用不同的打药及风药，有时是风打两类合理配伍，使药力更专更宏。瑶药最常用的"五虎"、"九牛"、"十八钻"、"七十二风"归结起来也分风打两类，瑶医用药的原则是盈则消，治疗盈证以打药为主（瑶医把药物分为风药和打药两大类）；亏则补，治疗亏证以风药为主。风、打两类药物合理配伍，使机体达到与周围环境及机体脏腑之间的盈亏平衡状态，这样就能去除疾病，病体痊愈。"五虎"在功用方面大多是打药，"九牛"在功能上有养血固肾益精，舒筋活络的功效，多属风药。"十八钻"的用途主要是通达经脉，透利关节，对瘀阻、湿滞的患者较为适宜。七十二风用途极广，包括有寒热、温平、降泻、扶补，在临床配伍均有独到疗效，属风、打药。

（三）治求专方

治求专方是在识别疾病的基础上，按照所辨疾病的不同而施以相对固定不变的主方进行诊治。瑶医审病着眼于疾病变化的基本规律，在治疗上注重寻找每个病的主方，即一疾病一主方，专病专方，使之更好地趋近疾病的本质。

治求专方是对瑶医医疗实践中客观规律的高度概括和总结，是对瑶医临病经验的升华。治求专方经过了长期的实践检验，反映了其普遍性的规律。同辨证论治相比，辨病论治、审病求治、治求专方的优势表现在：首先，有助于提高临床疗效，以久经考验、行之有效的专方来治疗疾病，可以减少在临床工作中的盲目性，保证了疗效；其次，也有助于提高医生的技术水平，避免了一些人"胸无定见""以人试药"、"以药试病"现象的发生。

（四）恶病不补

所谓"恶病"，指的是病情重、发展快、难治疗、预后不良的一类疾病。如各种恶性肿瘤和红斑狼疮就属于"恶病"范畴。恶病之所以为恶病，重要原因之一就在于毒重邪深，危害人体迅烈，且不易祛除。因此欲治恶病，必以猛药方可奏效。而恶病不论正气强弱均以毒邪深陷久恋为主，治疗自始至终亦应以祛毒除邪为重，且不可执迷于"正气存内、邪不可干"，"正胜自能祛邪"之论，而滥施补药，贻误病情。恶病之虚不似常病之虚，常病之虚无邪盛之实，理虚扶正自可收效，而恶病之虚多伴实邪，补之不仅无益，反而有害。

（五）捉母擒子

瑶医的"捉母擒子"治疗原则，实际上就是抓主要矛盾，画龙点睛之法。由于疾病在发生、发展、转变的过程中，不可避免会出现主要病症与次要病症。在临床治疗时，应先抓主症。主症是指决定全局而占主导地位的症候；次要症状主要包括兼症、变症、夹杂症；兼症指附于主症的兼见之症；变症指医生误治之后，使原来的主症变成别的症状；夹杂症则是因人的体质不同，感邪虽一，但发病则异，或是先有宿疾，后感新病，导致老病与新病、标病与本病、表病与里病交叉出现的情况。临床上可出现由一种主病引起其他继发性疾病，或是主病与继发性疾病同时并存等情况，其临床症状复杂，表现形式多样，既有原发性疾病又有继发性疾病，甚至有时继发性疾病的症状比原发性疾病的症状更典型、更突出、更严重。因此在临床上处理这种复杂情况时，瑶医就明确提出"捉母擒子"的治疗原则，即抓住主病（母）不放，以治疗原发性疾病为主，兼顾继发性疾病（子）。主症是纲，治疗主症则纲举目张，附属于主症的兼症、变症、夹杂症等，也就自然而然迎刃而解。

三、瑶医治疗总法

（一）解毒除蛊法

瑶医治疗毒证，重在解毒、排毒，即使用各种解毒药，化解、中和、排泄体内毒素。瑶医对毒有相当深刻的认识。毒在临床上主要表现为具体的中毒，如蛇毒、药毒、虫毒、食物中毒等，以及由痧毒、瘴毒、湿毒、风毒、蛊毒等毒邪引起的以溃烂、红肿、热痛、肿瘤、疮疔、黄疸 等为主要表现，机体器官受到损害，功能障碍较为严重的一类疾病。而"解毒"则是通过药物的解毒，和外治的排毒来达到治疗目的的各种方法，在临床运用上，有如下两大方面：

一是具体的"毒药"及 "解毒药" 的运用。二就是 "解毒" 作为瑶医重要的治疗方法，在指导临床各科疾病的治疗中起着重要的作用。在临床上，瑶医针对邪毒起因及其种类和性质的不同，选择不同的解毒药及解毒方法，使毒邪被化解而排出，在外采用药敷、薰洗、刺血、刮痧、拔罐等，散发人体正气，阻断邪毒内侵之路而达到"排毒"的目的。除蛊法实为一种心理暗示疗法。

（二）启关透窍法

瑶医认为人体五官九窍应以畅通为用，如病邪阻塞官窍，则可致多种病症。外治法的治疗，主要是通利窍道，给病邪以出路，使积聚于体内的病邪得以祛除。此法在外治法的运用中，主要以疏泄孔窍、祛风化湿的方式来解除在身体肌表的邪气。例如，对于产后感受风寒的患者，瑶医多以药浴的方式将寒湿之气从汗孔透出；以药推的方法治疗小儿干病，或眩晕等，以达到疏通经络，清利头窍的目的。

启，开启；关，关隘；透，透达；窍，孔窍，泛指身体与外界相通的器官及管腔，即五官九窍，包括体表的毛窍、上部的上窍、下部的前后二窍。启关透窍，即通过疏泄孔窍、透邪外出，以解除在身体肌表之邪；或运用清新芳香、辛散走窜、祛风化湿、行气化瘀的药物以治疗疾病的方法。

（三）穿经走脉法

穿经走脉法主要针对病邪凝滞于筋脉，使得筋脉不通而出现疼痛的疾病。瑶医外治法中，多以针刺、推刮、熏浴熨、灌药等手段宣通气血、消除凝滞，以达到疏通筋脉、活络的效果。其治疗疾病的根本就是调理筋脉，增强筋脉对各种生理、病理物质的运行与推动作用，以开闭、掘塞、疏通筋脉，从而治愈疾病。治疗手段包括瑶医药物灸法、瑶医梳乳法、瑶医刮痧法、瑶医挟药推刮疗法、放血疗法等。

（四）泻热逐邪法

瑶医外治法治疗里热证，多以攻法为主，或刮之，或钳之，或捶之，或拍之，或烧之，或放血，或浴之，或熏之，或辗之，或熨之，或服药，或外洗，等等。均以泻法为主，以达到保阴、止渴、除烦、止血的作用。而对于体虚热盛者，待病邪退净后方可言补。泻热逐邪法指用寒凉性质的药物来治疗邪热在里的方法，具有清热、透热、解毒、凉血等作用，并通过祛除邪热而起到保阴、止渴、除烦、止血的作用。瑶医在治疗痧病、瘴病时，充分运用了泻热逐邪法。

（五）添火逼寒法

对于外侵之寒、内生之寒、湿痰、瘀血阻滞筋脉等情况，瑶医外治法的治疗原则主要以温通为主，主要包括灸法、熏浴熨法、灌法等。可用温热药适当配伍辛散药来进行熏浴熨，或以灸法治之，寒气重者，可予温药进行药物灸，使得寒气得以外达，气血得以通畅。添，增添；逼，逼迫。是一种通过使用温热药而治疗外侵之寒、内生之寒、湿痰、阻滞筋脉之瘀血的方法。

瑶族先民居住环境恶劣，地处深山老林，海拔高，气候寒冷潮湿。在长期生活中他们观察到，人们在感觉到寒冷的时候，近火取暖可缓解寒象，或人们在感受寒凉之后，有恶寒的感觉，吃一些辛辣的东西，也可使全身温暖而使寒象解除。再如，人们食入寒凉之品，可引起腹痛或泄泻，吃一些辛辣的东西，也可取得效果。因此，他们认为火能胜寒、热能胜寒，推至一切寒证，皆适于使用温热药。

需要注意的是，温热药的使用不可太过，太过可耗伤体液，出现燥热之象。另外，温热药应适时而用，一般而论，盛夏暑热之时，温热药宜轻用；隆冬严寒之际，温热药应重用。

（六）补气益元法

补气益元法主要用于正气虚损者。补法作用缓和，能够增强体质，提高抗病能力，用之得当，可以振衰起废。瑶医外治法对于补法的运用以灸法为主，从而达到温补的目的。补气益元法是针对机体正气虚损而拟定的治疗方法。适用于脏器功能衰退、

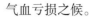

气血亏损之候。

使用补法，应注意身体的盈亏平衡状态，邪气盈盛而用补益法，可助邪；正气亏虚而用补益法，又恐不耐补益，补而壅滞。也应注意不可滥用补法，补法作用缓和，能够增强体质，提高抗病能力，用之得当，可以振衰起废，用之不当，不仅无益，反而有害。如果身体不虚，误补反生他变，不可不慎。

（七）祛风散邪法

对于风邪致病者，瑶医外治法多以针刺法、灸法、熏浴熨法、灌法进行，以祛除停留在肌表、经络、肌肉、关节等处的外风，达到发汗解表、疏风散邪、驱风解痉的目的。临床常用于感冒、风湿性关节炎、类风湿性关节炎等病症。

通过祛除停留在肌表、经络、肌肉、关节等处的外感风邪而治疗疾病的方法。常用于感冒、风湿性关节炎、类风湿性关节炎等病。瑶医在长期的医疗实践中，尤善用风药。有"七十二风"之说。风邪上犯头面则头痛，或口眼歪斜；从外侵犯皮毛，则恶风发热，或为风疹；入侵手足经络、肌肉筋脉，则手足痹痛，伸屈不利；风邪入侵脏腑，或为泄泻，或为燥结，或为气血郁结等。

（八）导滞开结法

滞，指郁滞、壅滞；结，指结块。导滞开结法，是针对结滞于里的有形之物，或排除于外，或消融于内的一种治疗方法。

机体通过筋脉连结五脏六腑、四肢百骸、五官九窍等各个组织器官，组成一个有机整体。它们都是通过运动变化来完成各自的生理功能。为了保持正常的生理功能，脏器都要保持通畅，脏器不通，就会形成疾病。使用导滞开结法首先要注意病势，本法以祛除体内有形之邪为目的，但其发病有缓急之分，若病邪结滞于胃肠，闭而不通，情势急骤，则应使用力宏效著之品直接推荡胃肠结滞从大便而出；若病邪停滞于体内，病势较缓，则应使用平和之品使之渐消缓散而不伤人体元气。其次要注意病位，如不分部位，妄加用药，则有病之处未见其益，而无病之处反受其害，病未去而元气先损。最后，要注意病因，无论结块、痰湿、水肿、瘀血、食积等都有多种原因，若不论病因，一味施以对症之品、治标之药，则往往不能中病。

（九）涩滑固脱法

涩滑固脱法就是使用固涩收敛的药物以防止体内精微物质过度丢失、防止机体功能过度耗散的治疗方法。涩，止涩、收敛。汗出不止，则收涩固涩以止汗；久泻久痢，则涩肠以止泻。固，坚固、牢固、巩固、固摄之意。久嗽不止，则固其肺；久遗不止，则固其肾；小便不禁，固其膀胱；大便不止，则固其肠；汗泄不止，固其皮毛。脱即散而不收，包括气脱、血脱、精脱、神脱。滑固脱法临床上主要包括敛汗、涩肠、缩尿、固精、止血等法。需注意的是，涩滑固脱法适应之症，多属亏症、病久者；凡盈症、急病、暴病，决不可用。临床应用本法时，仍须辨别疾病之病因、病位、病性之不同，多种方法相互配合使用，方为妥当。凡盈亏间夹或外邪未尽之时，不宜单独使用本法，当标本兼顾，以防滞邪、碍邪外出。

（十）兼多应杂法

兼多应杂法，即治疗病理错综复杂的疾病或不同的疾病同时发生时，需要运用两种以上治法的联合应用。因为疾病在发展过程中病理环节交错，病症兼夹，许多病理因素并生共存而又因果相连；或同一患者可有两种以上并无内在联系的疾病，呈现出各自突出的病症。因此，在治疗时应诸多方法联合使用，方能奏效。通过不同治法的组合，多管齐下，常能起到保证重点、统筹兼顾的作用。某些症状在整个症候群中虽非主要方面，却能反映关键性病理，只有抓住决定疾病发生、发展的关键性病理来立法用药，才能有的放矢，迎刃而解。

四、养生与预防

瑶医药学不仅广泛流传于民间民族医生中，还大量存在于民族风俗习惯之中，使之自成体系。在历史上，瑶医药学高度重视疾病预防与养生保健，在防病治病、妇幼保健及环境保护等方面都作出了卓越的贡献，具有鲜明的民族特色。

（一）养生保健

瑶族自古就流传着许多神秘的古老养生方法，3000多年前，瑶族先民早在秦汉时期就集中居住于湘江、资江流域的中下游和洞庭湖沿岸的广大区域，南北朝时期又扩大了分布区域，"东连寿春，西通上洛，北接汝疑"。唐末宋初，因民族压迫加剧和天灾人祸等原因才开始向南、西南方向迁徙，最终集中在位于广西中部偏北的桂中地区。他们以深山老林为居，以毒蛇猛兽为邻，山岗雾露、盘郁结聚、风寒湿热，不易疏泄，百病丛生。在这种恶劣的自然生存条件下，加之迁徙性的劳作生活方式，瑶族人民为了本民族的生息繁衍、发展壮大，更加注重对疾病的预防和对身体的养护，逐渐形成了具有民族特色的养生保健意识。

1.摄生防病

（1）顺时调养

瑶族先民很早就注意根据季节气候的变化来调整自身的精神、饮食和起居，以防病、养生。瑶医认为人的作息时间应顺应"天人相应"的自然养生观，应该符合自然环境的变化规律。春季是一年的开端，既是自然界阳气开始升发的时令，也同样是一年养生的开始。人体会顺应自然向上向外，疏发人体的阳气，所以春季养生的一个重点就是要注意保护体内的阳气，避免过度地损耗阳气或者阻碍阳气的运行。夏季应当早起，因为夏天是人在一年中气血相对活跃的时候，身体需要在这个时段内充分舒展，所以可以适当的配合锻炼，以便更有效地促进人体机能的运转。在夏季的充分舒展之后，秋季开始进入一个生理功能相对放缓的周期，需要保持睡眠的充足，收神、"蓄阴"以顺应"阴精收藏"和收敛神气的养生法则，这样有助于阴精内蓄，为之后冬季的"冬藏"储备必要的生命能量，以维持人体的阴阳调和。最后，冬天适合早睡晚起，顺应人体养阴藏神的需要，以养精蓄锐，以免扰动阳气，损耗阴精。为来年的生长、"春发"做准备。这样，一年四季周而复始。

（2）饮食调养

瑶族人民很注意药食同用，经常制作一些含有保健、防病、治病草药的食物来预防疾病。春季，宜食清淡可口之品，忌油腻生冷之物；夏季，在饮食上宜食清淡爽口之品，忌油腻、生冷苦寒的食物，适当选取有酸味、辣味的食物，以增强食欲；秋季，尽量少食辛辣之品，亦少食寒凉食品，要适当多吃些温性食品；冬季，在饮食上可以吃些温热性食物，切忌粘、硬、生冷食物。

2. 药物调养

瑶族人民非常善于利用居住环境周围丰富的药物资源来防病治病，如五月端午节这一天用大风艾、小占、五加皮、红杜仲、穿破石、走马胎、宽筋藤、当归藤、钩藤、五指毛桃根、大血藤等中草药煎汤熏洗全身，可舒筋活络、除湿祛痹痛。此外还用菖蒲、艾叶、八角枫、地风藤等煎水洗澡预防生疮害病。

3. 运动调养

瑶族有唱山歌的习俗，在唱山歌的同时，还会跳简单欢快的舞蹈，不仅能娱乐，还能锻炼了身体。

（二）疾病预防

瑶族是一个具有丰富养生知识的民族，他们自觉地把风俗习惯与医药卫生知识相结合。瑶族的村规民约对保护环境、预防疾病起到了很大作用。如《瑶家河规》中规定：不能乱倒杂物污染河水。瑶族的"石碑"中，也有关于不得乱放药物毒鱼的规定，说明了瑶族先民在与疾病的斗争中，很早就认识到疾病能够传染，用隔离或消灭传染源的方法，可以制止传染病的流行。

1. 未病先防

未病先防，就是在疾病未发生之前，通过采取各种措施以防止疾病的发生。瑶族是一个古老而神秘的民族，百岁老人数量多。他们目光有神、生活健康。瑶民对伤风感冒、全身不适等病，会采用"百草"泡浴的方法，在"庞桶"里泡洗后即会感到浑身舒爽，疾病尽除。现代医学认为这种方法就是起到了未病先防的作用。瑶医认为，人之所以会发病，除了风、气、虫、毒、饮食和外伤，还与体内的五脏六腑、气血有着密切的联系。如果族民们家中的猪、牛病了，他们认为也无须打针吃药，放到山上吃些百草就会好。未病先防包括先天预防和后天预防两方面。

2. 既病防变

瑶医强调对疾病的治疗要及时、准确，否则易"转证候"。他们认为大多数"证"的病情都比较轻浅，只要治疗及时得当，预后都较好，若失治或误治，多会转化为"经"类疾病而出现高热、抽搐、昏迷等凶险症状。这类疾病的病情重，预后差，即使病愈也大多会留下后遗症。

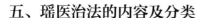

五、瑶医治法的内容及分类

（一）针刺类

瑶医针刺类疗法主要包括瑶医竹筒梅花针法、瑶医火针疗法、瑶医刺血疗法及瑶医杉刺疗法等。

（二）灸法类

瑶医灸法类疗法主要包括瑶医杜闷倒、瑶医药物点烧灸法等。

（三）刮推类

瑶医刮推类疗法主要包括瑶医刮痧疗法、瑶医药推疗法、瑶医梳乳疗法、瑶医滚蛋疗法等。

（四）罐法类

瑶医罐法类疗法主要包括瑶医发泡药罐疗法等。

（五）熏浴熨法类

瑶医熏浴熨类疗法主要包括瑶族庞桶药浴、瑶医熏蒸疗法、瑶医熨法等。

（六）瑶医芳香疗法类

瑶医芳香疗法类主要包括瑶医佩药疗法、瑶医药枕法、瑶医药被法、瑶医药榻法、瑶医药垫法、瑶医药冠法、瑶医药巾法、瑶医药衣法等。

（七）瑶医外敷给药类

瑶医外敷药类疗法主要包括瑶医鼻药疗法、瑶医脐药疗法、瑶医握药疗法等。

（八）瑶医其他疗法

瑶医其他疗法主要有瑶医鲜生含服法、瑶医磨药疗法、瑶医食疗法、瑶医心理暗示疗法等。

第二节　针刺法

一、火针疗法

【概念】

火针疗法是将特定的火源基质点燃，然后将用烧红的针迅速刺入人体一定穴位或部位以治疗疾病的一种方法。此针法和针灸、放血类似，是用一种特殊的针具，将火的热力直达病所，对于虚寒痹症等患者治之尤宜。

【疗法特点】

竹筒梅花针的使用方法简单，使用的过程中也很安全。

【作用原理】

直达肌肤下，将火的热力直达病所，对于虚寒痹症的患者治之尤宜。

【治疗功效】

具有温经通络、通络止痛、散结消肿、消炎退热、祛风止痒的功效。

【所需材料、药物、工具】

1.针具：一般选取细钢条（约8厘米长），一端做一小型的圆形针柄，钢丝条中部再弯一圆圈作持针柄，将另端磨尖成针，再取棉花于针尖，包缠成米粒大的针头。

2.火针的种类：火针的火源基质有桐油、硫磺、酒精，故火针分桐油火针、硫磺火针、酒精火针三种。

桐油火针及酒精火针的火源基质均为纯净的桐油及75%的酒精。硫磺火针的火源基质是取硫磺细粉经熔化后，将条状的硫磺作为针刺的火源物质，其方法是取硫磺细粉适量，于洁净铁锅内，文火熔化，待熔化后离火（此时，有加入冰片细粉或麝香适量的），趁热用小勺舀水入鲜竹筒内（在制作前需备较细的鲜竹筒数个）稍冷，待凝固后放入清水中冷浸3～5小时，取出，划破竹筒，取出硫磺条。如配制时加入麝香的称"麝磺针"。适用于各种需用火针疗法的火源物质。

【操作方法】

1. 桐油火针、酒精火针分别于桐油或酒精中浸渍，粘敷桐油或酒精，使用时用火点燃，待针尖稍红时，甩两下，去油滴，再行针刺，防止燃烧的油滴烫伤皮肤。

2. 硫磺火针（麝磺火针）使用时，用火将硫磺条点燃，再将针尖于硫磺火焰处粘取带火的硫磺液，待烧红后用手甩数下，去掉饱和的硫磺液，迅速针刺患处。

【适应症】

长针深刺，治疗瘰疬、橡皮腿、痈疽肿痛；短汁浅刺，治疗风湿痛、肌肤冷麻、皮肤痒疹、痒痛及疥癣。

【禁忌症及慎用症】

高热、抽搐、痉挛、皮肤过敏或溃疡破损处、高血压、心脏病、恶性肿瘤孕妇及患有出血性疾病者禁止使用。

火热证候和局部红肿者不宜用。

【术后调理】

针刺（深刺）完毕，在针刺点处涂碘酒消毒，以防感染。

【注意事项】

1. 针刺头部应以物护住头发，以防针刺时烧烫头发。

2. 皮肤较嫩的部位也需用相应物（一般为青布和青菜叶）覆盖，防止烧烫皮肤。

3. 医者在使用时，应视患者的体质强弱和病患部位，掌握针刺的力度，防止刺伤血管；凡刺头部、背部及关节处均应浅刺激。

4. 施行火针后，针孔要用消毒纱布包敷，以防感染。

5. 使用火针时，必须细心慎重，动作敏捷、准确，避开血管、肌腱、神经干及内脏器官，以防损伤。

6. 火针必须把针烧红，速刺速起，不能停留，深浅适度。

7. 用本法治疗前，要做好患者思想工作，解除思想顾虑，消除紧张心理，取得患者配合，然后方可进行治疗。

【临床应用举例】

1. 肢体关节冷痛，肌肤麻木之痹痛

取桐油火针或酒精火针，针刺病患处，每日1次，7日为一疗程。

2. 寒性头痛

先取黑布一块用水湿润，盖住头发，用硫磺针或麝磺针针刺头痛处，并适当针刺百会、风池、太阳等穴，每日1次。

3. 咳嗽气喘

患者因感受风寒而致的咳嗽气喘，用桐油火针，酒精火针或硫磺火针均可，针刺患者肺俞穴，每日1次。

4. 腰痛

因寒而致，腰部如生水中冷痛。取桐油或酒精火针，针刺腰部，并点刺肾俞穴，沿脊两侧刺至尾骶骨，每日2次。

5. 痈疽肿痛

痈疽及各种无名肿毒，在初起时，取硫磺火针或麝磺火针，针刺痈肿处，针刺时，手法应较缓、较深，针刺后以皮肤微见血为好。每日1次。

6. 皮肤痒疹，痒痛及疥癣

取硫磺火针或麝磺火针，针刺痒疹处治疗疥疮癣，针刺时手法应较深，以针后稍见血为度。

二、烧针疗法

【概念】

烧针疗法是将针直接用火烧红，快速刺入穴内，以治疗疾病的一种方法。本法与火针疗法相比，没有使用特定的火源基质。

【疗法特点】

安全、简便、价廉、验捷。

【作用原理】

可以直达肌肤下，使火的热力直达病所，对于虚寒痹症的患者治之尤宜。

【治疗功效】

具有温经通络、通络止痛、散结消肿、祛风止痒的功效。

【所需材料、药物、工具等】

针具及种类：一般选取细钢条（约 8 厘米长），一端做一小型的圆形针柄，钢丝条中部再弯一圆圈作持针柄，将另一端磨尖成针，再取棉花于针尖，包缠成米粒大的针头。

【操作方法】

1.针刺部位选择：根据疾病辨证选穴，与毫针规律基本相同，或直接选取病患点（如疣等）。选好后，用碘酒、酒精对局部穴位严格消毒。

2.烧针：火针的烧制，一般用酒精灯为宜。使用前，务必将针烧红。《针灸大成》说："灯上烧，令通红，用方有功。若不红，反损于人。"

3.针刺深度：针刺前，左手固定患部，右手持烧红的针具迅速刺入穴位，然后立即拔出，深度应根据患者的病情、体质、部位而定，一般不深。如腰腹、四肢肌肉厚处可稍深，达 2～5 分，胸背部则宜稍浅，为 1～2 分。

4.针刺间隔：视具体病患而定。

【适应症】

关节痹痛、腱鞘囊肿、带状疱疹、红丝疔（急性淋巴管炎）、蜘蛛痣（蜘蛛状血管瘤）等具有温经通络、通络止痛、散结消肿、祛风止痒的功效。

【禁忌症及慎用症】

高热、抽搐、痉挛、皮肤过敏或溃疡破损处、高血压、心脏病、恶性肿瘤、孕妇、年老体弱者及患有出血性疾病者禁用。

【术后调理】

针刺（深刺）完毕，在针刺处涂碘酒消毒，以防感染。

【注意事项】

1.术前向患者做好解释工作，消除患者恐惧心理，取得密切配合。

2. 术前要对针具及局部皮肤严格消毒，以防感染。

3. 进出针宜迅速、准确，深度适中。

4. 注意避开血管及主要神经分布区。

5. 注意保持针孔的清洁，切勿搔抓。

6. 针孔的处理：浅刺 1～3 分者可不作特殊处理。若深刺 4～5 分者，针后应当以消毒纱布敷贴，用胶布固定 1～2 天。

【临床应用举例】

1. 关节痹痛

根据病情，采取关节局部及其邻近穴位治疗。

针挑疗法

（1）部位选择：患侧反应穴。

（2）操作手法：慢挑，深挑，点挑，挑净纤维，使微出血。如果病情较轻，可用轻挑，浅挑，疾挑，跃挑，不必挑出纤维。

取穴

肩关节：肩髎臂臑

肘关节：曲池 手三里 手五里

腕关节：外关 阳溪 腕骨 梁丘 解溪 商丘 照海 昆仑 太溪

穴位名解见附目录

2. 腱鞘囊肿

可用烧红的三棱针，在囊肿的最高点快速进针，随即出针。然后施术者用两手拇指、食指在针眼周围挤压，把囊腔内容物全部挤出，直到见血为止。随后用酒精棉球湿敷针眼处，用伤湿止痛膏固定绷紧。

3. 带状疱疹

在带状疱疹区域周围火针点刺，限制皮肤扩散。每隔 3 日火针 1 次，深度为 1～3 毫米，一般患者连针 1～3 次。

4. 红丝疗（急性淋巴管炎）

将烧针自疗疮顶端刺入，深度约 0.3～0.5 毫米。一般原发病灶处，一次 3～5

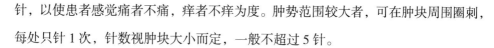

针，以使患者感觉痛者不痛，痒者不痒为度。肿势范围较大者，可在肿块周围圈刺，每处只针 1 次，针数视肿块大小而定，一般不超过 5 针。

5. 蜘蛛痣（蜘蛛状血管瘤）

局部消毒后根据瘤体膨胀部位大小，选用适宜的针。在酒精上烧红针尖，立即垂直刺入瘤体中心凸出部位约 0.1 ～ 0.2 厘米，随即拔针。这时瘤体的全部或绝大部分向周围辐射的分支即随之消失。注意，烧红的针在刺入部位的时候，要快而迅速，速刺速启，如不迅速，则在针刺的伤口处会出现感染。糖尿病患者尤其要注意，如不小心，会出现局部坏死现象。

三、杉刺疗法

【概念】

杉刺疗法的主要工具是杉树分枝上的叶刺。用时可取新鲜杉树一小侧枝，视病变部位的大小来选取杉树枝的长短。如病变在四肢或躯干，杉树枝可选取长枝；如病变在头面部，则选取短枝，以便准确地刺在应刺的部位。

现广西金秀瑶族仍沿用这一古老的针刺疗法，究其原因，是有其社会历史根源的。由于历史上种种原因，各种生产、生活用具不便携带，很多用具都是就地取材，杉刺不但轻巧、锋利，且来源丰富，随用随取。由于金秀是瑶族聚居点，交通不便，受外族文化影响较少。直至 20 世纪初叶的金秀瑶区，不论从社会组织、生产、生活的风俗习惯，都还可以看到原始社会的痕迹。杉刺疗法作为一种古老的医疗技法，在这种环境中才有条件保存下来，沿用至今。

【疗法特点】

安全、简便、价廉、验捷。

【作用原理】

迅速刺入穴位，以通筋脉、调气血，使机体功能恢复。

【治疗功效】

祛风，清热，疏通经络。

【所需材料、药物、工具等】

鲜杉树分枝上的叶刺。

【操作方法】

1. 部位选择

颈部、肩部、胸背部、腰背部、四肢等部位依病情选择。

2. 刺激手法

杉刺疗法的手法，是以右手拇指末节及食指的中节握住树枝近端，运用腕部之力使杉枝远端轻轻叩击患部。其刺激强度可根据不同患者，不同疾病，不同部位而选用轻、中、重不同的刺激强度。

轻度刺激：叩击时，使用轻微腕力，患者感到被刺部位有热感、瘙痒感或轻微的疼痛感，局部出现潮红或丘疹。常用于小儿发热，消化不良及颜面部疾病的治疗。

中度刺激：叩击时，腕部用力稍大，使患者感觉有轻度疼痛，局部可出现丘疹及少许渗血。常用于躯干及四肢的治疗。

重度刺激：腕部的叩击力较重，使患者有明显的疼痛感，但能忍受，局部有如陶针刺样出血现象。常用于四肢关节的炎症性病变、热症、急症及麻痹症的治疗。

【适应症】

常用于四肢关节的炎症性病变、热症、急症及麻痹症的治疗。

【禁忌症及慎用症】

皮肤有外伤感染或溃疡破损处、体质虚弱、孕妇、婴幼儿、妇女经期及患有出血性疾病者禁止使用。

【术后调理】

针刺（重度刺激）完毕，在针刺点处涂碘酒消毒，以防感染。

【注意事项】

1. 治疗时给患者做好充分的解释工作，解除患者顾虑，消除患者恐惧心理。

2. 治疗时要选穴准确，体位适当，手法灵活。

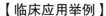

【临床应用举例】

1.痹症

在患部或根据病所选穴。肩部取肩井、肩髎、腰俞；肘臂部取曲池、合谷、天井、外关、尺泽；背脊部取水沟、身柱、腰阳关；膝部取犊鼻，梁丘，阳陵泉、膝阳关。

2.腰腿痛

取肾俞、大肠俞、腰3～5夹脊、环跳、委中、承山、阳陵泉、绝骨等。

3.头痛

取风池、风府、百会、太阳、印堂等。

4.牙痛

取合谷、颊车、内庭、下关等。

四、穿筋走脉疗法

【概念】

穿筋走脉疗法是一项利用特定器械，治疗下肢静脉曲张（蚯蚓风）的简单而有效的技术，针对大小隐静脉瓣膜功能不全、交通瓣膜功能不全引起的下肢静脉曲张、淤积性溃疡回流障碍性导致的下肢肿胀、皮肤瘙痒、色素沉着、肌肉失氧萎缩等继发症状进行治疗，疗效较好。

【疗法特点】

安全、简便、价廉、验捷、复发率低。

【作用原理】

利用特定器械，使曲张病变的下肢血管得以恢复，以阻断病变血管内淤血存积而对血管及周围肌肉组织产生破坏，辅助下肢血管侧枝再建立，达到使缺氧性病变恢复的目的。

【治疗功效】

逐瘀血，通脉络。

【所需材料、药物、工具等】

特定器械（止血钳改良）、常规消毒药品、排瘀针头、针管。

【操作方法】

选择好体位和需要治疗的部位之后，无菌环境下进行皮肤常规消毒，铺无菌洞巾，予以患者行定点局部浸润麻醉，利用手术器械针对曲张病变如大隐静脉、小隐静脉、交通静脉进行针对性治疗，之后在相应位置做瘀阻血液的引流，祛瘀生新，进一步改善下肢血液回流障碍引起的一系列相关症状。

【适应症】

下肢大隐、小隐静脉曲张，以及因静脉曲张引起的下肢肿胀、瘙痒、肌萎缩、皮肤及肌肉溃烂。

【禁忌症】

下肢深静脉回流障碍；深静脉瓣膜重度功能不全；有严重心脑血管病病史；严重先天性疾病（如肺动静脉瘘）、凝血机制不良或有其他出血倾向者；严重哮喘史及肺功能严重下降者；恶性疾病如癌症等；体质虚弱不能耐受者；妊娠期。

【术后调理】

术毕，在治疗部位涂碘酒消毒，以防感染。

【注意事项】

1. 注意饮食，降低体重，以防止静脉扩张加重。

2. 长期从事重体力劳动和（或）长期站立工作的人，尽可能穿弹力袜套，使浅静脉处于被压迫状态。

3. 妇女经期和妊娠期等特殊时期应经常按摩腿部，促进血液循环，避免静脉曲张。

4. 经常使用及膝部温热水进行足、小腿及大腿的按摩，可有效地消除腿部疲劳和压迫感，改善静脉循环。

五、平衡针疗法

【概念】

平衡针疗法是指通过平衡针对患者的软组织进行松解和骨内压减压，从而达到缓解肌肉痉挛、改善微循环和局部组织缺氧状态，发挥舒筋活络止痛等功效的一种治疗措施。

【疗法特点】

安全、简便、价廉、效验。

【作用原理】

通过平衡针对软组织松解和骨内压减压，从而缓解肌肉痉挛、改善微循环和局部组织缺氧状态，达到舒筋活络止痛等功效。

【治疗功效】

活血化瘀，祛瘀生新，通络止痛。

【所需材料、药物、工具等】

平衡针、消毒液、棉签、纱布块、一次性注射器、酒精灯、火罐、定位笔、创口贴、利多卡因、生理盐水、地塞米松、无菌手套。

【操作方法】

首先根据患者疼痛部位，进行疼痛病因诊断，而后制定相应的治疗方案，具体操作方法如下：

1. 术前操作

术者戴无菌手套，选择需要平衡针微创手术的部位，使用定位笔做进针标记，对于身体大关节部位或操作较复杂的部位可敷无菌洞巾，以防止操作过程中的污染，同时充分暴露微创手术的部位，作局部无菌消毒。

嘱患者摆体位以便于配合术者操作，为减轻局部操作时引起的疼痛，可作局部麻醉，阻断神经痛觉传导，减轻患者的术中疼痛感觉。

2. 施术过程

摆位：根据患者疼痛部位，选择仰卧位、俯卧位或者侧躺，对操作部位进行摆位，充分暴露需要治疗的部位，做专门的摆位姿势，拉紧治疗部位的筋膜。

定点：选择疼痛点或软组织功能障碍点。

定向：操作时，针尖应向骨面，垂直进针，以肌肉纤维方向为着力方向，在力的作用点上调节。

加压分离：分为三层次：①患处术者用左手手指，把血管、神经和未患病的软组织推开，充分暴露患处病灶；②皮肤患处加压，针尖顶触进针处的皮肤，稍微用力，皮肤有轻微痛感，肌肉自我保护，会自动收缩；③层层加压。

一快三慢运针法：针尖突破感，有层层突破的手感，皮肤进针快，快速刺入皮肤后，就进针慢，切割慢，出针慢，简称一快三慢。

根据病情，选择合适的平衡针针具，定好点后，加压分离，一快三慢运针法，进行操作治疗；但需注意，若出现高压，需要肌肉或者骨腔减压的，选择平衡减压针进行减压穿刺；然后用火罐拔出淤血和酸性物质，再消毒创口，用创口贴贴在创口上进行保护。

【适应证】

头痛、颈椎病、胸椎疼痛、腰椎疼痛、膝关节疼痛、网球肘、肩周炎等疼痛性疾病。

【禁忌证】

严重内科疾病的急性发作期；凝血机制不良或有其他出血倾向者；血压较高，且情绪紧张者；施术部位有皮肤感染，有脓肿或肌肉坏死者，或者施术部位有重要神经血管或施术时无法避开重要脏器者；体质极度虚弱无法耐受者；罹患肿瘤者。

【术后调理】

术后观察40分钟，以确认安全；手术进行当天禁止洗澡、注意保暖、静养休息以及营养调理。

术后根据病情需要，可适当选择牵引、推拿、按摩结合理疗和中药熏蒸等配合治疗。

【注意事项】

1.治疗前应予以患者做好充分的解释工作，解除患者顾虑，消除患者恐惧心理。

2.伤口愈合后方可用水清洗。

【临床应用举例】

1. 下肢麻木，行走障碍

按照神经走向，麻木分布情况，进行阳性点的寻找，对瘢痕、条索、结节、高应力点用手感定点，常规消毒后，按照摆位、定点、定向、加压分离、一快三慢运针法。

2. 上肢麻木、疼痛

按照神经走向，麻木分布情况，进行阳性点的寻找，对瘢痕、条索、结节、高应力点用手感定点，常规消毒后，按照定点、定向、加压分离、一快三慢的方法运针。

六、瑶医银钗针疗法

【概念】

瑶医银钗针是通过调节人体神路气血的盈亏平衡状态，从而缓解肌肉痉挛、改善微循环和局部组织缺氧状态，达到舒筋活络止痛等功效，并配合理疗及养生法的综合治疗，恢复病人的盈亏平衡状态，使疼痛病人得以痊愈。

【疗法特点】

安全、简便、价廉、疗效好、见效快。

【作用原理】

瑶医认为人体神路（经络、气血通道）以畅通为用，不通则病。瑶医认为神路具有运输气血，联系脏腑，贯通上下，沟通内外表里的功能。神路通畅无阻是人体生命活动的基本生理特征。在发病过程中，病因可有痧、瘴、蛊、毒、风、痨、瘀、寒、热等不同，但这些病因引起的病邪凝滞于神路，形成"锁结"，导致身体盈亏失衡，是最基本的病理过程。锁则阻，结则病，通则调，调则愈。穿经走脉、开滞导结、解锁除蛊之法治疗疾病的根本就是调理神路，通过平衡针对神路（相当于经络）上的锁结（软组织病灶）进行解锁（松解和减压），增强神路对各种生理、病理物质的运行与推动作用，开闭、掘塞、疏通筋脉，从而缓解肌肉痉挛、改善微循环和局部组织缺氧状态，达到舒筋活络止痛等功效，并配合理疗及养生法的综合治疗，恢复病人的盈亏平衡状态，使疼痛病人得以痊愈。

【治疗功效】

活血化瘀，祛瘀生新，通络止痛。

【所需材料、药物、工具等】

1. 银钗针

银钗针由80%的银和铜、锌、镍熔化的合金拉丝制成，既坚韧又有一定的柔软度。针尖部尖而不锐，可有效减少软组织内血管和神经的损伤，并且不锐的针尖在小幅度提插时能更有效地压毁神经末梢，阻断疼痛弧，终止疼痛的恶性循环。柔软的针身加上不锐的针尖使骨膜下刺做起来更容易。银钗针按长度分为Ⅰ号24厘米，Ⅱ号21厘米，Ⅲ号18厘米，和Ⅳ号16厘米，针柄长度均为6厘米。按人体的组织薄厚选择适合的型号。

2. 相关器具

（1）消毒银钗针；

（2）75%酒精棉球；

（3）灭菌小纱布；

（4）95%酒精；

（5）橡皮球金属管注滴器1只，内吸满酒精注滴艾球助燃用；

（6）橡皮球尖嘴喷注器1只；

（7）装有碘伏的磨砂瓶1个及灭菌消毒大棉签若干；

（8）5～6号针头的一次性注射器若干只；

（9）长柄弯头止血钳2把，供夹95%酒精棉球以点燃针球上的艾球用；

（10）长短柄无齿镊各1把（长者供填充针群间垫布用，短者供夹取搪瓷罐内酒精棉球用）；

（11）纯棉消毒软布若干块（供填充针群间皮肤空隙用）；

（12）艾球若干（供燃烧用）。

3. 银钗针加热仪（用加热仪可不准备95%酒精及艾球软布等）。

【操作方法】

1. 术前准备

（1）询问病人的身体情况，了解病史，病人有无发热或病毒感染；

（2）有心脑血管疾病者，针刺前应按时口服相关药物；

（3）及时进餐，避免空腹进针，造成晕针；

（4）及时解好大小便；

（5）准备舒适明亮的房间；

（6）妥善安排好病人的体位。

2. 术中过程

（1）定点：一般用龙胆紫棉签定点，也可用记号笔改造灌注龙胆紫定点。

（2）术前皮肤消毒：用一次性灭菌大棉签蘸足碘伏后由术野的中心向周围消毒至术野外10cm，待碘伏干后进行局部麻醉。

（3）麻醉：在每个标记点作皮内麻醉。麻醉药品一般选用0.25%盐酸利多卡因溶液进行麻醉。

（4）针刺操作：医生用双手的拇、食、中指执针，如不好掌握，可用双手的拇、食指执针，避免错误地用力导致针身的弯曲。根据针刺部位的不同采取直刺、斜刺、围刺和平刺。钻刺只在变性特别严重的筋膜使用，其他部位不用钻刺方法。

（5）针群间垫布：针刺完毕后，将消毒软棉布块衬垫于针间，针距小处用长平镊夹持垫布轻巧垫于针的间隙，压紧垫布，不要暴露皮肤，以免艾球燃烧时的辐射热灼伤皮肤，垫布时手法要轻柔，避免震碰针体造成不必要的震感刺激，给病人带来痛苦。

（6）针尾装艾球：操作者一手轻持针体，另一手拿艾球装于针球上，安稳，避免患者扭动身体时掉落艾球造成垫布着火和皮肤烫伤。针球密集的地方不要每个针球都装艾球，避免热量集中造成病人的皮肤灼伤和针孔皮肤烫伤。艾球燃烧如出现剧烈皮肤灼痛时应在此针体上喷水降温，减轻病人的不适感。

（7）给艾球滴注酒精：用滴注器或大注射器向每个艾球均匀滴注酒精，使艾球处于半湿状态，注酒精时注意不要让酒精沿针柄留下，以免点燃艾球时引燃垫布，注入酒精过少则可使艾球燃烧产生过多的烟，影响空气质量。

（8）点燃艾球：施术者一手持吸满水的喷注器或改造的大注射器，另一手持夹有酒精棉球的止血钳点燃艾球，如有火星落于垫布上，应用喷注器立即喷灭。

（9）去艾灰，起针和术野消毒：待艾球燃烧完毕，余热散尽后，用小板刷将艾灰扫于弯盘或小容器中，去掉垫布，用一手持灭菌小纱布块压住进针处皮肤，另一手持针柄将针沿针身方向快速拔出，然后用灭菌小纱布块按压针孔，避免出血。快速拔出所有银质针，速度越快，患者的痛苦越小。拔针后以75%酒精棉球清理术野血迹、污物。再以碘伏棉签涂抹每个针孔，待干后以双层无菌敷料敷贴术野，穿好衣服起床下地活动。此时患者的腰腿症状会突然而逝，此时只留针孔疼痛，两天后可自行消失。

【适应证】

1. 椎管外软组织损害的严重病人。

2. 70岁以下无严重的心脑血管并发症的病人。

3. 有高血压和心脏病的患者应在病情稳定，密切观察下进行银针治疗。

【禁忌证】

1. 糖尿病血糖未控制者。

2. 严重的心脑血管疾病。

3. 出血性疾病，如血友病、血小板减少性紫癜等。

4. 针刺局部皮肤有明显感染者。

5. 身体极度虚弱者。

6. 孕妇的腰腹部。

【术后调理、注意事项】

1. 治疗完毕后由于针刺解除了病变部位的疼痛，所治病人均能主动自行起床，且在行走或活动中感到症状突然减轻；仅髋外侧髂翼外面病变软组织针刺后会影响髋关节功能，需在医师的帮助下进行10～15次的被动与主动相结合再转向主动的伸屈活动，使髋关节变得灵活一点后再起床，但行走时仍会出现跛行步态，必须在室内加强行走练习，约15分钟就可恢复正常步态。

2.要告诉病员，针刺后虽感征象缓解但常有2天局部不适的针刺反应，以及多针密集针刺者常会出现体温偏高现象，可不做处理而自行消失。

3.针眼禁用手指抚摸；针刺后第3或第4天开始，针眼周围感皮肤发痒，属于正常反应，忌用指甲搔触，以免发生皮肤感染。

4.在同一病变区，要进行2～3次密集型针刺，间隔时间为5～7天，等待针刺反应过去、确定针刺疗效并作出下一步治疗计划后再行针刺；如有多个病变区，可在同一天或不同天进行针刺，不受时间限制。

5.症状显著缓解或完全消除征象后，不论头颈背肩臂手痛还是腰骶臀腿痛，均要常规地持续完成每天2000～3000米慢跑锻炼，跑步时保持挺起胸膛和跷起前足（后脚跟不着地）的姿势下进行。适当的慢跑可增强病人的身体素质；还可使残留的潜性压痛点激发出疼痛，这对严重的慢性软组织疼痛病例取得治痛的满意预期疗效是必不可少的。

 　第三节　灸法　

一、杜闷倒（即神火灸法）

【概念】

杜闷倒即瑶医神火灸法又被称为"火功疗法"，是利用植物的藤茎枝、叶及草类为原料制成药棒或药条、药球，点燃后熄掉明火，直接或间接灸灼在患部及穴位上并加以点压，或将暗火包裹于牛皮纸内间接灸患者皮肤，或用手沾燃烧的药酒快速在患部及穴位拍打，使局部产生"灼热"或"温热"刺激，通过筋脉的传导作用，从而达到防病和治病目的的一种方法。临床上治疗外感风寒、风湿骨痛等病症。

【疗法特点】

安全、简便、价廉、验捷、无副作用、容易学习、便于推广、无污染等。

【作用原理】

神火灸法通过适当的温热刺激穴位来激发筋脉的功能，从而起到调节机体器官组织功能失调的治疗目的，使机体功能恢复正常。

【治疗功效】

祛风除湿、温中散寒、回阳固脱、温经通络、通络止痛、调理气血、活血化瘀、散结消肿、祛风止痒的功效。

【所需材料、药物】

1. 用瑶族常用原生药用植物选取质量较好，直径 0.2～0.4 厘米，长度约 5～8 厘米的小钻或制断肠草、追骨风、牛耳风、过山香、大钻、五味藤、青藤、八角枫、牛耳风、红藤等茎枝或地下根须切断为 15～20 厘米长，晒干后，用生姜、大葱、小毛蒌、两面针、防己等与米酒浸泡（酒要盖过药面），7 天后拿出晾干备用。

2. 一盏酒精灯（煤油灯、蜡烛、炭火等均可）。

【操作方法】

1. 部位选择：阿是穴、皮肤反应点。

2. 施灸体位：施灸前根据病情选好穴位，并根据施灸部位，可采用仰卧、俯卧、坐位等体位。

3. 操作步骤：取一根 15～20 厘米长的药条、药枝或动物骨，把药条、药枝或动物骨一端放在酒精上燃烧，明火熄后，把燃着暗火的药枝包裹于 2 层牛皮纸内即可在患者身上穴位施灸；另一种方法在穴位上来回熨灸。或用柑子叶、柚子叶、姜、葱、蒜贴于穴位和患部用药棍灸灼，此法需重按，称之为隔物灸。还可隔衣灸，灸后不留疤痕。

4. 施灸顺序：如果上下前后都有配穴，应先灸阳经，后灸阴经；先灸上部，再灸下部。也就是先背部，后腹部；先头身，后四肢，依次进行。施灸配穴原则：凡火攻治疗上部以后，必须在下部选取配穴灸之，以引热力下行。

5. 施灸时间：施灸时间无严格禁忌，上午、下午均可，一般天气也不必避忌，只有个别病症除外，如失眠症应在临睡前施灸，出血性疾病，随时灸，止血后还应继续一段时间，以免复发，或根据病情随时施灸。

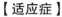

【适应症】

适用于寒湿引起的头痛、骨质增生、类风湿性关节炎、风敌松闷（风湿骨痛）、内风症（中风后遗症）、乳腺小叶增生、痧症（风寒感冒）、鼻炎、腹痛、妇女月经不调、气滞痛经、湿痰带下、涕豪（相当于腹泻）、昏迷、休克。

【禁忌症及慎用症】

1. 孕妇腹部和腰骶部，以及妇人阴部不宜施灸。

2. 头面部或重要脏器、大血管附近的穴位，则应尽量防止施灸或选择适宜的灸法。

3. 凡高热、大量吐血、热证病症患者禁灸。

4. 对于过饱、过劳、过饥、醉酒、大渴、大惊、大恐、大怒者禁用。

5. 皮肤溃烂者及烫伤者不宜灸。

6. 凡是外感温病，阴虚内热，实热证一般不宜施灸。

7. 对于过劳、过饱、过饥、醉酒、大渴、大汗、大惊、大恐、盛怒等不宜应用。

【术后调理】

1. 施灸后皮肤处出现红晕是正常现象。若热力过强，施灸过重，皮肤发生水泡时就应予以适当处理。如水泡不大，只要告诉患者注意不被擦破，几天后即可吸收而愈。水泡较大者，可用消毒针刺穿皮肤，放出水液，外用消毒敷料保护，或用万花油、烫伤膏等涂敷，数日内也可痊愈。

2. 一般无不良反应，但由于体质和症状不同，开始治疗时可有微热、疲倦、口干、全身不适等感觉，此为正常反应，继续施灸即能消失。必要时可以延长间隔时间，如发生口渴、便秘、尿黄等症状，可用生地 15 克、麦冬 15 克、元参 15 克、肉苁蓉 15 克，水煎服。

【注意事项】

1. 药棍灸由于用暗火头直接灸于皮肤，所以点灸时火头宜小不宜大，动作要轻快，否则易灼伤皮肤。施灸后皮肤处出现红晕是正常现象。若热力过强，施灸过重，皮肤发生水泡时就应予以适当处理。如水泡不大，要告诉患者注意不要擦破，几天后即可吸收而愈。水泡较大者，可用消毒针沿皮穿刺，放出水液，外用消毒敷料保护，或用烫伤膏、龙胆紫药水等涂敷，数日内也可痊愈。

2. 皮肤细嫩及颜面、五官部位均宜使用小的药棍，快速轻点。

3. 一般无不良反应，但由于体质和症状不同，开始治疗时可有微热、疲倦、口干、全身不适等感觉，此为正常反应，继续施灸即能消失。

4. 要注意精神愉快，心情开朗，静心调养，戒色欲，勿过劳。清淡饮食，以助疗效。

5. 可以正常洗澡，如有疮疡，擦澡时则应小心创面，不要过久浸泡，当心不要洗脱结痂。

6. 要注意防止火将牛皮纸烧透或点燃而灼伤患者或烧坏患者衣服。

7. 治疗结束后，将灸条熄灭，以防复燃事故发生。

【临床应用举例】

1. 痹症

用经制作过的小钻数条，选穴施灸：选阿是穴，风寒型取风门、风池、虎口、列缺，头痛甚者加眉前、太阳，身酸胀不适者加灸大椎。风热者取虎口、鱼际、肘、外关。

2. 肩周炎

用毛杜仲藤数条加工成药棍，用药棍自上而下雀啄灸患侧肩关节的前部及外侧、肩关节后部的各个部位、患侧上肢的上臂肌肉，在局部痛点处可以用隔物点按片刻。灸的过程中可配合按摩法。

3. 臁疮、疮疡、流注等

选用桑枝制作成药条，点燃桑枝药条并吹熄火焰，以火头灸患处，火尽再换。若腐肉已去，新肉生迟，宜灸患处的四周，以达到去腐生肌的作用。

4. 外伤后遗症

多选用祛风散寒、活血化瘀、强筋健骨之药，如山苍子、满天星、九节风、大驳骨、小驳骨、松筋藤、毛杜仲等。选用局部阿是穴及所伤筋脉施灸。

二、灯草灸

【概念】

灯草灸又名打灯火，是指用灯心草蘸植物油点燃后在穴位上直接点灼的灸法。

明代李时珍《本草纲目》卷六记载："灯火，主治儿惊风、昏迷、搐搦、窜视诸病，又治头风胀痛。" 清代对灯火灸法的研究甚多，乾隆年间陈复正所著《幼幼集成》誉灯火灸为"幼科第一捷法"。《串雅内外编》收集了不少民间灯火灸的验方，灯火灸用于腮腺炎、呃逆、呕吐、阴痧腹痛、小儿消化不良、功能性子宫出血、手足厥冷等病症。

【所需材料、药物】

灯心草，植物油。

【操作方法】

先将施灸穴位常规消毒，右手持3厘米粗灯芯一根，蘸以茶油或菜油，以尖端在酒精灯上点燃，对准穴位迅速灼灸，当灼及皮肤时，发出"啪"的声响，叫作一燋。每穴每次灸一燋，至局部皮肤稍有红晕。

【适应症】

一般急性病或痛症及儿科疾患，外科疾病，如头痛、牙痛、麦粒肿、颈淋巴结核、呕吐、腹泻、小儿惊风等。

【禁忌症及慎用症】

高热、抽搐、痉挛、皮肤过敏或溃疡破损处、高血压、心脏病、恶性肿瘤、孕妇、年老体弱者及患有出血性疾病者禁用。

【术后调理】

施灸后皮肤处出现红晕是正常现象。若热力过强，施灸过重，皮肤发生水泡时就应予以适当处理。如水泡不大，只要告诉患者注意不被擦破，几天后即可吸收而愈。水泡较大者，可用消毒针刺穿皮肤，放出水液，外用消毒敷料保护，或用万花油、烫伤膏等涂敷，数日内也可痊愈。

【注意事项】

1.本法灸火处多有小块灼伤，要保持清洁，以防感染，灸后3日内不宜沾生水。

2.灯心草蘸油要适量，以不滴油为度。

3.对儿童体质敏感者，体弱及颜面，眼眶周围等部位，灸灼时要轻些，次数不可太多。

4. 动脉浅表部、大静脉浅表部、孕妇腹部均不宜点淬。

5. 如遇毛发处最好剪去，淬灸后要保持穴位皮肤清洁，以防感染。

【临床应用举例】

1. 小儿腮腺炎

取患侧耳尖正上方处，双侧病变取双侧，预防治疗可任选一侧。

2. 麦粒肿

选用胸椎两旁及肩胛附近的反应点（色红、黑或褐色，形如粟米大），灯芯草蘸油点灸、每处灸 1 ～ 2 燋。一般于 5 天左右灸处开始脱落，间隔 5 天再灸。

3. 小儿惊风

仰向后者，灯芯草灸其囟门、两眉际上下；两目上视者，灯芯草灸其脐之上下，不省人事者，灯芯草灸其手足心，心之上下；目往上者，灯芯草灸其顶心、两手心；撮口出白沫者，灯芯草灸其口之上下、手足心。

三、瑶药绒火媒灸

【概念】

采用瑶药古香木、山霸王、过龙岗、山花椒根等药材制成药绒（瑶药火媒绒），将制备好的瑶药绒捏成适宜大小的绒柱直接置于选好的施灸部位，直接灸和间隔灸，达到疏通筋脉，调和盈亏，调理气血，扶正祛邪的目的。

【疗效特点】

安全、简便、价廉、便捷、无副作用、适应范围广。

【作用原理】

借灸火的热力给人体以温热刺激，通过筋脉、腧穴，达到疏通筋脉，调和盈亏，调理气血，扶正祛邪的目的。

【治疗功效】

疏通筋脉，调和盈亏，调理气血，扶正祛邪。

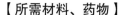

【所需材料、药物】

1. 用瑶药古香木、山霸王、过龙岗、山花椒根等药材制成药绒（瑶药火媒绒）。

2. 茶油灯（或酒精灯）一盏。

【操作方法】

1. 部位选择：阿是穴、皮肤反应点。

2. 材料准备：瑶药火媒绒，及茶油灯（或酒精灯）一盏，备用。

3. 操作步骤：瑶药火绒媒灸：将制备好的瑶药绒捏成适宜大小的绒柱直接置于选好的施灸部位，点燃后进行直接灸，当患者感到灼痛时应立即移动绒柱或更换新的绒柱继续灸。另外还可选取一定的介质如姜片、蒜、盐、附子等进行隔物灸。施灸的时间长短以患者病情、体质等因素来决定。

【适应症】

风敌闷、肝肾虚、筋骨痿软者、骨质增生、瘫痪、乳腺小叶增生、鼻炎、腹痛、妇女月经不调等。

【禁忌症】

1. 头面部或重要脏器、大血管附近的穴位，则应尽量防止施灸或选择适宜的灸疗，特别不宜用直接烧灸。

2. 孕妇腹部、腰骶部及妇人阴部不宜烧灸。

3. 凡高热、大量吐血、热证病症患者禁烧灸。

4. 对于过饱、过劳、过饥、醉酒、大渴、大惊、大恐、大怒者禁用。

5. 皮肤溃烂者及烫伤者禁用不宜烧灸。

【术后调理】

施灸后皮肤处出现红晕是正常现象。烧灸过度如局部出现水泡，若水泡不大，可用龙胆紫药水擦涂，并嘱患者不要抓破，一般数日后即可吸收自愈。如水泡过大，宜用消毒针具，引出水泡内液，外用消毒敷料维护，在数日内可痊愈。

【注意事项】

1. 施灸前根据患者的体质和病情，确定烧灸部位。

2. 对于昏迷、局部知觉愚钝或知觉消失的患者，防止过分灼伤，引起不良后果，尤其对老人、小儿患者更应如此。

3.要注意防止艾火脱落灼伤患者或烧坏患者衣服和诊室被褥等物。

4.瑶医药物灸由于用暗火头直接烧灸于皮肤，所以点灸时火头宜小不宜大，动作要轻快，否则易灼伤皮肤。

5.治疗结束后，将灸条熄灭，以防复燃事故发生。

【临床应用举例】

1.感冒

风寒型取风门、风池、合谷、列缺，头痛甚者加印堂、太阳。身酸胀不适者加灸大椎。

2.胃痛

胃俞、脾俞、中脘、内关、足三里等。

3.痛经

合谷、中极、肾俞、关元、足三里等。

4.急性腰扭伤

肾俞、膈俞、委中、夹脊、腰阳关、阿是穴等。

5.踝扭伤

解溪、昆仑、丘虚、阿是穴。

6.中风半身不遂

肩髃穴、曲池、手三里、外关、合谷、环跳、阳陵泉、

足三里、解溪、昆仑等。

7.肩周炎

肩髎，肩前，条口、曲池、天宗、阳陵泉。

8.坐骨神经痛

肾俞、次髎、秩边、环跳、腰3～5夹脊、委中、承山、阳交、阳陵泉。

9.风湿性关节炎

上肢：肩关节取肩髃；肘关节取曲泽、尺泽；腕关节取中渚、阳池。

下肢：髋关节取环跳，委阳；膝关节取足三里、阴陵泉；踝关节取解溪、太溪、昆仑。

第四节 瑶医发泡药罐疗法

【概念】

瑶医发泡药罐疗法是广西桂北瑶族地区所特有的一种治病方法。瑶医发泡药罐疗法，是利用地道药材与瑶山多竹的特点，在不断发展、不断更新的基础上创造出一套简便、灵验、效捷的瑶医发泡药罐疗法。这种疗法为用瑶药浸煮的竹药罐，趁热迅速扣盖在发泡部位的皮肤上，加上热熏作用，使局部穴位血管得到扩张，血循环加快，改变周末血管充血状态，新陈代谢旺盛，营养状况得到改善，增强了机体抗病能力和耐受力。

【疗法特点】

安全、简便、价廉、便捷、无副作用、适应范围广等。

【作用原理】

拔罐时造成一种负压，使局部毛细血管破裂，局部产生瘀血，并产生自家溶血现象，部分红血球、白血球受到破坏，大量血红蛋白释放，并通过点刺放出，从而达到良性刺激作用，同时，在吸拔过程中，部分药液通过局部皮肤吸收，加上热熏作用，使局部穴位血管得到扩张，血循环加快，改变周末血管充血状态，神态得到调节，新陈代谢旺盛，营养状况得到改善，血管壁渗透性增强，增强了机体抗病能力和耐受力。

【治疗功效】

祛风除湿、散寒止痛，消肿散结，开窍泄热，活血祛瘀、疏通经络。

【所需材料、药物】

1. 发泡药及煮罐药。

2. 罐用金竹。

【操作方法】

1. 部位选择

局部压痛点或皮肤反应点。

2. 药物及罐具选择

（1）发泡药及煮罐药

发泡药用有刺激性的了哥王根皮，合米粥适量压饼而成块，直径 1～2 厘米不等。

煮罐药用地道药材为主，主要以活血祛瘀、祛风除湿、清热解毒、消肿止痛等药组成，虎骨一块、狗胫骨一块、麻骨风、大小钻、穿破石、松节、透骨消、九节风、铜钻、铁钻、风见散等，临床还可辨证加减。

（2）罐具

罐用金竹、坚固无损、正直、口径在 1.5～3 厘米之间，长约 8 厘米左右的竹管，一端留节作底，另一端作罐口，用刀刮去青皮及内膜，厚薄适中，用砂纸磨光，使罐口光滑平整。

3. 操作步骤

将要施术部位洗净，用发泡药饼隔纱布敷贴患处（取穴原则以阿是穴为主），半小时后取下，视其发泡部位，用消毒针点刺放出泡内液（当地瑶医用瓷片），然后取出用瑶药浸煮的药罐，用净水洗后，趁热迅速扣盖在发泡部位的皮肤上，约 10 分钟后，取下药罐，用消毒巾除净渗出液，后用药水熏洗患处约半小时。

【适应症】

本法适用于痧症、闷症、风敌闷、瘰病、跌打肿痛、丹毒痈疽病症及部分内科疾患。

【禁忌症】

1. 有皮肤过敏、溃疡、水肿及大血管分布部位，不宜直接拔罐。

2. 高热抽搐者及孕妇不宜拔罐。

【术后调理】

药罐取出时，要甩净水珠，以免烫伤皮肤，在点刺水泡时，创口不要太大。必要时可擦上龙胆紫药水，以防感染。如水泡过大，宜用消毒针具，引出水泡内液，外用消毒敷料维护。

【注意事项】

1.拔罐时要选择适当的体位和肌肉发达的部位。若体位不当、移动、骨骼凸凹不平、毛发较多的部位易导致竹罐吸附不稳而脱落。

2.拔罐时要根据所拔部位和范围大小选择发泡药和竹罐，操作要迅速、准确。

【临床应用举例】

用瑶药液浸泡过的药罐在特定的穴位（阿是穴）上拔罐以排毒。

1.痧症闷症（痛症）。

2.风敌闷（风湿痛）。

3.瘰病（肿病）。

4.跌打肿痛。

5.丹毒痈疽病症。

6.风湿类疾病。

 第五节　瑶医刮推疗法

一、刮痧疗法

【疗法简介】

刮痧疗法是广泛流传于瑶族民间的一种古老外治疗法，有广义和狭义之分。狭义的瑶医刮痧，是指通过用小蚌壳、瓷匙、硬币、纽扣等钝缘蘸植物油或清水，反复刮动、摩擦患者体表皮肤相应部位，以治疗疾病的一种方法。广义的瑶医刮痧还包括用手直接撮、扯、拧、挟、抓、挤、揪等方法来祛痧，或借助针具进行挑痧。刮痧疗法包括刮痧法、撮痧法、挑痧法三种。

【疗法特点】

该疗法无需额外药物，经济适用，操作简便，疗效迅速，有病可治，无病可防，

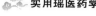

无副作用，适应范围广，便于推广。

【作用原理】

通过用小蚌壳、瓷匙、硬币、纽扣等钝缘物品蘸植物油或清水，反复刮动、摩擦患者体表皮肤相应部位，使气血通畅，达到治疗疾病的目的。

【治疗功效】

具有疏畅气血、开窍醒脑、解表祛邪、清热解毒、行气止痛、运脾和胃化浊、急救复苏等功效。

【所需材料、药物、工具】

1. 常用药物：苎麻、八棱麻（俗称"托托叶"）。

2. 刮痧工具：小蚌壳、瓷匙、硬币、纽扣等钝缘物品。

3. 其他材料：植物油。

【操作方法】

（一）刮痧常用药物

1. 苎麻：一般选取已成熟的苎麻，剥皮晒干后，摘去枝叶，用根部较粗的纤维，捏成一团。施术时，先让患者脱掉衣服，施术者用右手拿着苎麻团，在清水里蘸湿，从患者的背部，由上至下，边蘸水边刮抹，至刮出大量紫黑色的痧斑为止。此法在古代医籍中称为"戛法"，现在已很少使用。但如果是偏僻的地区，一时找不到其他工具时，此法仍不失为应急之措施。

2. 八棱麻：取八棱麻茎叶，洗净，放在铁锅里炒软（不能放油炒），挤去汁，用布包裹后刮之。多用于刮抹小儿的娇嫩皮肤和成年人的胸、腹部。

（二）刮痧工具

1. 小蚌壳

此为沿海湖泊渔民常用的一种刮痧工具。小蚌壳要选取边缘光滑或磨成钝缘的。刮痧时，施术者用右手持蚌壳边蘸植物油或清水，边在患者身体的特定刮痧部位上，由上而下地刮抹，直到刮出紫黑色痧点子为止。

2. 硬币

（1）铜钱、铜板：这是 20 世纪 50 年代以前最常用的一种刮痧工具。取材比较方便，一般选取边缘较厚（边缘太薄，较锋利，易刮破皮肤而感染）而没有残缺的大铜钱或铜板。刮法同小蚌壳刮法。

（2）铝质钱币：为近代较常用的刮痧工具，取材方便。但分币边缘有齿痕，故要求刮痧手法特别轻，防止刮破皮肤。刮法同小蚌壳刮法。

3. 铜勺柄

选取边缘较厚，且光滑的小铜勺柄一只。刮法同小蚌壳刮法。

4. 瓷碗、瓷酒杯、瓷茶杯

选取边缘较厚，且光滑无破损的瓷碗、瓷酒杯、瓷茶杯。刮法同小蚌壳刮法。

5. 瓷汤匙

选取边缘光滑而无破损的汤匙。刮法同小蚌壳刮法。

6. 药匙

较理想的刮痧工具。刮法同小蚌壳刮法。

7. 有机玻璃纽扣

为近代较新采用的一种刮痧工具，取材方便，清洁消毒处理容易。但应选取边缘光滑，较大的纽扣，便于使用。刮法同小蚌壳刮法。

8. 棉纱线、头发

此常用于刮取头面部和婴幼儿皮肤。用适量的棉纱线、头发捏成一团，蘸植物油，从上至下刮之、抹之、擦之。

（三）其他材料

1. 小酒杯或小茶盏。用来盛装植物油（常用芝麻油、菜籽油、豆油）、清水（常用冷开水）做刮痧工具的润滑剂，以防刮破皮肤，引起感染。

2. 常规消毒用品。如75%酒精、消毒棉签，用于刮痧术前患者局部皮肤的常规消毒。

（四）操作部位

刮痧部位多选取脊椎正中、脊椎旁、颈项前后两侧、胸部、胸肋间隙、肩、背、肘窝及腘窝，亦可刮头、额、腕、膝、腹等部位。

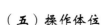

（五）操作体位

1. 俯卧位

有利于施术者刮取脊椎两旁、后背肋骨间隙、两腿弯、足跟肌腱等部位。

2. 侧卧位

有利于施术者刮取前胸肋骨间隙、后背肋骨间隙等部位。

3. 俯伏位

俯坐于椅背上，暴露后项及背部，有利于施术者刮取后面正中凹陷处前后左右、肩胛冈上窝冈下窝、脊椎两旁等部位。

4. 仰坐位

仰坐在椅子上，暴露下颌以下、喉骨等部位，有利于施术者刮取喉骨两旁、胸部肋间隙等处。

5. 仰卧位

仰卧在床上，暴露人体腹面及上肢内侧面，有利于施术者刮取胸腹部、腋下肝脾区、左右肘窝等部位。

如果患者神志不清，不能配合施术者治疗，则由2人以上帮助患者采取被动体位，来完成刮痧治疗。

（六）具体操作方法

1. 直接刮法

首先让患者俯伏在椅子或桌子上，用热毛巾擦洗患者准备刮痧部位的皮肤，有条件的地方可用75%酒精等灭菌消毒剂作常规消毒。施术者用右手持刮痧工具在清水或植物油中蘸湿，先在患者颈项正中凹陷处刮抹，刮出一道长形紫黑色痧斑。然后让患者取俯卧位，在脊椎正中刮一道（如果患者瘦弱或脊椎骨生理突起的可刮两旁）。再到肩胛下左右后背第7～9肋间隙处各刮一道，直到刮出紫黑色痧点为止。

如刮完上述几处，患者自觉症状减轻，可于脊柱棘突两旁上下各加刮1～2道，效果更好。如患者头痛或喉痛则取仰坐位，在咽喉两旁各刮1～2道；如头晕眼花，胸腹胀痛，胸中苦闷，心中发热烦躁则取仰卧位，在胸前两侧第3～5肋间隙处各刮1～2道，左右肋下肝脾区各刮1～2道；如手足厥冷，小腿转筋可加刮双臂弯、

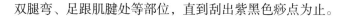

双腿弯、足跟肌腱处等部位，直到刮出紫黑色痧点为止。

在确定部位后，沿神经分布由上及下，由内向外，缓慢刮抹，呈弧线，长约2～3寸或更长。刮痧要顺一个方向刮，不要来回刮，力度要均匀合适，不要忽轻忽重，一般每处可以刮20次左右，当皮下出现微紫红或紫黑色即可。痧症重者应配合放痧疗法、针灸疗法、药物疗法等，谨防延误病情，发生意外，如在刮取头、额、肘、腕、腿、膝及小儿皮肤时，可用棉纱线或发团、八棱麻等刮抹之，刮取腹部柔软处，可用食盐以手擦之。

患者自觉轻松后，可让患者休息几分钟，再在已刮过的部位刮动十几下，刮完后擦干水渍，让患者穿上衣服，卧床休息一会儿，适当饮用一些姜汁糖水或白开水，患者会感到异常轻松和舒畅。

2. 间接刮法

在患者的刮痧部位放上薄布类织物后，进行间接刮痧的治疗方法。它除具有刮痧法的功能外，还能保护皮肤，主要用于婴幼儿高热，中枢神经系统感染并开始出现抽搐者。刮痧前，先在上述刮痧部位放上干净手绢或3寸宽6寸长的新白布一块，用消毒好的刮痧工具，在手绢上面以2秒每次的速度，朝一个方向快速刮，每处可以刮20～40次。一般10次左右后，掀开手绢检查一下，如皮肤出现暗紫色，即停止刮抹，另换一处。如果患者闭眼不睁、轻度昏迷或高烧不退，可加刮两手心、两足心及第七颈椎上下左右四处，每处加刮至100次左右。

【适应症】

适用于绞肠痧、中暑、瘟疫、感冒、食物中毒等病症，以及风寒邪气侵入机体而引起的头晕、胸闷、恶心、吐泻、肢体痹痛等症。另外，健康之人亦可应用，如工作劳动之余，精神不佳全身酸痛，以解除疲劳。此法还有减肥与美容等功效。

【禁忌症及慎用症】

1. 有皮肤过敏、溃疡、水肿及大血管分布部位，不宜刮痧。

2. 孕妇的腹部、腰骶部亦不宜刮痧。

【术后调理】

刮痧后，病员需卧床休息，不宜急躁动怒或忧思沉郁，并禁食生冷油腻食物。

【注意事项】

1. 刮痧治疗室空气要流通，注意保暖，勿使患者感受风寒外邪，导致病情加重。

2. 刮痧时，要求病员体位自然而舒适；在刮痧过程中，按要求更换体位，避免病员疲劳而中断治疗。当病员疲劳时，可让其做完一个体位刮痧后，休息5分钟左右后继续。

3. 刮痧用的工具一定要注意消毒，刮痧部位的皮肤表面一定要清洁，有条件时应常规消毒后再施刮痧术，亦建议刮痧后不要立即洗澡。

4. 刮痧工具如较薄，并且边缘欠齐整或不光滑时，刮痧手法要特别轻，多刮数次，勿刮破皮肤、防止引起感染。如不慎刮破皮肤，要常规消毒后包扎。

5. 刮痧手法要求用力均匀，不要忽轻忽重，病员对术中的疼痛不能忍受时应刮得轻些，多刮数次，直到皮下紫黑（痧斑、痧痕形成）为止。

6. 刮痧过程中，如见冷汗不止、脉象沉伏、吐泻不止等情况，应停止刮痧，并及时抢救，防止发生意外。

7. 施刮痧术前，应根据患者的症状之轻重缓急，积极配合其他治疗方法，如针灸、放痧、药物等，以免延误病情。

8. 婴幼儿皮肤极其娇嫩，即使有手绢保护皮肤，也要用力轻巧，不要妄用猛力。

【临床应用举例】

1. 发痧

取脊椎旁、颈部、胸肋间隙、肩背、肘窝及腘窝等处。重症应配合针灸疗法、放痧疗法和药物疗法以开窍醒脑，回阳救逆。

2. 小儿发痧

用热水蘸搭臂膊，以苎麻频频刮之，至皮下出现斑点为度。重症宜针刺十指距甲根1分处。

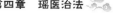

附一　撮痧疗法

【概念】

撮痧法是指施术者用手指撮、扯、拧、提病员体表的一定部位，调畅气机，使气血通畅，以治疗疾病的方法。

撮痧法亦称"扯痧""拧痧""挟痧""抓痧""挤痧""揪痧"等。

【疗法特点】

安全、简便、价廉、便捷、无副作用、适应范围广、便于推广等。

【作用原理】

用手指撮、扯、拧、提病员体表的一定部位，调畅气机，使气血通畅，以达到治疗疾病的目的。

【治疗功效】

具有行气开郁、调畅气机、宣泄痧毒等功效。

【操作方法】

（一）撮痧部位

1. 颈项部

颈部两侧及中间3个痧痕点，颈部第5颈椎旁开2个痧痕点，第1胸椎旁开2个痧痕点。

2. 腹部

肚脐旁开1寸，左右各1个痧痕点；下丹田及左右旁开各1个痧痕点。

3. 胸部

华盖穴左右各5～7个痧痕点（位于第三肋间）；腋前皱纹上2寸左右各一痧痕点。

4. 腰背部

第3胸椎旁开各1个痧痕点；第12胸椎旁开各一痧痕点；第3腰椎旁开各一痧痕点。

（二）撮痧体位

1. 俯伏位

俯坐于靠背椅上，暴露后项及背部，有利于术者撮取后项、胸椎、腰椎等3处的痧痕点。

2. 仰坐位

仰坐于靠背椅上，暴露颈部及胸部，以利于施术者撮取颈部和胸部的两处痧痕点。

3. 仰卧位

仰卧在床铺上，暴露人体腹部，以利于施术者撮取腹部的痧痕点。

（三）撮痧前准备

用 75% 的酒精、消毒棉签，对患者局部皮肤进行常规消毒；润湿施术者的手以便撮痧。还须准备清水 1 碗、清凉油 1 盒、风油精 1 瓶。

（四）具体操作方法

撮痧方法较多，根据不同的手法大致可分为挟痧、扯痧、挤痧、揪痧、撮痧等几种。

1. 挟痧法

施术者五指屈曲，用食、中指的第二指节对准撮痧的部位，把皮肤与肌肉挟起，然后松开，这样一挟一放，反复进行，在同一部位连续操作 6 ～ 7 遍，这时被挟起的部位就会出现痧痕。

2. 扯痧法

施术者用大拇指与食指用力扯提患者的撮痧部位，使小血管破裂，以扯出痧点来。主要部位在头额、项背、颈部、面额的太阳穴和印堂处。

3. 挤痧法

施术者用两手拇指，或单手食、拇两指，在疼痛的部位，用力挤压，连续挤出一块紫红痧斑为止。

4. 揪痧法

施术者将右手食、中指弯曲，指背蘸清水或低度酒使其润湿，在病员的喉咙两旁，或第 6 ～ 7 颈椎上下用力揪拔，直到发出"巴巴"声响为止。

5. 撮痧法

施术者用双手拇指，从病员两眉间（上丹田）开始，沿正中线往上推至前发际，然后分别向左右外侧分抹至太阳穴，绕过耳后至双侧后发际，并用手指勾点风池穴，抓双侧肩板筋，以促使患者清醒，再沿背部督脉和足太阳经从上向下抓至腰板筋；

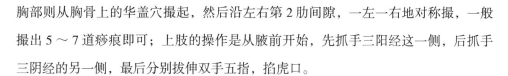

胸部则从胸骨上的华盖穴撮起，然后沿左右第 2 肋间隙，一左一右地对称撮，一般撮出 5～7 道痧痕即可；上肢的操作是从腋前开始，先抓手三阳经这一侧，后抓手三阴经的另一侧，最后分别拔伸双手五指，掐虎口。

【适应症】

主要用于治疗暑痧、寒痧、产后痧、胎前痧、头风痧、盘肠痧、脘痛痧、穿膈痧等病症。

【禁忌症及慎用症】

1. 有皮肤过敏、溃疡、水肿及大血管分布部位，不宜撮痧。

2. 孕妇的腹部、腰骶部亦不宜撮痧。

【注意事项】

1. 撮痧治疗室要宽敞、空气流通，但要注意保暖，防止患者冒风受邪。

2. 撮痧部位要做常规消毒后再施撮痧术。

3. 撮痧手法要轻重适宜，以病员能耐受为度，不能用力过猛，而影响治疗过程。

4. 婴幼儿皮肤较娇嫩，手法要求轻而快，防止撮伤皮肤，引起感染。

5. 撮痧过程中，如见冷汗不止、吐泻不止、脉象沉伏等情况，应停止撮痧，并及时综合抢救，防止发生意外。

【术后调理】

撮痧后，病员需卧床休息，适量饮用温开水或姜汤，禁食生冷油腻食物。

附二　挑痧疗法

【概念】

挑痧法是施术者用针刺或挑刺患者体表的一定部位，以治疗疾病的方法。也称"挑放痧疗法"或"刺络疗法"。

【疗法特点】

安全、简便、价廉、便捷、无副作用、适应范围广等。

【治疗功效】

现代医学认为，它具有促进新陈代谢，调畅气机，使汗腺充分得到开泄，解除血液循环障碍，消除头部充血现象，达到调整身体机能，流通气血和抗暑邪的作用。

【所需材料、药物、工具】

三棱针，或 9～16 号注射针头 1 支。

【适应症】

本法主要用于治疗暗痧、宿痧、郁痧、闷痧暑痧、寒痧、头风痧、盘肠痧、脘痛痧等病症。

【操作方法】

（一）挑痧部位

1. 头颈部

从头上丹田部位起，沿太阳穴，颈部两侧各 1 个痧痕点。

2. 胸腹部

从华盖穴开始沿肋间左右各 2 个痧痕点，中脘、肚脐两侧、下丹田左右各 1 个痧痕点。

3. 腰背部

肺俞、肩板筋双侧、腰背部两侧腧穴、委中穴。

挑痧部位的选择，可根据临床症状而行之。如患者感觉头痛加挑双侧太阳穴；呕吐加挑颈部两侧；后头痛加挑颈部两侧；胃脘痛加挑中脘穴；腹痛加挑肚脐两侧；小腹痛加挑下丹田左右各 1 个痧痕点；气喘加挑肺俞与肩板筋双侧；胃、腹、腰痛均可加挑腰背部腧穴；下肢抽筋加挑委中穴。

（二）挑痧时体位

1. 仰卧位

仰卧在床铺上，暴露人体腹部，有利于施术者挑取头面、颈、胸、腹，双手臂内侧的痧痕点。

2. 俯卧位

俯卧在床铺上，暴露人体背面，有利于施术者挑取项、背部，双下肢的痧痕点。

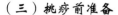

（三）挑痧前准备

准备 75% 酒精和消毒棉签，用于术前皮肤消毒和术后挑痧处的消毒；经过消毒处理的三棱针，或 9～16 号注射针头 1 支。

1. 操作方法

施术者先用棉签消毒局部皮肤，在挑刺的部位上，用左手提起皮肉，右手持针，轻快地刺入并向外挑，每部位挑刺 3 下，同时用双手挤出紫暗色的瘀血，反复 5～6 次，最后用消毒棉擦净。

2. 注意事项

（1）挑痧治疗室要宽敞明亮，空气流通，注意保暖，防止患者感受风寒。

（2）挑痧的工具要严格消毒后才能使用。

（3）挑痧部位的皮肤要常规消毒，术后也要清洁消毒一遍。

（4）挑痧术后，患者应卧床休息，多饮清淡茶，忌食酸辣油腻或不易消化的食物。

（5）痧病重症，应配合综合治疗方法进行抢救。

二、药推疗法

【疗法简介】

瑶医药推疗法，是以瑶医筋脉理论为指导，以瑶医各种风证为治疗对象，采用推、刮手法，并配合药物推拿，使邪退正复或扶正祛邪，从而达到治病目的的治疗方法。

【疗法特点】

安全、简便、价廉、便捷、无副作用、适应范围广、便于推广等。

【治疗功效】

具有疏通经络、活血化瘀、散经止痛、清头明目、开胸导滞、缓痉镇痛等功效。

【适应症】

该法可适用于小儿干病（感冒高热、肺热、无名高热），小儿急、慢惊风及风症或风敌闷（风湿痛），跌打扭伤，闪腰，眩晕，胃脘不适，颈椎病，落枕，腰肌劳损等病症。特别是对小儿急、慢惊风可收到简、便、廉、验的效果。

【禁忌症及慎用症】

1.急性损伤、瘀血严重以及开放性损伤者慎用。

2.孕妇、皮肤病患者慎用。

【所需材料、药物】

橘叶2张、生姜适量，食盐少许，混合后捣烂，轻症者以少许开水浸泡，重症者以净水煮沸5分钟。若单纯热重者可取生姜煨熟去皮，将其切成刀口状薄片，浸入盐开水内3分钟即可；若寒邪偏重者，则取生姜连皮煨熟切片，加橘叶2张，捣烂夹入姜片之间进行推刮。对于初次接受瑶医挟药推刮疗法的患者，可加葱白适量夹在姜片内推刮。另外成人采用瑶医挟药推刮疗法则最好加用五月菖蒲或羊耳艾，捣烂后用水煮沸，然后倒在干净纸上，以纱布包之即行推刮。

【操作方法】

（一）操作部位

依病情需要酌情选择施术部位，头部、四肢部、胸腹部，背部均可应用药推法。

（二）操作原则

挟药推刮的方法，一般遵循先上后下的原则，即先头继手，再胸背，后下肢。

1. 头部推刮

医者两手拇、食指各捏药姜一片或药姜一撮，两手对持，用力适中，由印堂开始缓缓向上推过神庭，达顶百会，继往后推至大椎止。然后再从印堂由内向外上推至两侧头维穴。复由印堂向外推至两侧太阳穴，如此推刮8次即可。

2. 手部推刮

医者左手握患者掌部（男左女右）掌心向上，医者右手拇、食指捏持药姜，先在患者食指外侧由指尖推向三间穴，连续8次，复将药姜由小指外少泽穴向下推刮至腕关节内侧横纹大陵穴止，再复从肘关节内侧之曲泽推刮至手掌侧末端，然后如法依次推刮余指。最后再由曲泽由上而下推至大陵，转出太渊推至食指掌侧指尖端；从肘关节外侧曲池自上而下推至太渊，转出神门达小指尖端。上法每一过程均需重复8次。在推刮完手之内侧后，将其手背向上，医者左手轻握其四指，右手拇指捏药姜，由肘关节外侧从上往下缓缓推刮至拇指背侧末端，连续8次，并再往上复推刮至肘

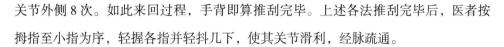

关节外侧 8 次。如此来回过程，手背即算推刮完毕。上述各法推刮完毕后，医者按拇指至小指为序，轻握各指并轻抖几下，使其关节滑利，经脉疏通。

3. 胸腹部推刮

先捏药姜由鸠尾直推刮至脐眼，然后再由天突穴推刮至脐眼一次，这有利于胸阳振奋，邪从腑出。然后用双手拇、食指捏药姜，从其双侧天池穴由内向外、向下推刮至大包穴，连续推 8 次。再由两胁章门穴从外向内、向下推刮至脐眼，如法 8 次。在胸腹部位使用推刮时，要注意配合呼吸。

4. 背部推刮

在脊柱中线至阳穴处开始直往下推至尾椎部位，连续 8 次。复由京门穴由外向内、向下斜推至命门 8 次，以达到固守肾气，祛邪下出的目的。

5. 下肢推刮

先持药姜从拇趾内侧隐白推往足后大钟穴 8 次。再由小趾外侧至阴推至仆参，共 8 次。然后从膝眼沿胫骨前面自上向下推至踝关节前之解溪。复由内膝眼沿胫骨内侧推至商丘，转出踝关节外侧丘墟，推至小趾之至阴，连续 8 次。再复以犊鼻始，沿小腿外侧从上至下推刮至踝关节外侧至丘墟，转入踝关节内侧商丘，推至拇趾隐白，如法 8 次。最后用手指蘸生桐油在腘窝处横截涂擦一次，意为断邪上行。

全身各部推刮完之后，宜取生桐油加热至温热，医者用手指蘸桐油在其各大关节和各部推刮的起始部位轻轻涂擦一次，即宣告瑶医挟药推刮疗法结束。

【临床应用】

小儿干病（感冒高热）

取胸腹部、背部等处推刮，以达到疏通经络、散经止痛、祛邪外出的治疗作用。

【注意事项】

1. 手法要均匀有序，推刮后以全身微微汗出为度。

2. 着力要平稳，不要损伤皮肤。

三、梳乳疗法

【疗法简介】

梳乳疗法，是把一些中草药水煎外洗后，再以木梳梳理乳房，以治疗乳房疾病的一种方法。本疗法长久以来广为瑶族民间应用。

【治疗功效】

瑶医梳乳疗法有理气活血、疏通滞塞、排腐生新、散结止痛等功效。

【适应症】

主要适用于急慢性乳腺炎、产后缺乳、产后乳汁充盈不出、奶结、乳房胀痛、乳腺增生等乳房疾病。

【禁忌症】

凡乳房肿痛、乳房溃疡、乳房皮肤疮疖、乳腺炎已化脓者均禁用本疗法。

【操作方法】

（一）施术部位

女性患者乳房部位。

（二）体位选择

通常以正坐位为宜。

（三）器具准备

木梳一把即可。

（四）操作步骤

1. 准备木梳一把，病人正坐，医者右手持木梳，左手将乳房轻轻托起，在患处轻轻梳，每次 10 ～ 15 分钟，也可以由患者自己操作。

2. 患者自己先用手牵拉乳头，轻轻向上抖动。每次抖动次数 50 ～ 100 次，频率宜稍快（以每分钟牵拉抖动 100 下为宜），牵拉后再用木梳背烤热按压乳房硬结处，以感觉患处发胀为宜（不宜太重）。每日 3 次。

【临床应用】

1. 产后缺乳：取大葱 80 克加水煎煮，先以药液洗乳房。然后患者正坐，右手持木梳，左手将乳房轻轻托起，用木梳轻轻梳乳房 10 分钟，方法是梳理腺管分布的方向，由乳头核向外侧，不可逆梳。然后用梳背按摩 10 余次，每日 3 次。

2. 急性乳腺炎（初期）：取赤芍，夏枯草，蒲公英，水煎后趁热熏洗乳房，接着用木梳在患处轻轻梳 15 分钟左右，然后患者自己或家属配合用手牵拉乳头，轻轻向上抖动，每次抖动 50～100 次，以每分钟牵抖 100 次为宜，牵拉后再用木梳背烤热按压乳房硬结处，以感觉患处发紧发胀为宜。再向外侧梳理，每日 3 次。或急性乳腺炎（初期）：取赤芍，夏枯草，蒲公英，水煎，趁热熏洗。接着患者或家属配合用手牵拉乳头，轻轻向上抖动，每次抖动 100 下，然后将木梳背烤热，轻轻按压乳房硬结处。以感觉患处发紧发胀为宜，再向外侧梳理，每日 3 次。

3. 奶结：取麦芽 50 克，芒硝 9 克，煎水外洗，然后用木梳在患侧乳房上轻梳 10～15 分钟，再用梳背按摩乳房 10 余次，每日 3 次。在治疗时还应注意保持乳汁通畅，病乳不宜哺儿，可用吸乳器或成人吮吸吐掉，饮食宜清淡，并多饮水，保持大便通畅，以期早日痊愈。

4. 产后乳汁充盈不出：取王不留行，煎水外洗乳房，然后以木梳梳 5～10 分钟。

【注意事项】

1. 梳法应沿乳腺管分布方向，由乳头梳向外侧，不可逆梳。

2. 在运用本疗法的同时，配合熏洗，药物外敷等疗法，以求取效更速。

3. 木梳干净，梳乳时不宜用力太大，以免刮伤皮肤。

4. 在治疗奶结、急性乳腺炎时，应保持乳汁通畅，病乳不宜哺儿，应挤掉；并多饮水，保持大便通畅。

四、滚蛋疗法

【疗法简介】

滚蛋疗法是用瑶药煮制浸泡的禽蛋，在患者身体有关部位来回滚动，以治疗疾病的一种方法。

【治疗功效】

热滚法：散寒除痧，舒筋通络；冷滚法：清热祛毒，疏筋通脉。

【适应症】

轻症的痧症（感冒初期），松节类病（关节酸痛、肿痛），皮肤瘰症（皮肤肿胀）、干症（即热症），小儿干病（小儿高烧），小儿闹脚（小儿消化不良、厌食）。

【禁忌症】

皮肤破损、溃疡，或已溃烂化脓者禁用本疗法。

【操作方法】

（一）蛋的选择

多选用鸡蛋，也可选用鸭蛋或鸟蛋，蛋以新鲜的为佳，不能用变质之蛋。治风寒感冒，鸭蛋效果比较好。

（二）热滚法

备蛋两个，加水 750～1000 毫升，煎沸煮熟。根据病情需要，可添加适当药物与蛋同煮。如感冒加生姜、艾叶、葱白等；风湿病加杜仲、羌活、独活、桑枝等；跌打损伤加桃仁、红花、金腰带、三百棒等；消化不良加山楂、内金、神曲等。煮熟后，将蛋浸于药液中保温备用，取煮好的温热蛋一个，趁热在头部、额部、颈部、胸部、背部、四肢和手足心依次反复滚动热熨，直至微汗出为止。蛋凉后，可再放入药液中加热，一般备蛋二个，轮流滚动。滚蛋后，令患者盖被静卧即可。

（三）冷滚法

取生蛋反复滚动，基本方法同热滚法。

（四）治疗时间及疗程

每日 3～5 次，每次 10～20 分钟，一般十天为一疗程。

【临床应用】

1. 寒痧（伤风感冒），虾症（风寒咳嗽），取热滚法。

2. 关节闷症（疼痛），取热滚法，每日 3 次以上，1 个月为 1 个疗程。

3. 皮肤瘰症（即肿症）、干症（即热症）：取冷滚法，一般在患处滚动，也可在病处周围的经穴滚动。

4. 小儿干病（黄水疮、肺炎、无名高热）：取鸡蛋 2 个。煮熟去壳，用路路通、艾叶各 20 克，一起加水煎煮，煮沸 15 分钟，取出鸡蛋一只，在患儿额部、两侧太阳穴、后颈、背部两侧、前胸、脐部、肘窝、腋窝等处各滚动 10 余次。蛋凉后更换，两蛋轮流滚动。

5. 小儿闹脚（厌食消化不良）：用热滚法，主要在胸腹部来回滚动。

【注意事项】

1. 应用热滚法，如能结合中药及推拿疗法，效果更佳；

2. 要注意蛋的温度，以患者能忍受为度，避免烫伤；

3. 应用冷滚法，应将蛋用冷水冲洗干净；

4. 此外，用来做滚蛋的蛋不适宜再食用，以免将排出的毒素再摄入体内。

 第六节 瑶医熏浴熨法

一、庞桶药浴

【疗法简介】

瑶族医药作为瑶族历史传统文化的一个重要组成部分，有其鲜明的民族特色及用药特点。瑶族支系众多，几乎多数支系都有药浴的风俗，其药浴疗法，更是代代相传，人人喜爱，家喻户晓。千百年来，已成为瑶族人民治病健身、益寿延年的习俗。

瑶族人民自古以来形成的一种良好的卫生习惯——药浴。到了瑶家村寨，瑶族同胞居住在高山大岭，长期以来，积累了与各种疾病做斗争的丰富经验，几乎人人都懂得好几种草药，防病、治病靠自己摘草药治疗和保健。每当您到瑶胞家作客，都会看到家里家家户户都有个高四五尺、直径一尺五寸左右的木桶叫作"澡桶"，那是专门洗药水澡用的，它既可健身、洁体，又可防病、治病。

瑶族庞桶药浴，就是瑶族同胞每天劳动后都要采集新鲜草药，分别捆成小把，放入大口锅中煎煮，药液煮沸后半小时左右。趁热倒入高 70 厘米、直径 60 厘米左右的大桶中，加冷水适量，保持水温在 38℃ 左右进行洗浴。规矩是先客人后小孩，最后大人洗。每天浸泡一次，每次 30 分钟左右。十天为一疗程。

现代研究表明，瑶医特色庞桶药浴疗法能调节人体免疫功能，该疗法的温热效应、经络传导，瑶药有效成分的透皮吸收等对上述作用的发挥具有重要意义。瑶医特色庞桶药浴疗法遵循辨病施治的原则，用药量一般为口服煎剂的 5～10 倍，药方中多采用祛风毒、除湿毒、散寒邪、消肿痛的药物，如两面针、海金子、毛杜仲藤、宽筋藤、血风藤、广西海风藤等药物。瑶族庞桶药浴可作为多种风湿、痛症、皮肤病等病症的外治手段而发挥良好的作用。

【治疗功效】

瑶医庞桶药浴具有祛风除湿、舒筋活络、解毒通络等功效。

【适应症】

主要适用于风寒湿毒所致的恶寒，身痛，关节不利，手足麻木，半身不遂，腰腿痛以及因疲劳、跌损引起的皮肤肿胀，肌肉酸疼等症，及风病（包括风湿性疾病、类风湿性疼痛）、急慢性腰腿痛、坐骨神经痛、偏瘫、多发性神经炎、跌打损伤、皮肤瘙痒、妇女产后风、外感身痛等症。

【禁忌症】

1. 孕妇、心脏病或心功能不全者禁用；

2. 有出血倾向者、皮肤严重破损者禁用；

3. 有活动性肺结核及其他传染病者禁用；

4. 肝肾功能不全者禁用；

5. 精神病、癫痫、不能自我约束者禁用。

【操作方法】

（一）器械准备

浴盆为专用木桶，深 80 厘米，直径 75～80 厘米。

（二）药物处方

1. 风湿浴：桑寄生、稀莶草、独活、牛膝、干杜仲、宽筋藤、当归、姜黄、续断、两面针、麻黄、鸡血藤各适量，加水适量，煮 1 小时，滤取药液置于盆内（留渣，备用复煮），趁热加入米三花酒适量。洗躯干、四肢。每日 1 剂，每日洗 2 次，第 2 次复渣。具舒筋活络、祛风除湿止痛之功效，适用于风湿周身骨痛、腰膝酸软。或用：

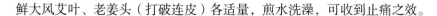

鲜大风艾叶、老姜头（打破连皮）各适量，煎水洗澡，可收到止痛之效。

2. 透疹拭浴汤：西河柳、荆芥、桃子树叶各适量。加水适量，煮沸 15 分钟，倒入盆内，用薄毛巾或纱布，蘸药液，擦拭全身，每日擦 2 次，每次 1 剂。具解表透疹之功效，适用于麻疹初期或出疹期疹出不透。

3. 降压浴：稀莶草、罗布麻叶、夜交藤（即首乌藤）、牡蛎（打碎）、吴茱萸各适量，加水适量，煮沸 40 分钟，倒入盆内（滤留渣，备用复煎），先洗躯干、四肢 5 ～ 10 分钟，然后浸泡两脚 10 分钟。每日 2 次。具降压之功效，适用于高血压病。但应注意宜坐着淋浴，并注意室内通风，不要关紧门窗，以免因热气太重引起药晕。

4. 止痒浴：鲜韭菜、浮萍各适量。共切碎，加水适量，煮沸 15 分钟，连渣倒入盆内，洗身。日洗 2 次，每次 1 剂。具祛风解毒，止痒之功效，适用于漆中毒、过敏性荨麻疹。

5. 痧症（感冒发烧）：鲜薄荷、荆芥各适量，或干品各适量，加适量水煎沸后 2 分钟，将药汁倒于澡盆内，先让患者坐于盆上，让药蒸汽熏一阵，待药液温度适宜后再行洗身，日浴一次，一般 2 次可愈。

6. 治感冒后全身胀痛：番木瓜的叶柄适量，煎水洗澡，每日一次，数次可愈。

7. 治感冒伤寒：鲜狼毒（俗名卜萝头）适量，切片同大米炒至呈黄色，去米，煎水洗澡，浴后覆被睡 2 小时，一般汗出即愈。

8. 风湿痛：鲜大风艾叶、老姜头（打破连皮）各适量，煎水洗澡，可收到止痛之效。

9. 外伤瘀血：苏木、松节、赤芍、红花、没药各适量，打成小块，入锅炒至有气味溢出时，取出放凉即得，用其洗患部。

10. 治痔疮：蒲公英、紫花地丁、鱼腥草、红薯藤连叶各适量，水煎待冷后洗浴患处，一日 2 次，每次 15 ～ 20 分钟，可使痔疮回缩、消散。

11. 眼球红肿充血：红雪豆（又名娥眉豆）藤根、九里明各适量切碎煎水待适温时洗眼，每次 10 分钟。

12. 青蒿浴：青蒿适量，切碎，加水适量，煮 15 分钟，连渣倒入盆内，洗全身，渣擦胸、胃部。洗后用大浴巾裹身。每日 1 次。具辛凉解表、退热之功效，适用于小儿风热感冒、暑湿。

13. 菖蒲艾叶浴：菖蒲、艾叶、苏叶各适量，加水适量，煮沸 10 分钟，倒入盆内，擦洗全身，洗后用大浴巾裹身 10 分钟，然后拭干全身。具辛温解表之功效，适用于风寒感冒、寒湿。若头痛加白芷适量，若周身酸痛加藿香、羌活各 15 克。

14. 生姜浴：生姜适量，洗净捣烂。洗澡时，把姜放入热水中，搅匀，洗全身。每日洗 2 次，每次 1 剂，浴后用大浴巾裹全身 10 分钟，然后拭干。具祛风散寒之功效，适用于风寒感冒，或被雨淋后洗浴可防感冒。

15. 透麻疹浴：柚子树叶、芫荽（香菜）各适量，均切碎，加水适量，煮沸 15 分钟，连渣倒入盆内，洗全身，每日洗 2 次，每次 1 剂。可解表透疹，适用于麻疹初期或出疹时疹出不透。

16. 海带浴：海带适量切碎，龙骨适量打碎，加水适量，煮沸 30 分钟，去渣，倒入盆内，每晚睡前淋浴全身 10 分钟，拭干即睡，每日 1 次。可安神镇静，适用于神经衰弱失眠。

17. 苍艾洗方：苍术、艾叶、独活各适量，共研为末，分 2 份装入纱布袋内，扎紧袋口。然后用浴盆（桶）盛好热水，取一袋药放入，调好水温，边洗边搅动药袋，每日 1 次，每次 1 袋，10 日为 1 个疗程。可温经通络，除湿止痛，适用于风湿关节炎，腰腿痛。

18. 鸡毛浴：雄鸡毛 1 把，食盐少许。先将鸡毛煮水，倒入盆后加入食盐搅匀，洗身，每日 2 次，第 2 次复煎。可解毒止痛，适用于漆中毒、过敏性荨麻疹。

19. 暑疖浴方：九里明、蒲公英、桑叶、夏枯草、稻草灰（纱布另包）各适量。先将前 4 味加入适量水中，煎取药液倒入浴盆内，放入稻草灰袋搅 20 分钟，取出拧干待水温适宜时用。先洗全身，然后浸洗患处，每日 1 ～ 2 次，每次 1 剂。可消暑解毒、消肿，适用于小儿暑天疔疮、疖肿。

（三）操作步骤

使用不锈钢锅，将药物煮沸 20 ～ 30 分钟。滤取药液置浴盆内放至适宜温度，浴盆为专用木桶，深 80 厘米，直径 75 ～ 80 厘米，药液量一般为 20 ～ 30 千克，以药液能淹没浴者肩头（坐姿）为宜；洗浴温度，一般为 38 ～ 42℃，根据浴者耐受程度及季节变化提高或降低，以能让皮肤发红，全身发热，汗出为宜，温度不够时需添加热液。泡浴 15 ～ 30 分钟为宜。

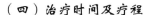

（四）治疗时间及疗程

一般 7 天为一疗程。急性病者用 2 个疗程，慢性病者用 4 个疗程。

【注意事项】

洗浴时间一般为 15 ～ 30 分钟，时间太短不能发汗，药物不能通过汗腺而被吸收，时间太长易导致脱水。洗浴时要注意及时补充体液，避免感受风寒，要一边浸泡一边揉搓和按压全身或患部，促进血液循环，以利于药物吸收。

二、熏蒸疗法

【疗法简介】

熏洗疗法为瑶族民间常用的治疗疾病的一种方法，是以药物煎汤，趁热在皮肤或患处先以药液蒸汽熏，待药液温度适宜时再行沐洗。它是借助药力和热力，通过皮肤作用于机体，促使腠理疏通，气血通畅，脉络调和，从而达到治病的目的。瑶医熏蒸疗法包括烧烟熏、蒸气熏和熏洗三法。是用烟雾、蒸气、药液温熏或淋洗肌肤的一种古代疗法。

【治疗功效】

具有发汗、透疹、祛风、开窍、解毒、杀虫、补虚和止痛等功效。

【适应症】

适应于虾症（即咳症）、醒类病（即心病症）、产后血晕、牛皮癣、鱼鳞癣、皮肤淀粉样变、神经性皮炎等疾病、耳闭暴聋，疗效显著。特别是对不能服药的患者，熏洗疗法更显示出其优越性。

【禁忌症】

1.高热大汗、高血压病、主动脉瘤、冠心病及有出血倾向等患者不宜使用本法；

2.用药后局部出现过敏时停用；

3.严防烫伤，局部皮肤不好，甚至有伤口、创面或皮炎者禁用。

【操作及应用】

（一）烧烟熏法

用中草药燃烧的烟气治疾病的方法，为烧烟熏法。本疗法具有开窍醒神、止咳平喘、祛风止痛、杀虫灭菌、消瘰拔毒、宽胸理气等功效，不但适用于实证，亦适于虚证。

1. 操作步骤

（1）桶熏法：把药物放在桶内（最好盛在瓦盆内）点燃，使其冒烟而不可着火，令患者坐于桶上熏之。

（2）筒熏法：把药物放入瓷筒内（瓷瓶亦可）点燃，令患者把患处放在筒上，使烟直接熏疗患处，或将药物研碎后用纸卷成筒状，点燃熏之。

（3）室熏法：将药物放室内安全处点燃，密闭门窗，使烟气弥漫，借以熏疗。此法于流行病季节用之最佳。

（4）药纸熏法：将所选用的药物碾成细末，用较厚草纸卷之点燃出烟，直接熏患处。

（5）香炉熏法：将药香折成段放入香炉内点燃，其烟从盖上的小孔和香炉四周冒出，用于灭蚊、除湿、辟秽、祛病等。若把香炉盖拿掉也可直接熏患处。

（6）药烟熏法：选择对证的中草药，研成粗末，装入烟斗内点燃吸之。此法适宜于咳嗽，亦可用来解郁降逆。

2. 临床应用

（1）虾症（咳嗽）：罗布麻、烟丝各适量。将罗布麻叶粉碎成末与烟丝混匀，用旱烟与水烟袋装烟斗吸之，每次5～8烟锅，一日4～6次，或自己卷成香烟一次一支，每日3～4支，5～8天为1个疗程。

（2）醒类病（即心病症，冠心病）：桔梗、贝母、巴豆各适量捣末，装入烟斗内，点火吸之。此方对消除胸痛、气憋疗效显著。

（3）耳闭暴聋：艾末、磁石（烧灰）、珍珠煅各适量，加麝香少许，黄蜡融化摊纸上，将药卷入成筒状，烧熏患耳，气通后用艾绒避风。

（4）产后血晕：取破油纸伞点燃，使烟熏患者口鼻，可使其神醒。

（5）神经性皮炎等疾病：苍术、大枫子、苦参、防风、白藓皮、五倍子、松香、鹤虱、黄柏各适量，研碎混合，卷成艾卷状，以4根合拢点燃熏患处，以不疼痛为度。每日1次，每次20～30分钟，30次为1个疗程。

（6）牛皮癣、鱼鳞癣、皮肤淀粉样变：大枫子、蓖麻子、蛇床子、祁艾、苏子、苦杏仁、银杏、苦参子各适量，共研细末，用较厚草纸卷药末做成纸卷，燃烟熏皮肤患处。每日1～2次，每次15～30分钟，温度以病人能忍受为宜。

3. 注意事项

（1）本疗法以燃着冒烟为度，一般不宜用火焰熏烤，以免烧灼皮肤。

（2）本疗法不宜用秽恶气味较重的药物，以免刺激咽喉。

（3）凡高热、孕妇及出血病人慎用本疗法。

（4）咳嗽病人用吸烟法数日不效者，应改用它法。

（二）蒸气熏法

利用药物蒸发的雾气熏蒸皮肤，借其氤氲之气直透腠理，从而达到防治疾病的目的，这种疗法叫蒸气熏法。蒸气熏法有全身与局部两种。本疗法对体虚邪痼之疾病而不能速愈者，颇为适宜。

1. 操作步骤

（1）全身熏法：将煎煮好的药物倾倒入搪瓷盆内，盆上放一木板，令病人坐在木板上，用布围住全身及瓷盆，露出头面，使蒸气熏蒸全身。

（2）局部熏法：即将患部放在盛有中药煎剂的搪瓷盆上，上覆毛布，不使热气外透，进行熏蒸。

2. 临床应用

（1）颜面神经麻痹：去壳巴豆4～8粒，投入250毫升50度白酒中置火上煮沸后，将白酒盛于小口瓶中，趁热熏健侧劳宫穴（左病取右，右病取左）20分钟，每日1次，10次为1个疗程。

（2）比涕豪（痢疾）：乌梅适量，煎汤放桶内，坐熏肛门，主治噤口痢。

（3）风敌冈（风湿痛）：活络止痛汤：桑寄生、老桑枝、当归、羌活、独活各、川乌、草乌各适量。加水适量，煎煮1小时，滤取药液，再趁热加米三花酒100毫升，熏痛处，每日1次，每次约30分钟，每次1剂。功效：通经活络，祛寒止痛。或秦艽、防风、苍术各适量，煎汤熏蒸局部关节。

（4）黄类病（肝风）：霜桑叶适量，煎汤熏全身。主治肝风内动，全身或局部麻木。

（5）涕结（便秘）：烈火煮竹叶一锅，趁热倒入桶内，撒绿矾一把，令病人坐上熏之。

（6）痔疮：冰片、樟脑各适量，开水溶化，趁热熏患处。

（7）闷症（胸痹）：理气止痛汤。醋炒青皮、栀子、蒲公英、甘草。痛甚者加桃仁、红花各适量；胀甚者加防风、枳壳各适量，加水煎煮2次，共取混合药液适量，滤取药液，温度保持在40～50℃，用毛巾浸湿透取出拧干，趁热熏痛处，每日1次，每次约30分钟，每次1剂。功效：活血通络、理气止痛。

（8）小儿麻疹疹出不畅，或欲出不出者：浮萍透疹汤。浮萍、鲜芫荽（香菜）、西河柳、蝉蜕各适量。均切碎，加水适量，锅口用厚纸或湿纱布盖住，再把锅盖盖上，煮沸。然后令患儿坐在床上，靠近患儿，使蒸气由锅嘴徐徐喷出熏蒸（患儿不必脱衣服）至无气喷出。每日1次，每次1剂，至麻疹出透为止。功效：解表透疹。

3. 注意事项

（1）本疗法出汗多，可能会引起感冒、虚脱等；

（2）本疗法不宜用于体虚多汗，大出血，严重贫血、失水、高血压、精神病等病人。

（三）熏洗法

熏洗法是将药物煎煮后，先用蒸气熏疗，再用药液洗身或洗局部患处的治疗方法。它借助于蒸气与药液的熏洗，起到散风除湿、透达筋骨、活血理气的作用。主要用于全身性疾病及目、手、足等局部疾患。

1. 操作步骤

（1）全身熏洗法：选择密闭且光线充足的房间，将所需药物放入锅内煮沸，待蒸气加热使室内气温达40摄氏度左右方可进行治疗，一般熏蒸15～20分钟后，室温降低，再用温热的药液洗浴，每日1次，10～15次为1个疗程。

（2）局部熏洗法：将煮沸的药液倒入盆内或杯中，把患处放在药液上熏蒸，若患部面积很小，可在盆上或杯上盖一有孔的布或盖，使患部对准小孔熏之，待药液降温后，再进行洗浴。

2. 临床应用

（1）脱发：生地、首乌、黑芝麻梗、柳枝、骨碎补各适量，入瓦钵中，水煎，每日一剂，每日熏洗3次，熏洗后用干毛巾覆盖头部30分钟，避风寒，5天为一疗程，平均5～6个疗程见效。

（2）风湿骨痛、风湿性关节炎、骨质增生等。

透骨草、威灵仙、墓头回各适量，将此三味药放入搪瓷盆内煎煮，煮沸后，加入醋、白酒各适量，继煮二三沸后离火，先熏后洗，用于全身性及局部疾患均可，并治小儿麻痹后遗症。

（3）骨折。

①当归、透骨草、花蕊石、赤芍、天仙藤、蒲公英、苏木、地丁、没药、芙蓉叶、白芨、刘寄奴、生蒲黄、红花、艾叶、茜草、桂枝各适量。本方具有行血散瘀、消肿止痛的功效。适用于骨折后骨痂形成者及软组织损伤所发生的局部瘀血肿胀而疼痛者。

②天仙藤、透骨草、钩藤、鸡血藤、白芨、伸筋草、苏木、赤芍、蒲公英、乳香、刘寄奴各、木瓜、红花、艾叶、桂枝各适量。本方具有舒筋活血，通络散结的功效。可用于骨折愈合无明显肿痛及软组织损伤，但有关节及肢体功能障碍者。

③透骨草、川断、桑寄生、当归、钩藤、鸡血藤、白芨、海桐皮、泽兰、艾叶、木瓜、羌活、红花、桂枝各适量。本方具有补益肝肾、强筋壮骨、舒筋活血的功效。应用于骨折愈合或软组织损伤未复原的筋骨酸软、关节受限、肌肉僵凝、肌腱粘连者。

以上三方的熏洗方法：每剂药加入适量水中，煎沸15～30分钟，过滤去渣，倒入盆内，趁热熏洗患处，也可用毛巾浸湿药液敷于患处。每日1～2次，每次1～2小时。翌日熏洗仍用原汤药加热，汤药减少时可适量加水。春秋季节1剂药可熏洗3～4天，冬季可熏洗5～6天，夏季熏洗1～2天即应弃陈更新。熏洗时，可先以热气熏蒸，待汤药降至50～70℃时再浸洗，为使药力持久，也可用两条毛巾浸药，更替温敷患处。

（4）软组织损伤。

①当归、透骨草、苏木、红花、桂枝、陈艾叶、川椒、防风各适量，加水适量，煮好后，

趁热先熏损伤部位，当药液稍凉后再洗局部，每天熏洗 3 ～ 4 次，每次不少于 40 分钟。

②刘寄奴、宽筋藤、伸筋草、银花藤、鸡血藤、络石藤、乳香、没药、透骨草各适量，水煎，熏洗损伤部位。

（5）滑囊炎、腱鞘炎：川乌、草乌、川芎、川断、当归、艾叶、伸筋草、威灵仙、青风藤、薄荷各适量。上肢加桂枝、姜黄各适量；下肢加木瓜、独活各适量。将上述药加水适量煎煮，开沸后再煎 15 ～ 20 分钟，然后将药液倒入盆内，先熏后浸洗，每次 30 分钟，每日 2 次，5 剂药为 1 个疗程。

（6）脓疱疮，疔疮、疖肿未成脓期：银菊解毒汤。银花、野菊花、黄柏、大黄、朴硝各适量。加水适量，煎 30 分钟，滤取药液。接着趁热熏患处，无蒸气后浸洗，每日 1 次，每次 1 剂。功效：清热解毒。

（7）痔疮。

①冬青树叶、鳖甲（打）、五倍子（压碎）各适量。加水适量，煮 30 分钟。滤取药液。每日早、晚将药液加热熏洗肛门各 1 次，5 天为 1 个疗程。具活血祛瘀、消肿止痛之功效。但应注意痔疮出血时不宜熏，熏洗期间忌食辛辣、鱼虾螃蟹及饮酒。

②鲜马齿苋、野菊花、酸藤根各适量。煎汤熏洗，每日 2 次。

（8）寒痧症（风寒感冒）：生姜、葱白、柳树枝、桂枝、荆芥各等量，共煎汤，先熏后洗头面部或全身，得汗而解。

（9）热痧（风热感冒）：葱白、青蒿、李树叶各适量，煎汤先熏后洗全身。

（10）脚癣：苦参、鲜辣椒、鲜马齿苋、苦楝叶和枝、果实各适量，用水煎浓汁熏洗患处，每日 1 ～ 2 次。

（11）湿疹：九里光、黄柏、银花藤、蛇床子、蒲公英、苍耳子、五倍子、白鲜皮、荆芥、防风、苦参、明矾各适量，煎汤先熏后洗，每日 1 ～ 2 次。

（12）身痒症（风团皮肤瘙痒）。

①苦参、臭蒿（黄花蒿）各适量。水煮熏洗。可治老年皮肤瘙痒。

②蛇床子、白鲜皮、地肤子、苦参、露蜂房、鹤虱、大枫子、枯矾、黄柏、大黄、杏仁各适量，共煎水熏洗，洗后避风。可治顽固性皮肤瘙痒。

③芒硝、苦参、白部、蛇床子、鹤虱各适量，共煎水每晚熏洗一次。可治男女阴部瘙痒。

3. 注意事项

（1）全身熏洗法，应令患者先饮用适量糖水或盐水，然后脱去衣服，进行治疗；

（2）全身熏洗时，应随时注意患者有无异常反应，以防发生意外，包括感冒、血压骤降、休克等；

（3）年老体弱、严重心血管疾病、孕妇、重度贫血、活动性肺结核等患者，禁用全身熏洗法。

三、熨法

【疗法简介】

瑶医熨法又称热敷熨法，是将一发热物体贴敷于人体的某一部位而进行治疗的方法。瑶医用熨法治病，常就地取材。该法既简便又安全。

该疗法是借助于热力或药力，通过皮肤作用于机体，祛邪扶正，调经脉使气血流畅，从而达到治疗疾病的目的。

【治疗功效】

具有解毒、消肿、驱寒湿、减疼痛、除疲劳之功效。

【适应症】

主要适用于哮喘、胃脘痛、乳痈、跌打损伤、肌肉劳损、胁闷症（胁痛）、风疹瘙痒、毛虫伤、化出（遗尿）、吹乳、阴挺、闭经、鹤膝风、五迟症、痄腮、脱肛、酒糟鼻、涕化毋通（大小便不通）等病症。

【禁忌症】

1. 皮肤过敏有溃烂烫伤者禁用；

2. 有发热、失血及局部红肿等症，则当慎用或忌用。

【操作方法】

1. 药物热敷熨。

（1）药包热敷熨：将选好的药物在砂锅内或铝锅内煮热，用布包裹、贴敷患病部位或穴位。每次热敷时间不宜超过 30 分钟，每日 2 次。例如用蚕沙适量，加入少许食盐，和匀炒至极热后贮于小布袋中熨脐周围及四肢，可治腹痛兼吐泻、风疹等症。取鲜野菊花（干品亦可）适量，蒸热，贮于布袋中，熨患部或胸背四肢等处，主治胁痛及风疹瘙痒症。

（2）药饼热敷熨：将药研成极细粉末，加入适量面粉做成饼状，或蒸或烙；或者是用面粉蒸饼，将药物细末置于热饼之上，贴敷患病部位或穴位，凉后即可弃掉。

（3）药末热敷熨：将选定的药物研磨成细末，或将所选用的药物捣烂，直接置放在一定的部位或穴位上进行热敷。

（4）药液热敷熨：将药物煮熟，用纱布蘸取药液，直接贴敷于患病部位。

（5）药渣热敷熨：将选好的药物熬煮，去汁存渣，用其药渣热敷于患处，并覆盖纱布等物，以防散热太快。

2. 热水袋敷熨：将热水倾入热水袋（亦可用橡皮袋、高温瓶等代替）内，水量不要超过热水袋的三分之二，然后排出热袋里上部多余的空气，将盖拧紧，直接贴敷于患病部位。

3. 水温热敷熨：将水烧热，先在皮肤上涂一层凡士林油，然后把敷布放到热水中浸透，捞出，拧去多余的水分，直接热敷于患处，上面用油纸或塑料薄膜敷盖，再用棉被包好，保温。每 3 ~ 5 分钟更换一次敷布。一般治疗时间为 20 ~ 30 分钟，每日 1 次。

4. 酒精熨法：取酒精适量，加热后用棉布浸泡，趁热熨胸腹部及四肢关节。主治：饮食停滞致胸膈满闷不舒，或大便溏泄及因风湿所致之关节痛。

5. 酒熨法：用老白干（60 度以上的烧酒）煨热，取棉布 2 小块。蘸热酒搽抹患部，布冷则换热布，轮流使用。主治：气郁不舒及跌损等症。

6. 沙热敷熨：取适量沙粒、放入铁锅内炒热至人体能耐受的程度，直接热敷于患处或用布等物包裹，热敷于患处。

7. 铁末敷熨：取适量干净铁末，倒入铁锅内炒红，取出降温，装入布袋，并在铁末中洒适量陈醋，双手揉搓，使铁末与醋充分搅拌均匀，待铁末有热感后继续揉搓 10 分钟，然后放在患处贴敷。例如用生铁落适量，加入少量酒炒至极热后贮于布

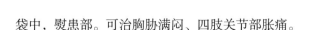

袋中，熨患部。可治胸胁满闷、四肢关节部胀痛。

8.砖瓦热熨：取适宜青砖或瓦片，置炭火或煤火中烘热，用布包裹，轮流熨患处。

9.灰熨法：用木柴灰适量，加入适量之开水（和成团即可），置锅中炒热，用棉布包裹，置脘腹熨之。可治胸膈满闷，食滞泛酸等症。

10.其他热敷法。

（1）盐热敷熨：选取颗粒大小均匀、没有杂物的盐适量，倒入铁锅中，用小火慢慢加热，边加热边搅拌，待温度达55～60℃时，倒入布袋内，将口扎好，置于患部，治疗时间一般为20～30分钟、每日或隔日1次，15次为1个疗程。例如取食盐适量，文火炒热、用棉布包裹，用以熨脘、腹部，可治因寒邪所致的胃脘痛、腹痛及吐泻等症。

（2）葱热敷熨：取适量新鲜葱白，捣烂后置于铁锅内炒热，趁热取出，用布包裹，置于患处贴敷。例如取葱白适量，切碎（1～2厘米长），加入酒炒热，用棉布包裹，趁热熨腹部，可治寒邪凝滞所致之小便癃闭及产后瘀血凝滞之少腹痛；亦可用于治疗跌打损伤致阏血凝滞之症。

（3）姜热敷熨：取适量新鲜生姜，捣烂后放入铁锅内炒热，趁热取出，用布包裹，置于患处贴敷。例如取生姜适量捣烂，去汁取渣炒热，用棉布包裹，用以熨（心）胸胁等部，若姜渣冷，则可加入姜汁再拌炒热以熨之。

（4）醋热敷熨：取适量盐放入铁锅内爆炒，取适量陈醋洒入盐内，边洒边搅拌均匀，醋洒完后再略炒，迅速倒在布上包好，趁热敷患处。

（5）蚕豆熨法：取蚕豆适量，放入锅中用文火炒至极热，贮于布袋中，熨四肢关节部。主治关节酸痛。

【临床应用】

1.哮喘（阴寒型）：石菖蒲、生姜、葱白各适量，艾叶1把。混合后捣烂炒热，用布包裹，趁热贴敷肺俞穴。

2.胃脘痛：香附、乳香、小茴香、陈皮、三棱各适量。混合后磨成细末，熬炼成膏状，趁热贴敷中脘、胃俞穴。

3.尿潴留：栀子、大蒜各适量，盐少许。将三味共捣烂如泥膏，抹在纱布上，趁热敷于肚脐，包扎固定。

4. 洴化毋通（大小便不通）：连须葱白1根，生姜1块，淡豆豉20粒，食盐2小匙。将上述四味药共捣烂，做成糊饼状，烘热，贴敷脐中，以帛扎定，良久透气，小便自通。

5. 化出（遗尿）：五味子、桑螵蛸、车前草、元胡、桂枝、青木香各适量。将上述药共研为细末，或煎后取汁，调拌葱水或姜汁成糊状，烘热后，贴敷关元和水道穴。

6. 乳痈：蒲公英、连翘、乳香各适量。将上述药共研为细末，再将适量米醋加热，放入药末调匀，趁热贴敷患处，纱布固定。

7. 吹乳：将葱捣成泥膏状，涂敷乳房约1厘米厚，其上覆盖热水袋等温热物以暖之，须臾汗出，肿痛立消。

8. 阴挺：蓖麻仁适量，捣烂。临睡前将捣烂的蓖麻仁用热粥拌匀，搅成膏状，将患者头发分开，趁热贴敷于头顶百会穴，注意保温，约2小时后子宫缩入，则可将药膏洗去。

9. 月水不通（闭经）：大黄、元胡、木香、桂枝、山楂、五味子各适量。混合后研为细末，加适量食盐炒热，贴敷腰部，少腹部。

10. 鹤膝风：大南星炮去皮，研细末，入米醋调，烘热贴之。

11. 五迟症：菖蒲、艾叶、川芎、羌活、穿山甲、茯苓、五味子各适量。混合后研为细末，调拌鸡蛋清或麻油，温热后贴敷关元、囟门。

12. 疟腮：胡椒粉、小麦粉各适量。将上二味以温水共调成糊状，涂纱布上贴敷患处，每日更换一次，连用数日可愈。

13. 酒糟鼻：橘核适量，核桃仁1个，将橘核微炒至黄，晒干研末；核桃仁亦研碎为末，二药混匀，以温酒调之。睡前趁热贴敷于鼻上，晨即洗去。

14. 跌打损伤：红花、当归、苏木各适量。三味药加水适量，熬至稍稠，用数层纱布包裹药渣，贴敷患处。药液淋其上，凉即换，每日2次。

15. 毛虫伤：芋头1个，煨至将熟时，取出捣烂如膏状，趁热贴敷患处。

【注意事项】

1. 热病、高血压患者及过敏体质者不宜用此法。

2. 热敷疗法的温度一定要适当。温度过高则易烫伤皮肤或使病人汗出过多而引起休克，但也不要因温度不够而影响疗效。

3. 操作方法要得当。要按患病部位或经络穴位贴敷，并使病人保持体位舒适。

4. 在使用本疗法的同时，可配合其他疗法以提高疗效。

5. 在热敷过程中，患者如感觉不适或局部有不良反应，则应立即中止热敷。

第七节 瑶医芳香疗法

一、佩药疗法

【疗法简介】

瑶族同胞常常在身上佩戴饰物，药佩则为含有芳香性、挥发性药物的香囊、香袋等服饰。药佩法就是让病者系挂药物香囊、香袋等以治疗疾病的方法。

【治疗功效】

本法具有芳香辟秽、祛邪解毒等作用。

【适应症】

适用于时疫、瘟疫、骨蒸、疟疾、鼻炎、小儿疳积、久痢和口疮等病症。

【禁忌症】

1. 孕妇禁用；

2. 持续高热者禁用；

3. 有特殊药物过敏者禁用。

【操作方法】

1. 香囊（袋）法：用绛绢做成小囊或小袋，将所选药物研末，装入囊或袋内，缝严或用胶水粘严，固定即成。使用时，令病者把香囊（袋）系挂于颈项、肛前，或内衣口袋及其他部位。每日使用6小时以上，或日夜佩挂不除，直至病愈。

2. 口罩法：用多层纱布做口罩，将药物研末，撒在各层纱布之间，密密缝严固定即成。使用时，令病者将口罩戴于口鼻，每日使用6小时以上。

3. 项圈法：将药物加工成圆珠状、棱状等各种美观的工艺品，中心钻孔，用丝线串联，做成项圈、项链即成。使用时，令病者挂于颈项，每日使用 6 小时以上。

【临床应用】

1. 时疫：山慈姑、续随子、五倍子、红大戟、麝香各适量，上述药分别研为细末，再拌和匀，绛囊盛之，每囊适量。令病者佩挂于颈项、胸前，日夜不去，直至病愈。本法亦可治诸喉证。上药再加雄黄、朱砂适量即为玉枢丹配方。

2. 瘟疫：大黄、苍术、檀香、山奈、雄黄、朱砂、甘松、川椒、贯众、降香、龙骨、虎骨、菖蒲、白芷、官桂、细辛、丁香、吴茱萸、沉香各适量。混合后研为细末，绛囊盛之，每囊适量，令病者佩挂于胸前。

3. 骨蒸：安息香、木香、麝香、犀角、沉香、丁香、檀香、香附、诃子、朱砂、白术、荜拨、乳香、龙脑、苏合香各适量。上述药分别研细末，拌和均匀，绛囊盛之，每袋适量。佩挂于胸前贴身衣上。本佩亦可治疗时邪、瘟疫、瘴气等多种外感病症。

4. 疟疾：蜘蛛 1 只，用绛绵包裹，系于臂上。

5. 小儿疳积：羊脬 1 只，吹起，置阴凉干燥处阴干，灌注汾酒 60 克于脬内，令病儿挂于胸前。

6. 鼻炎：鹅不食草、辛夷、白芷、藿香、冰片、薄荷脑各适量。上述药分别研细末，拌和均匀，撒在纱布各层之间，做成口罩。令病者罩于口鼻，每日数次，每次 1 小时以上。

7. 小儿久痢：六月雪、生诃子各适量。混合后研为细末，布袋盛之，佩挂于病儿胸腹部，日夜使用，直至病愈。亦可于本配方减去六月雪，加干姜、陈皮、黄连各适量，共研细末，令病儿佩挂于胸腹部的内衣和外衣之间，主治相同。

【注意事项】

1. 缝制香佩所用布料需选用丝绸或薄棉布，以利于药中芳香挥发成分散发，不宜使用尼龙化纤布制作，以免影响疗效；

2. 香佩需精心缝制，使其既小巧玲珑，美观大方，成为饰物，又能散发药香，治疗疾病；

3. 药佩中中草药多含芳香挥发成分，故在不使用时需将其置阴凉干燥处密封保存，以免药味散发变淡，影响疗效；

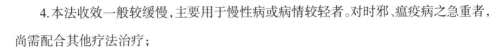

4.本法收效一般较缓慢,主要用于慢性病或病情较轻者。对时邪、瘟疫病之急重者,尚需配合其他疗法治疗;

5.使用本法时,如出现对药佩中药物过敏的现象,应立即中止使用。必要时尚需进行抗过敏治疗。

二、药枕法

【疗法简介】

药枕法是将药物制成枕头或将药物装入枕头中,病人睡觉时头部接触枕头,以达到治病目的的一种治疗方法。一般是把挥发性、芳香性的药物置入枕芯中,做成药枕,让病人在睡时垫于头项下以治疗疾病。

【治疗功效】

本法具有芳香通窍、怡神醒脑、安神益智、调养脏腑、养元强身、清肝明目、宣肺化痰、益卫固表、疏通经络和调整阴阳的功效。

【适应症】

主要适用于头痛、近视、失眠、善忘、虾症(即咳症)、鼻塞和耳聋等病症。

【禁忌症】

1.孕妇禁用;

2.皮肤过敏者禁用。

【操作方法】

(一)枕芯的制备

1.布枕芯:用棉布缝成长约50厘米、宽约30厘米的枕芯。将所选药物研碎,撒入木棉或棉花等填充物中,装入枕芯,外加棉布枕套即成。使用时,令病者枕之,每日使用不少于6小时。

2.木枕芯:用柏木板或槐木板做成长50厘米、宽30厘米、高6厘米左右的木盒,木盒四周钻百孔,将药物研碎后装入盒内,外用棉花、棉布分层包裹,外加棉布枕套即成。使用时,病者将头睡枕上,每日使用6小时以上。

（二）使用方法

用备好的药枕做枕头入睡，可连续使用3～6个月，久用或寒冷天气可先烘烤使其有温热感后枕之入睡，每次使用前可轻轻拍打使其松软后再用。

【临床应用】

1.风寒头痛：吴茱萸叶适量，蒸热，装入枕芯，令病者枕之。亦可用吴茱萸棉布包裹做成药枕，令病者枕之。

2.风热头痛：决明子、菊花各适量，混合后研为细末，装入枕芯，做成药枕，令病者枕之。

3.眩晕：杭菊花、冬桑叶、野菊花、辛夷、薄荷、红花、冰片各适量。上述药除冰片外共研为细末，再和入冰片，装入枕芯，做成药枕，令病者枕之，3个月为一疗程，每日使用不少于6小时。本枕亦可治高血压、动脉硬化、脑震荡、脑血栓后遗症引起的头部不适、正偏头痛、神经衰弱、斑秃、目赤肿痛、急慢性鼻炎、咽喉炎和面部毛囊炎等症。

4.高血压。

（1）生石膏适量，打碎，装入枕芯，做成睡枕，令病者使用。

（2）菊花、丹皮、川芎、白芷各适量，混合后研为细末，装入枕芯，做成药枕，令病者枕之。3个月为1个疗程。体胖，午后潮热者，可加丹皮适量；头痛遇寒即发者，另加细辛适量；对白芷气味不适者，可减少白芷用量。本枕还可治神经衰弱、内耳眩晕症、神经性头痛。据初步观察，癫痫患者不宜使用本枕。

（3）磁石适量，打碎，装入枕芯，做成药枕，令病者使用。本枕亦可治失眠。

（4）失眠：黑豆、磁石各适量，打碎，装入枕芯，做成睡枕，令病者使用。

（5）神经衰弱：绿豆衣、橘叶、龙胆草、桑叶、地骨皮、菊花、草决明各150克，共研细末，装入枕芯，做成药枕，令病者使用。

（6）颈椎病：当归、羌活、藁本、制川乌、黑附片、川芎、赤芍、红花、广地龙、广血竭、菖蒲、灯芯、细辛、桂枝、紫丹参、防风、莱菔子、威灵仙、乳香、没药、冰片各适量，上述药除冰片外共研为细末，和入冰片，拌匀，装入枕芯，做成药枕，令病者将枕垫于头项下。每日使用6小时以上，3个月为1个疗程。

（7）鼻渊：辛夷、白芷各适量，共研细末，装入枕芯，做成药枕，令病者枕之。

【注意事项】

1.作药枕之药应尽量选用当年采集的药物，虫蛀、发霉的药物不宜使用；

2.应用本法时，须辨证用药，一般常用偏于馨香走窜的植物药的花、叶、皮、子。但应注意，初用时过于芳香、气味浓烈的药物应尽量少放，以免影响睡眠；

3.对选用的药物应进行加工使之蓬松柔软，装入透气较好的布袋里，以利药力的透散；

4.使用药枕后，如发生皮肤发痒、起风团或鼻痒等症状者可能为药物过敏所致，要及时停用或更换；

5.药枕疗法奏效较慢，因此，在使用时要有耐心，坚持枕用，方能有效。

三、药被法

【疗法简介】

让病者用含有中草药的被子覆体以治疗疾病的方法称为药被法。

【治疗功效】

本法具有祛邪解毒、宣肺化痰、利水消肿、逐风除湿和活血通络的功效。

【适应症】

主要用于瘟疫、咳嗽、水肿、腰痛、脚痹和小儿惊痫等病症。

【禁忌症】

皮肤过敏、溃烂、烫伤者禁用。

【施术方法】

1.药芯法：用薄棉布做成被套，把药物加工、轧碎、装入被套，铺平整均匀，缝严固定即成。使用时，令病者覆盖之，一般晚上使用，每日使用6小时以上。

2.棉芯法：将药物研为细末，撒在棉花之间，用纱布包裹，做成棉被。使用时，令病者覆盖之，每日使用6小时以上。

【临床应用】

1.瘟疫：将貘皮数张做成毯子，令病者使用。本毯能消除疫毒之气。

2.虾症（即咳症，咳喘）：麻黄、炒莱菔子、紫苏、厚朴、磁石、陈皮、干姜、桂枝、细辛、半夏、杏仁、白前、前胡、款冬花各适量。上药共研细末，做成棉被，令病者寐时盖之，本配方原为药衣方，主治相同。

3.汪症（即水肿症）： 大麦秸、小麦秸各等分，将麦秸轧碾，切碎成5厘米左右长的麦秸段，装入被套，令病者用其盖体，每日6小时以上。同时令病者卧麦秸床上。

4.腰痛：将黄狗皮数张做成毯子，令病者覆盖之，或裹腰痛处。

5.冷痹：将豺皮数张缝制成毯子，令病者盖体，本毯亦可治疗脚气。

【注意事项】

1.本法宜在天冷时使用，夏季天气炎热，不宜使用药被；

2.药被在不使用时，需置干燥处保存，以防霉变；

3.本法一般收效较缓慢，主要用于慢性病症，急重症尚需配合其他疗法；

4.使用药被时，如见过敏现象，应立即中止使用。必要时尚需进行抗过敏治疗。

四、药榻法

【疗法简介】

药榻法就是让病者安卧于铺有清凉解毒或温经通络药物的床上，以治疗疾病的方法。

【治疗功效】

本法具有发汗解表、清凉退热、祛风通络、活血止痛和利湿行水等功效。

【适应症】

主要用于发热、汪症（即水肿症）、松节闷症（关节痹痛），内风症（中风后遗症）和寒厥等全身性疾病。

【禁忌症】

有皮肤过敏溃烂者禁用本法。

【操作方法】

1.冷榻法：根据病症选择药物，将所选药物加工切碎，铺于床上，或铺于地上，令病者安卧之。冬季可盖被，夏季则盖布单。待周身至脚心絷絷自汗，即止。

2.热榻法：根据病症选择药物，将所选药物炒热或加酒炒热，铺榻上，令病者将病痛处着药物安卧之。盖衣被，周身汗出即止。汗后令病者静卧2～4小时，待汗稍解后，扑温粉。或将地面烧热，喷洒水，使地面湿润，铺上药物，令病者卧之。

【临床应用】

1.天行病汗不出：桃叶适量，煎浓汁，以大盆盛之，置于木床或竹床下，令病者卧床上，盖被助汗。须臾汗出即止，病亦痊愈。

2.高热：鲜荷叶、鲜香薷叶、鲜薄荷叶、鲜竹叶各适量，切碎，和匀，铺于竹床或潮湿的地面上，厚约5～10厘米，令病者赤身卧其上。

3.乙脑高热：鲜荷叶适量，切碎，平铺于竹床或阴凉的地面上，厚约2厘米。令病者赤身卧其上。

4.汪症（即水肿症）：大麦秸、小麦秸各等分，切碎，铺床上，厚约15～25厘米，令病者赤身卧麦秸上。同时盖麦秸被则更佳。亦可将麦秸铺在地上，令病者卧麦秸中。本床治慢性肾炎、风湿性心脏病等所致水肿。

5.小儿惊啼：鸡窝草适量，铺床上，上盖草席，令病儿卧之。

6.头项强硬：桃叶适量，将地面烧热，喷洒水，使地稍湿润，铺上桃叶，约5厘米厚，令病者安卧之。

7.脚痹：小麦麸、小椒、食盐各适量，葱3根，酒适量。拌匀，加醋搅拌，直到麦麸湿润。将药炒热，铺榻上，令患者将病痛处着药物安卧之。盖衣被，约1小时，周身汗出即止。汗后令病者静卧2～4小时，待汗稍解后，扑温粉。

8.内风症（中风后遗症）：蚕沙适量，用酒炒蚕沙，将蚕沙铺榻上，令病者安卧，隔日1次，疗程以病愈为度。

【注意事项】

1.使用本法时要根据病性选用药物及冷榻法、热榻法；

2.使用热榻法时，注意不可过发其汗，一般汗出即止，一日不可行2次，以防汗多伤津耗血，出现变证，汗后以温粉扑之，并需静卧避风；

3.使用本法时，如见过敏现象，应立即中止使用，并进行抗过敏治疗。

五、药垫法

【疗法简介】

药垫法是将药物研成细末，加入赋形材料制成垫子，让病者接触使用药垫以治疗疾病的方法。

【治疗功效】

本法具有渗湿利水、温中止泻、清热解毒、活血止痛的功效。

【适应症】

主要用于汪症（即水肿症）、化塞（相当于癃闭）、疝气、脱肛、骨刺和脚汗等下焦病变所致的病症。

【禁忌症】

足部皮肤过敏、溃烂、烫伤者禁用。

【操作方法】

1.坐垫法：将所选药物研细，用棉布包裹、缝严，制成坐垫，令病者坐其上。每日使用6小时以上，疗程视病情而定。

2.鞋垫法：用棉布做鞋垫，将药物研为细末，撒入各层棉布之间，缝严固定即成。使用时令病者将药垫与病痛处直接接触。每日使用6小时以上，疗程视病情而定。

【临床应用】

1.汪症（即水肿症）、化塞（相当于癃闭）：葱适量，捣烂，纱布包裹，制成坐垫，令病者坐其上。

2.疝气：川椒、小茴香、灶心土各适量。将川椒、小茴香研为细末，灶心土打碎，三味和匀，棉布包裹，制成坐垫，令病者坐其上，如无灶心土，可用净砂炒后代替。

3.脚跟骨刺：川芎适量，研为细末，用薄棉纱布做3个鞋垫，将药撒入棉纱布之间，做成鞋垫，让患者使用，每日1副鞋垫，3副鞋垫交替使用。一般7天可收效，

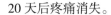

20 天后疼痛消失。

4.脚汗：甘草、白芷各适量，混合后研为细末，做成鞋垫，令病者使用。

【注意事项】

1.药垫，要选用薄棉纱布，以保证药物能弥散透出，发挥作用；

2.使用药垫，要尽可能使药垫贴紧病痛处皮肤，以利于肌肤吸收药物有效成分，产生治疗作用。否则，影响疗效；

3.使用鞋垫时，每日需将其取出晾干或晒干，以防药物因受潮霉变而失效；

4.使用本法时，如见有过敏现象，应立即停止使用。必要时尚需进行抗过敏治疗。

六、药冠法

【疗法简介】

药冠法就是令病人戴含有药物的帽子以治疗疾病的一种方法。

【治疗功效】

本法具有祛风散寒、活血止痛、镇静安神的功效。

【适应症】

主要用于头痛、心神不安、失眠健忘等头部及心脑方面的病症。

【禁忌症】

1.有皮肤过敏、溃烂、烫伤者禁用；

2.孕妇禁用。

【操作方法】

1.直接法：将可溶性药物加热，使其溶化。然后把溶化的药物注入模具中，压制成帽子。在制帽过程中，可根据病情加入其他药物。

2.间接法：将中草药研碎，均匀地撒在薄棉纸上。然后，按帽子的各部位把棉纸折叠成相应的形状，压紧压严，四周用胶水黏固，外面用薄棉布或绢丝包好，缝合，做成帽子的内衬，然后将其置于帽中即可令病者使用。亦可将药末撒在棉花之中，外面包以薄棉布，做成棉帽，令病者戴之。

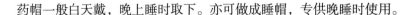

药帽一般白天戴，晚上睡时取下。亦可做成睡帽，专供晚睡时使用。

【临床应用】

1.失眠：磁石、朱砂、六曲各适量。混合后研为细末，做成帽子，令病者戴于头顶，可连续使用，直至病愈。

2.心烦多梦：朱砂、生地、黄连、当归、甘草各适量。混合后研为细末，做成帽子，令病者戴之。可连续使用，直至病愈。本帽亦治失眠，心神不安。

3.健忘：将远志研为细末，做成帽子，令病者戴头上。

4.骨蒸：獭肝1具（炙）、鳖甲1枚（炙）、野狸头1个（炙），紫菀、汉防已、野漆、麦门冬去心，炙甘草各适量。混合后研为细末，用绛绢做成帽衬，将药装于帽衬内，并将衬置于帽中，令病者戴之。

【注意事项】

使用本法时，如见过敏现象，应立即中止使用，并进行抗过敏治疗。

七、药巾法

【疗法简介】

药巾法是令患者佩戴含有药物的巾带以治疗疾病的方法。

【治疗功效】

本法具有清热解毒、祛风止痛、活血通络、利湿行水、温中止泻、养心安神和止血消炎等功效。

【适应症】

主要用于善忘、汪症（即水肿症）、闷症（即痛症痹痛）、腹痛、腹满、吐泻、阴毒、阳痿、遗精、月水不通（闭经）和外伤出血等病症。

【禁忌症】

1.颈部皮肤过敏、溃烂烫伤者禁用；

2.孕妇禁用。

【操作方法】

1.干巾法：用薄棉纱布做巾，将所选药物研细，撒于各层之间；或将棉布缝成长带形布袋，装入药物，缝严固定即成。亦可将药物煎浓汁，用棉巾或纱布吸净药汁，干燥即成。使用时，令病者系巾于病痛处，一般每日不少于6小时以上。

2.湿巾法：将所选药物浓煎，加入辅料收膏。把药膏涂于白棉纸上，折叠成带状，外以红绢或棉布包裹，缝严即成。或将药物煎汁，将棉巾浸于药汁中，吸取药汁，取出拧净过多的药汁，令病者系扎或覆盖于病痛处。

【临床应用】

1.汪症（即水肿症）、小便不利：生蒲黄适量，研为细末，撒在薄棉布上，缝严，做成长巾，令病者系于腰脐或少腹。

2.阴水：白术、厚朴、独活、吴茱萸、官桂、木香、茴香、川椒、肉蔻仁、陈皮、槟榔、附子、泽泻各适量。混合后研为细末，撒在薄棉布上，缝制成药巾，令病者系缚于脐腹。

3.散胆（黄疸）阴黄：干姜、附子、茵陈各20克，混合后研为细末，做成巾带，系缚于脐腹部。

4.肺炎：蜂蜜（原蜜）适量，将棉纱布浸于蜜中，吸取蜜液，取出，系缚或覆盖于病者胸背。蜜干则换，连续使用，以病愈为度。或煤油适量，将棉纱布浸于煤油中，取出，拧干，系缚或覆盖于病者胸背，连续使用，以病愈为度。

5.疟疾：大蒜、胡椒、百草霜各适量。混合后研为细末，做成药带，令病者系带于曲泽穴。

6.腹痛：葱白、艾叶各适量。将葱、艾捣碎，做成药巾，系缚于腹部。

7.阳萎：巴戟天、仙灵脾、葫芦巴、柴胡、阳起石、金樱子各适量。混合后研为细末，做成药带，令病者系缚于脐腹或少腹，日夜不去，直至病愈。

【注意事项】

1.含芳香药物的药巾需置阴凉干燥处密封保存，以防因有效成分挥发而影响疗效；

2.使用本法需系缚时，不可将巾带系扎太紧，以免阻碍气血循行，损伤组织；

3.本法常可与熨法及其他疗法配合使用，例如可用热水袋等外熨巾带；

使用本法时，如见过敏现象，应立即中止使用。必要时尚需进行抗过敏治疗。

八、药衣法

【疗法简介】

药衣法是将草药放入衣服之中，令患者穿着使用，以治疗疾病的一种方法。

【治疗功效】

本法具有祛邪散寒、止咳平喘、理气止痛、温里止泻和活血通络等功效。

【适应症】

主要用于虾症（即咳症）、哮喘、善忘、乳房胀痛、胃脘痛、腹痛、涕豪（相当于腹泻）、腰痛、肢节痛、遗精、白浊、带下、痞积和汗臭、腰肌劳损、腰肌膜炎、腰脊风湿性关节炎、腰椎肥大和腰棘间韧带扭伤等病症。

【禁忌症】

1. 有皮肤过敏溃烂烫伤者禁用；

2. 孕妇禁用。

【操作方法】

1. 衣领法：将药物研为细末，撒在长条形白棉纸上，铺均匀，压紧压平。然后用棉布或丝绸做衣领或领衬，将含有药物的棉纸条缝入衣领或领衬中，缝严固定即成。使用时把衣领或领衬缝于上衣上，令病者使用。亦可将某些药直接涂于衣领上，令病者穿戴之。可日夜连续使用，亦可白天使用，晚上脱下。

2. 背心法：将药物研为细末，用薄棉纱布做背心。先将药末铺撒在棉花内，再包以薄棉纱布，缝严固定，令病者穿之，贴紧胸背。或将新鲜中草药打碎，用纱布包裹，挤压之，榨取其药汁。再把棉花浸于药汁内，吸净药汁，取出棉花，晒干。用此棉花做成背心，令病者穿着，护住胸背。每天使用 8 小时以上，或全天使用。

3. 肚兜法：将药物研为细末，用薄棉纱布做肚兜，把药末铺撒在各层棉纱布中间，外面再用少许棉花及薄棉纱布包封，缝合固定。须用线密密缝严，以防药末堆积一处。使用时，令病者将肚兜日夜兜护于胃脘部连续使用 45 天左右。如病未痊愈，可更新

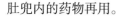

肚兜内的药物再用。

4.护腰（膝、肘）法：将药物研为细末，根据不同病者的身材及病位选择不同型号的护腰、护膝、护肘等，再用薄棉布做成相应的内衬。在内衬各层上铺撒药末，密密缝严。然后把内衬缝在护腰、护膝、护肘内，固定即成，让患者24小时连续使用。亦可白天戴，晚上拿下，或晚上戴，白天拿下。

5.胸罩法：用薄棉布做成胸罩，把药物研为细末，平铺在各层棉布上，用线密密缝严固定。一般患侧有病痛，药物就铺撒在患侧棉布上，也可两侧均铺撒药物。使用时，可令病者日夜穿戴，直至病愈。

6.药香泡衣法：将药物研为细末，用绢丝或棉布做成香袋，把药末装入袋内。使用时，将香袋放在所穿衣服中，并置衣于衣箱内，关严。

7.药鞋法：将药物研为细末，用数层薄棉纱布做鞋（最外一层需选质地厚密的布料），把药末铺撒在各层棉布之间。然后用线密密缝严，缝结实。

【临床应用】

1.乳腺增生、乳房胀痛：鲜生姜适量，捣碎，用纱布包裹，挤取姜汁，以姜汁浸棉花，晒干，做成背心。令病者穿之，日夜护住胸背。或每日使用8小时以上。

2.腰脊疾病，腰部麻木胀痛：生草乌、小茴香、当归、川续断、樟脑、冰片、陈艾绒各适量。上药除樟脑、冰片外，其余共研为细末，另研樟脑、冰片，将两次研细的药末和匀，做成护腰，让患者护住腰部，以病愈为度。本护腰可治疗多种腰脊病症。

3.遗精、白浊、妇女月经不调、赤白带下：白檀香、羚羊角、沉香15克，白芷、马兜铃、木鳖仁、甘松、升麻、血竭、丁皮、麝香、艾绒各适量。上述药除麝香另研、艾绒另捣碎外，其余药研为细末，拌入麝香和匀，最后入艾绒调拌，做成肚兜，让患者护脐腹及丹田穴。

【注意事项】

1.使用本法时，须将药衣等紧贴于病痛处，以便使皮肤吸收药物有效成分而产生治疗作用，否则会影响疗效；

2.使用本法，每日需穿着药衣6小时以上，有的需日夜使用，以确保药衣与皮肤的接触时间，增强疗效；

3.本法一般收效较缓慢，故主要用于慢性病症，急症、重症不宜应用本法治疗；

4.药衣等不使用时，应置阴凉干燥处保存，以防霉烂变质而影响疗效。含芳香性挥发性成分的药衣尚需密封保存；

5.使用本法时，病者如出现过敏现象，应立即中止使用。过敏较严重者，尚需进行抗过敏治疗。

第八节　瑶医外敷药法

一、鼻药疗法

【疗法简介】

鼻药疗法是指将药物制成一定的剂型（如散、丸、锭、糊、膏、吸入剂等）作用于鼻腔以激发经气，疏通经络，促进气血运行，调节脏腑功能，从而治疗疾病的。主要有塞鼻法、鼻吸法、鼻嗅法三种方法。鼻药疗法是瑶医学的瑰宝，其历史悠久，源远流长，在历代史书、志书中均有零散记载，并在古越族中流传，当时称之为"鼻饮"。今瑶医使用的洗鼻及雾化法，对呼吸系统病症均有一定疗效。究其源流，与古代的"鼻饮"不无联系。

【治疗功效】

祛邪杀虫，化痰散结、止血消肿、通关开窍。

【适应症】

主要应用于头部、鼻部疾患，包括慢性肥厚性鼻炎、过敏性鼻炎、急慢性鼻窦炎等鼻腔疾病，亦可治疗疟疾、散胆（黄疸）、乳房等病变。

【禁忌症】

1.鼻腔出血性疾病一般不宜施术；

2.对于大惊、大恐、盛怒或不能配合者不宜应用。

【操作及应用】

（一）塞鼻法

塞鼻法是将药物研细，加赋形剂或做成栓子，或将药末以纱布或薄棉包裹，或将药物制成药液，以棉球蘸湿，塞入鼻腔，以治疗疾病的方法，亦称为纳鼻法。药物塞鼻具有祛邪杀虫，化痰散结、止血消肿的功效。

1.操作步骤

（1）将药物制成粉剂，用纱布包裹，塞入鼻腔内，定期更换。

（2）将粉剂药物加入赋形剂（如蜜、脂、胆汁、醋、姜汁、水等），加工成小丸状。每次一丸，塞入鼻内。

（3）生药经揉、削、捣等加工后，做成小团状，塞入鼻腔。

（4）以棉球或纸捻蘸药粉、药膏、药液塞入鼻腔中。

2.临床应用

（1）疫毒：牡丹皮、炙皂荚、细辛、干姜、附子、肉桂、珍珠、踯躅各适量。混合后捣筛为散，以纱布包上药塞鼻中。此方可用于感染疫疠、瘴气者。

（2）散胆（黄疸）：瓜蒂、秋米、赤小豆各适量，研为细末，制丸如豆大。病重者两鼻孔各塞1丸。须臾，鼻中或口中当出黄汁，是为佳兆。病轻者塞一侧鼻孔即可。

（3）乳痈：生半夏、葱白各适量，共捣作丸塞鼻，患左塞右，患右塞左，每次半小时，每日2次，用于急性乳腺炎初起。

（4）小儿疳病：白矾灰、藜芦、黄连、丁香、田父、赤小豆、麝香、淀粉各适量。混合后捣筛为散，然后加入麝香共同研磨并拌匀，于小儿睡眠时，以粳米蘸上药纳入鼻中。

（5）喉闭、喉风：龙脑、丹砂、芒硝、麝香各适量。混合后研为细末，用鲤鱼胆汁和丸如绿豆大，两鼻孔各纳入1丸，用以治缠喉风。

（6）目生云翳：牛蒡子叶、石菖蒲、皂角叶、水皂角根、笔筒草各适量。混合后捣烂，用纱布包裹塞入鼻中。

3. 注意事项

（1）严格掌握药物用量及使用时间，以保证使用安全，对小儿患者用之宜慎。

（2）塞鼻剂大小要适中，药物栓子不可过小，以免不慎吸入气管，引起窒息。

（3）凡刺激性较强的药物，不宜直接接触鼻腔黏膜，以免造成损伤。使用时，应在外面裹以消毒棉花。塞鼻后局部出现刺激反应者，立即把塞鼻剂取出。

（4）应用本法，一般只用于一侧鼻腔，以保证通气功能不受影响。或用于健侧，或用于患侧，或左右更替塞鼻。

（二）鼻吸法

鼻吸法是将一定的药物制成粉末吸入鼻内，使药末直接作用于鼻黏膜，以治疗疾病的方法。由于本法所使用的药物多为芳香走窜之品，吸入鼻腔中，对黏膜产生强烈的刺激作用，因而多伴有喷嚏反应。"嚏"是内脏气机强烈激动，能激发脑神之气，通关开窍，激发身体诸气的运行，对机体气机的功能活动有极强的鼓舞作用。

1. 操作方法

（1）将所选药物研成细末，令患者噙水一口（不噙水亦可），用手指蘸取药末少许，置于鼻孔处，令患者自己将药末吸入鼻腔。药末入鼻腔后常可出现喷嚏、流涕、溢泪等反应。反应愈明显者，疗效也愈佳。

（2）每日使用1～3次不等，根据病情轻重缓急而定。

2. 临床应用

（1）痧症：川芎、藿香、元胡、丹皮、雄黄、白芷、皂角、朱砂各适量。混合后研为细末，每用少许吸入鼻腔。

（2）呕吐：荜拨适量。研为细末，每服适量。另取药末少许，于食后吸入鼻中。

（3）绞肠痧：明雄黄、硼砂、硝石、朱砂、梅冰、当门子、蹄躏、飞金箔各适量。混合后研为细末，装入瓷瓶，密封。

3. 注意事项

（1）应用本法时，应严格控制每次吸入的药末分量，药量不宜过多，以免喷嚏过于剧烈，或因药末入肺而发生呛咳。

（2）为防止药物误吸入气道，可让患者噙一口水。

（3）本法刺激性较强，可引起较多涕泪，或引起喷嚏，故对有睛内出血者要慎用，有鼻出血者要禁用。

（4）治疗过程中如发生喷嚏不止的情况，可让患者饮用一杯凉开水，喷嚏即止。

（三）鼻嗅法

鼻嗅法是将药物制成粉末，煎取药汁，或鲜品捣烂，或点燃药物，以鼻闻其气味而治疗疾病的一种方法。鼻吸法既可吸入少量药末，又可吸入药物的气味；而鼻嗅法仅限于吸入药物的气味。此外，鼻吸法一般可导致患者发生喷嚏反应，而鼻嗅法则一般不会发生这种反应。鼻嗅法对于婴幼儿及难于服药者尤为适合。

1. 操作方法

（1）将药物研粉，或煎液汁，或用鲜品捣烂、揉搓、取汁，装入密封的瓶、壶，或罩有漏斗的锅中，备用。

（2）使用时，敞开装有药物的瓶、壶，置于患者鼻下，令患者吸入药气，或用药物煮汤，趁热让患者以鼻嗅其蒸气；或将药物卷入纸筒，点燃药物，让患者用鼻嗅入药烟。

（3）每日3次，每次嗅100～150下，或时时嗅之。

2. 临床应用

（1）痧症：川芎、白芷、荆芥、薄荷、羌活、藿香、防风、细辛、辛夷花、冰片、雄黄各适量。混合后研为细末。从早晨起，每隔3小时鼻闻1次，直至睡前（也可做成布包闻吸），共用1～2天。

（2）呃逆：樟脑适量。将樟脑装入瓶中，瓶口对鼻下，令患者嗅吸。

（3）心痛：玄参、当归、菖蒲、花椒、桂枝、薤白、冰片、三七等各适量。将上述药材干燥、粉碎、过筛，混合搅拌均匀，做成药袋，放置于左胸前，并时时以鼻嗅之。

3. 注意事项

（1）本法所用药物，大都气味芳香，易于散发，宜密闭保存，或随制随用；

（2）嗅吸药物蒸气时，鼻与药物之间应保持适当距离，以免烫伤。

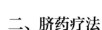

二、脐药疗法

【疗法简介】

脐药疗法是运用多种剂型的药物，对脐部施以敷、贴、撒、填、涂、熨、熏、灸、按摩、拔罐等，以治疗疾病的一种常用外治方法。该疗法在我国各地瑶民居住区广泛应用，其历史可推至两千多年前。因其操作简单、方法灵活、适应证广、疗效卓著、经济、安全无明显毒副反应，故能流传至今，且越来越受到人们的重视，并在内、外、妇儿等科的临床中广泛应用。

脐部，俗名脐眼、脐窝、肚脐。脐疗法是指将药物做成适当的剂型(如糊、散、丸、膏等)敷于脐部，或对脐部进行某些物理刺激(如艾灸、针刺、热熨、拔罐等)激发经气，疏通经络，促进气血运行，调节人体阴阳与脏腑功能，从而防治疾病的一种方法。按瑶医"盈亏平衡论"认为人体脏腑、经络失之平衡则会产生疾病，而"三元和谐论"不仅强调"天、人、地"之间的和谐，亦把人体分为上、中、下三部对应天、人、地，脐部是人、地两部的结合点，是元神出入之地，为百风总窍、五脏寒门，是人身之命蒂，为真息往来之路。瑶医脐疗法应用风药、打药的鲜药或干药制成散剂、膏剂等敷脐，经脐透入经脉，随经脉气血流注运行而输布全身，直达病所。

【治疗功效】

具有清热、解毒、开窍、散寒、温中、补虚、行气、利尿、消肿、通里、止泻、止痛、止汗等功效。

【适应症】

适用于内、外、妇、儿科等多种急、慢性疾病，如眩晕、高血压、面肌痉挛、内风症（中风后遗症）口眼歪斜、半身不遂、胃下垂、涕豪（腹泻）、胎动不安、小儿疳积等病症。

【禁忌症】

对药物皮肤过敏者，忌用此法。

【操作方法】

1. 敷脐法：将制好的药膏直接敷于脐部。

2. 撒脐法：将药物研成细末，直接撒于脐部。

3. 填脐法：将药末、药丸或药膏填塞脐中，外以膏药或消毒纱布包扎固定。

4. 涂脐法：用药液直接涂于脐部，不加覆盖。

5. 掩脐法：用冷（或热）毛巾或净布，浸水或药液后掩覆脐部，随时更换。

6. 熏脐法：用点燃的艾条，熏灸脐部；或令患者伏卧于一张有 20×20 厘米大小圆孔的床上，脐部对孔，然后把加热后的药液对准床孔以熏蒸脐部。药液冷却后加热再熏。

7. 灸脐法：先用细盐、姜片或葱白，或其他药物填脐，然后把艾炷（大小应据病情而定）放在其上点燃灸之。

8. 熨脐法：以热物（热水袋、热壶、热砖等）加热后放于脐部，或上下左右推动（注意不要烫伤）。

9. 摩脐法：用按摩手法，在脐中及脐周按摩。

10. 拔罐法：在脐部施以拔罐方法。

11. 竹管吸法：先将竹管放在锅内煮热，再用镊子将其捞出，快速用净布擦干，吸附于脐部，此法多用于胃肠痉挛、急性胃肠炎等。

【临床应用】

1. 眩晕、高血压：胆汁制吴茱萸、龙胆草醇提取物、硫黄、醋制白矾、朱砂、环戊甲噻嗪各适量。混合后研为细末，装瓶备用。用适量填脐窝，外敷棉球固定。每周换药 1 次。

2. 面肌痉挛：胆南星、明雄、醋芫花、黄芪、马钱子各适量。共烘干研为细末，再喷入白胡椒挥发油适量，混匀，密闭备用。

3. 内风症（中风后遗症）口眼歪斜：马钱子、芫花、明雄、川乌、胆南星、白胡椒、白附子各适量。先将马钱子放入砂锅内，加水和一撮绿豆。待豆熟，将马钱子捞出，剥去皮毛，弄成小碎块，放入盛有沙的铁锅内加热，并不停地用木棒搅拌，直至马钱子发出的"嘣嘣"声消失，马钱子呈黄褐色时（切勿炒黑，黑则无效），取出与诸药一起研为细末，过筛。取药末适量，撒在 2×3 厘米胶布中央，分别贴于神阙、牵正二穴上，2 日 1 换，一般 5～10 日见效。

4. 内风症（中风后遗症）半身不遂：银朱、枯矾、降香、艾绒适量。混合后研为细末，用牛皮纸制成艾条，早晚熏灸脐部，盖被微汗。适用于中风半身不遂，或风湿痛。

5. 胃下垂：蓖麻子、五倍子各适量。共研捣如膏敷脐部，外用关节镇痛膏 6～8 张固定，每天早、中、晚各热熨一次，第 4 天去掉，通常 6 次为度，孕妇、吐血者忌用。

6. 泻豪（腹泻）：胡椒适量，撒于大米饭饼上，贴脐部。一次即止，最多 3 次可愈。

7. 肝炎：栀子、桑椹、桃仁、杏仁各适量。混合后研为细末，加醋适量调成糊，贴神阙穴，每两天换 1 次药，适用于慢性肝炎。

8. 肝硬化腹水：新鲜葱白、芒硝各适量，混合后捣如泥。先用酒精棉球擦净脐窝污垢，再用药敷神阙穴，上盖塑料薄膜及纱布，胶布固定，1 日 1 换。天冷时，宜将葱白合剂加温后再敷。适用于肝硬化、胃肠道功能紊乱，充血性心力衰竭等疾病引起的腹水。

9. 胎动不安：大黄、芒硝、板蓝根、浮萍、海蛤粉各 3 克，混合后研为细末，温水调糊，敷脐。

10. 小儿疳积：山楂、生栀子、桃仁、大刺（去核）、葱头、芒硝各适量。混合后研为细末，加适量面粉、酒调成饼状，敷脐中，外用伤湿止痛膏固定。

11. 慢性前列腺炎：白矾适量，小麦粉或大葱适量。白矾研末与小麦粉或大葱共混，敷脐中。

【注意事项】

1. 脐疗法所选用的药物，多是外用药，除个别情况外，一般禁止内服；

2. 脐疗法所使用的药物，多具有较强的渗透性，故应注意施药部位的反应。施药后如遇局部红肿、疼痛，或不适等不良反应时，应尽快清除药物，暂停用药或改用其他疗法；

3. 选用脐疗法时，应注意对症选法选方；

4. 热熨脐部时，应注意掌握温度防止皮肤烫伤；

5. 对于适应症中列举的某些疾病，特别是危重病人，应密切观察病情，及时配合使用其他疗法。

三、握药疗法

【疗法简介】

握药法取某些芳香辛辣类具有刺激性之药物做成药丸，握于掌中，通过刺激劳宫穴而作用于病患部位，或者促使患者发汗以治疗某些疾病的方法称为握药法。

【治疗功效】

本法具有发汗解表、解毒散结、消食、祛秽等功效。

【适应症】

常用于治疗外感痧症（伤风感冒）、夹阴伤寒、血管神经性头痛、面神经麻痹及小儿疳积、遗精、闹脚（厌食消化不良）、积聚等内伤杂病。

【禁忌症】

1. 上肢瘫痪或麻木，无力手握的患者，不宜使用本疗法。

2. 手掌心有溃疡或破损处禁用。

【施术方法】

一般将药物加工成适用于手握的形式，如丸药。将药物研末或捣烂，搅拌均匀，搓合成丸。取药丸分握于二手掌心中，为时20～30分钟。也可以取新鲜药物稍微加工，直接握在手中使用。直接将药物握在手中时，根据病情需要掌握用药时间，一般多以手汗微出为度。若用于婴幼儿，可将药物用纱布或绷带固定在手心。

【临床应用】

1. 伤风感冒：苍术、羌活、明矾、荆芥各适量，共研细末，以生姜汁调为丸，握于手心，令微汗出，每日3次。

2. 面神经麻痹：取桂枝、麻黄、防己、荆芥、川芎、防风、附子各适量，混合后研为细末，葱白捣泥调和，握于手心，令微汗出，每日1次。

3. 夹阴伤寒（风寒感冒患者因行房而使病情加重）：取黄丹、明矾、胡椒、火硝各适量，混合后研为细末，用姜汁或热白酒调和成膏，搓丸，取适量分握二手心，同时余下大部分配合敷脐，至微汗出，即可去药。

4. 血管神经性头痛：取羌活、独活、川芎、细辛、附子各适量，混合后研为细末。同葱白捣泥调和，手握至微汗出，每日2次。

5. 小儿疳积：取大黄、牵牛子、莱菔子各适量，共研碎，纱布包，握于手中。

6. 咽炎：食盐、硼砂各适量。两药拌匀。令患者先将双手以热水浴热 10 分钟，然后双手对搓 60 下，马上将药分握双手手心 20 分钟。

7. 闹脚（厌食消化不良）：萝卜末、生姜、香附各适量。共捣烂成泥，患者分握二手心 20 分钟。

8. 小儿腹胀：巴豆、硫黄、良姜、附子、槟榔、甘遂各等分适量，混合后研为细末，粟米煮饭和丸如绿豆大。用法：早晨先以川椒汤洗小儿手，男左女右，麻油涂掌中，握药 1 团，用棉布裹定。主治小儿腹胀闷乱，水肿，小便不利。

9. 积聚：胡椒、明矾、火硝、黄丹、麝香各适量。混合后研为细末，以蜜调丸，病在左握左手，病在右握右手，腰以下则缚足心，以布扎之，不可移动，6 小时一换，不论何种肿痛溃烂，数丸总能收口生肌，忌茶水及房事，主治淋巴结核、骨槽风、骨髓炎，亦可作癌肿之辅助疗法。

【注意事项】

1. 临床上根据病情选择药物，一般采取辨病与辨证相结合的方法。

2. 凡有腐蚀性的药物，或造成皮肤有过敏的药物，应及时停用，改用其他药物。

3. 用热水浸泡双手后，再行治疗，可提高疗效。

 ## 第九节　瑶医其他特色疗法

一、生鲜含服法

【疗法简介】

瑶医鲜生含服法是指使用一些毒性小或无毒的药物时，可经口嚼，或经挤汁，将生药原汁直接内服或入汤剂以治疗疾病的方法。使用鲜生含服法可以充分保留药物的有效成分，对肝炎、肾炎、胃病等很多疾病亦可采用生药原汁治疗。

【适应症】

可适用于感冒、急性咽喉炎、扁桃腺炎、腹泻（急性肠炎）、毒蛇咬伤、急性气管炎等。

【禁忌症】

无特殊禁忌。

【操作方法】

将新鲜草药放入容器内捣烂后过滤取汁液。使用一些毒性小或无毒的药物时，可通过口嚼，或通过挤汁，将生药原汁直接内服或入汤剂。

【临床应用】

1.感冒：用鲜板蓝根叶、鱼腥草叶各适量共捣烂放入碗中，加少量白糖调味内服，每日2次，连服2～3日即愈。

2.急性咽喉炎、扁桃腺炎：用鲜茅根一小把，鲜南板蓝根叶3张，鱼腥草叶10张，共捣烂放入碗中，加适量白糖调味，过滤去渣，分2次服，连服3～5日即愈。

3.腹泻（急性肠炎）：用鲜穿心莲叶3张捣烂，冲冷开水一杯分2次服，连服1～3日。

4.毒蛇咬伤：用鲜半边莲、鲜半枝莲各适量，共捣烂，冲开水适量分3次服，每天1剂，连服5～7日。

5.急性气管炎：用鲜鱼腥草、鲜葫芦茶各适量，捣烂，冲冷开水和适量白糖分3次服，每日1剂，连服至愈。

【注意事项】

1.此法要求所用的药物新鲜采摘含水量较多；

2.使用一些毒性小或无毒的药物时，可通过口嚼，或通过挤汁，将生药原汁直接内服或入汤剂。

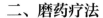

二、磨药疗法

【疗法简介】

磨药疗法是用原生药材的根、茎、果实，或用甲壳、石骨等，在水、醋、酒中直接磨成药汁服用，从而达到治病目的的一种用药方法。磨药疗法突出了一个"磨"字，对于一般的内科疾病，磨法常以水磨为主，根据病性的寒热不同，有冷水磨、热水磨、矿泉水磨之分；而对于外科疾患，则又有酒磨与醋磨之别。

磨药汇集了汤剂与散剂的长处，既有汤剂荡涤病邪之神速，又有散剂散聚消结的韧性和特效，因而具有独具一格的优点。其优点具体表现在：（1）磨剂的药汁发挥了"生药气锐先行"的作用，磨药疗法所用药物基本上为山区原生药材，未经加工炮制，因而保证了药物气味俱全，充分发挥了药效。（2）施药迅速，服用方便，疗效快捷。磨药既减少了汤剂的煎煮时间，又避免了丸、散、膏、丹等剂型配方刻板、药效缓慢的缺点。（3）用药经济，成本低。磨药法中各味药的用量以磨药的圈数计算，少则数圈，多也只有数十圈，各味药的用量仅为汤剂的1/10左右。因而用药量较少，这样既减少了药材的耗损和浪费，又减轻了病家的经济负担，特别是对于某些使用贵重药材的患者，可避免"去贵求廉"之弊，特别是对当今药材紧缺、药价上涨以及中药剂型改革等问题，无疑有着积极的意义。（4）工具简单，携带方便，使用灵活。医生只要随身携带几十味常用药，一件磨具，便可遍游村寨，随磨随用。

【治疗功效】

急症者，可祛风回阳救逆；外伤者，可通脉消肿止痛。

【适应症】

适用某些急重症，如小儿惊风、脱证、厥证等；适用外伤性疾病，如肢体扭挫伤，筋伤，骨折外伤水肿等。

【禁忌症】

无特殊禁忌。

【操作方法】

准备好所需药物及专用磨具一件。将药物放入磨具用磨药器将药物磨碎。对于慢性病患者还可配给药材及磨具，嘱其自磨自饮。花、叶、草等不便研磨的草药常以"引路药"形式运用，即将其煎水或压榨取汁后来磨药，或兑入磨好的药汁内服用。

【注意事项】

药物一般以地道药材为主，在很大程度上体现了山区的特点，如石矿、动物药，以及山区植物的枝、藤、叶、花等。

三、食疗法

【疗法简介】

食疗，亦称饮食疗法、食物疗法或食养，是指通过调节饮食来防治疾病、强壮体质的一种方法。药食同用的目的，在于加强药物的疗效，减缓药物的毒副作用，还能引经入络、扶正祛邪、便于服用。在药食同用治疗疾病中，瑶医主张"同气相引"，即动植物的特殊气味与引导作用，对人体的调节功能发挥得更快更好。

【治疗功效】

瑶医食疗与用药配合，可加强药物的疗效，减缓药物的毒副作用，引经入络、扶正祛邪。

【适应症】

瑶医食疗应用范围广泛，如风湿病，产后乳汁缺乏症，腰痛，肾虚引发的小儿脑积水、智力不足等症，老人肝肾亏虚，慢性虚寒性疾病，急性热性病症，等等。

【禁忌症】

禁口和忌口，要注意食物与疾病、食物与药物的宜忌关系。在实践中发现有些疾病，如咳嗽、红斑狼疮、慢性肾炎等，忌食各种海鲜、牛肉、羊肉、鸡、猪头肉、河虾、河蟹、姜、葱、韭菜、辣椒、酒、竹笋、芥菜、腌腊制品等食物，认为食用这些食物后，有引发旧病复发，新病加重的不良后果。

【临床应用】

1.风敌病（风湿病）：在众多的祛风除湿的药中，加一些动物的骨头或蛇类，则能起到引经入络、引药入骨从而治疗人体骨骼内的风湿毒邪引发的病症。

2.产后乳汁缺乏症：以木瓜、猪脚汤、花生仁汤等，配补血通络的药物，疗效显著。

3. 肾虚腰痛：以腰骨、尾骨等与补肾药杜仲、续继、牛膝等炖服，多有良效。

4. 肾虚引发的小儿脑积水、智力不足等症：以动物腰、尾骨，与六味地黄汤等共炖服，可收到一定的效果。

5. 老人肝肾亏虚：宜食狗肉、麻雀肉等血肉有情之品，因其多在精血不足，以补为主。

6. 慢性虚寒性疾病：常以温热性食物来配合有关药物，以振奋阳气，祛除寒邪，并配用桂圆肉、生姜、大枣、羊肉、狗肉等食物。

7. 急性热性病：在给予清热解毒药的同时，可予以甘凉的食品，如生梨、生藕、香蕉、荸荠、白木耳、绿豆汤等，以清热养阴生津。

8. 治疗各种邪气在表之感冒症，在发汗的同时，配用一些辛温的食物，如葱豉粥等，可缩短病程。

9. 瑶族民间及瑶医都爱自泡药酒以健身延年。因为多雨，民多风湿病症，各种风湿病困扰着群众，而治疗风湿之药，多以藤本植物为主，取其通络活血之性。

【注意事项】

1. 食疗讲究的是整体观念，强调平衡和统一。因此，非常注意食物各自的性味和功效，使用时只有根据具体情况辨证选用和配伍，才能达到疗和养的目的；

2. 食疗较为温和，因此，食疗必须有耐心，即坚持服食较长一段时间，方能看出效果；

3. 食疗对防治疾病和增强体质均有一定的疗效，但相比较而言，对治疗疾病，其作用、功效和针对性不及药疗快速，因此，只能起辅助治疗的作用，特别是重、危急病，不能单独依靠食疗，而应在医生的指导下应用药物治病。这是必须强调和说明的。而在强身保健、预防疾病方面，则可充分应用食疗进行，发挥其独特的作用。

附一　瑶家端午节药膳

1. 菖蒲酒：将水菖蒲的根块洗净，用酒泡在瓦罐内至酒稠为度。视各人酒量饮用或先把药酒涂在各人的疼痛部位上，并使揉搓部位发热为止。此酒能开窍祛痰，化湿解毒。

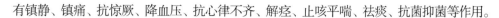

有镇静、镇痛、抗惊厥、降血压、抗心律不齐、解痉、止咳平喘、祛痰、抗菌抑菌等作用。

2. 鸡矢叶饼：将鸡矢叶与事先泡过的糯米一同打成浆糊后，用布袋装好吊起来，待水滴干后（约需 5 至 10 小时），便将布袋内浆渣做成数块直径约 5 厘米大小的饼面，用油煎熟即可食用，以吃饱为度，可代饭食。此饼能祛风活血、利湿消积、止痛、解毒。常食此饼，可治风湿筋骨酸痛，跌打瘀痛等症。

3. 田螺菜：端午日下田捡回田螺，放在清水中搅拌数小时，促其吐尽泥沙，然后剪去其壳之尾尖部位，洗净，再放进菜锅内煮沸约一小时，期间经常翻动，临熟时放上油盐，再加上一些鲜薄荷叶，其叶甘甜香美，令人开胃，吸吮壳内螺肉食之，可清热利水，防治热结小便不通、水肿、脚气、消渴等病，其汤饮之，还能防治目赤热痛、风眼烂眩等症。

附二　瑶族油茶

油茶炮制：先烧好开水或炖好骨头汤，后将多量生姜、茶叶、花生、葱须、蒜白和少许炒米（事先备好）一起放入石臼捣成泥状，放入锅中加食油翻炒，炒至冒白烟，加入沸汤即成。初尝辛甘苦涩咸，五味俱全，再饮渐入佳境，甘香心脾。

油茶中重用生姜，取其辛散，祛风逐寒疏经络，茶叶健脾醒神，清利头目，味苦能降，制生姜之辛燥。发中有收，相得益彰。恭城境内多山，重峦叠嶂，山岚雾露，寒湿颇重。当地先民创制油茶，用以驱瘴、避邪、逐湿，世代相传至今。

附三　瑶族药粑

"药粑"的做法是：五月初五去采一些"花芦"（瑶药）叶回来捣烂，加水浸泡，几小时后过滤去渣，将药液与糯米粉和少量黄糖拌匀做成粑粑状，用粽粑叶包好，放入蒸笼中蒸熟即可食用。一般人吃后可抵制寄生虫病一年不再发生，特别是驱蛔虫十分有效。这种食疗方法简单易行，所以一直流传到现在。

第五章

瑶医理论及经典老班药

第一节　瑶药资源与品种

我们要很好地学习瑶医学知识，使其更好的为广大人民群众服务，就要深入了解瑶药学的基本理论和临床用药方法，并使之融会贯通。

一、瑶药资源

广西瑶族人民居住的广大地区，由于得天独厚的地理环境和自然条件，药物资源极其丰富，被人们称为"天然药物之乡"。所谓药物资源，是指在一定空间范围内可供作为药物使用的植物、动物及矿物资源。药物资源主要可以反映出药物的地域性、人文性、可变性及多样性。瑶药资源，顾名思义，即指瑶民分布区、聚居区内可供作为传统瑶族用药的植物、动物、矿物资源。瑶药学是瑶族人民利用当地动、植、矿物资源，长期与自然及疾病做斗争的经验总结，既有药物本身的物质基础，又有如何具体应用的经验基础，因而显得尤为珍贵。瑶药资源与它们所生长、分布的自然环境有着不可分割的关系。瑶药的种类以及它们的数量、质量也因瑶族聚居区独特的自然条件而有别于传统中药和其他民族药。药物的质量与其生长的自然环境有着密不可分的关系，因此在药学研究与应用过程中，经常使用"道地药材"和"地道药材"一词来讨论药材的质量问题。一般来说，使用"地道药材"一词原因有二。第一，地道药材或道地药材都是正确的同义词，只是考虑前者比较通用，且突出了地域学概念。地道药材形成的主要因素是种质、产地和人，也就是生产技术水平，其中地理等多种综合因素十分重要，它是相对稳定的，而"道"是指行政管辖区，它是随着时代的变迁、版图的伸缩而变化的，因此我们采用了"地道药材"。第二，对地道性的研究，把药材的地道性用现代科学来表述。把地道性的生产因子用现代语言进行表述，如阴阳条件不同，质量都不同，水质的影响，成分的差异，资源不同成分也不相同，产地不同，有效成分就不同。而瑶药由于生长在独特的地理环境，其质量之高、效果之显著，为世人所瞩目。而瑶药资源与中药资源及其他民族药资源一样，具有其地域性、人文性、可变性和多样性的特点。

（一）地域性

瑶药资源与其所分布的自然环境条件有着不可分割的关系。资源的种类以及它们的数量和质量均受着地域自然条件的制约。瑶族属山地民族，多居住在我国南方南亚热带、中亚热带或热带季风气候区的崇山峻岭之中，这些地区地形复杂多样，合宜的自然条件造就了丰富的动植物和矿物资源，也形成了许多传统的地道药材。所谓地道药材，又称道地药材，是优质纯真药材的专用名词，它是指历史悠久、产地适宜、品种优良、产量宏丰、炮制考究、疗效突出、带有地域特点的药材。

（二）人文性

瑶药资源反映了瑶族人民长期与自然及疾病做斗争的过程中利用当地的自然资源的经验总结，因而既有瑶药本身的物质基础，又有如何使用它们的经验基础。瑶药资源的人文性，是指瑶药资源的使用包含着瑶族的各种文化现象，不但体现在瑶医用药经验方面，而且体现在瑶族各种民俗民约中。瑶药资源是大自然赋予瑶族人民的珍贵宝藏，也是我们整个中华民族的珍贵宝藏。

（三）可变性

自古以来，瑶族居住地大多物种丰富，药用资源充足。但是，随着社会的不断发展，一方面由于人口逐渐增多，另一方面，瑶药除了供瑶族地区人们使用外，许多瑶药材和瑶药制品已经走出瑶寨，进入民族医药体系和人们的生活中。瑶药需求量大大增加，过度或不合理地利用，使资源逐渐枯竭甚至消失，这就是瑶药资源的解体性。针对药用资源逐渐匮乏的情况，国家和各地方政府采取了保护措施，建立了许多自然保护区，在有效保护生物物种的同时，也使有生命的药用动、植物物种通过繁衍再生，使资源得到发展和壮大，这就是瑶药资源的再生性。为了使资源能够可持续地利用，一方面，我们要通过科学的管理和合理的开发大力保护和发展这些资源，使它们能够持续地发挥资源的作用，保证药源的持续、有效供应；另一方面，要采用现代科学技术，加强对一些用量大或紧缺的药源进行人工栽培和繁殖、饲养。此外，还要对瑶药资源的使用经验进行科学、合理地总结、整理和发展，采用多学科的综合方法和手段使原始的经验医药的积累与流传向实验医药纵深发展。

（四）多样性

瑶药资源作为生物资源的重要组成部分，具有物种多样性、遗传多样性和生态环境多样性的特点。瑶族分布地区的热带、亚热带气候，复杂的山地环境，造就了种类繁多的瑶药资源。以瑶族主要聚居区——广西为例，广西大瑶山被称为中国的瑶都，其生产的瑶药包括了全国瑶药的大部分，是中国瑶药的典型代表。大瑶山里的植物约有 2335 种，其中药用植物 1324 种，隶属于 198 科 682 属，有药用真菌 28 种；有动物 283 种（隶属 27 目 283 科），稀有种类很多，不少被列为国家保护的珍稀物种，如桫椤、银杉、大鲵、鳄晰等。成为我国仅次于云南西双版纳的第二大物种基因库，是一个药用植物种质资源的天然植物园。大瑶山中草药有四个特点：一是特有物种多，共有 18 种，占大瑶山植物区系特有物种 38 种的 47.4%；二是传统出口药物多，共 12 种，如紫背天葵、瑶山金耳环等；三是抗癌药物多，已鉴定投产的抗癌中草药有 15 种，大瑶山有 3 种，喜树、粗榧、肿节风等；其他有天花粉、粗毛败酱、黔桂千斤藤等；四是民族药物丰富。我们应该很好的保护这种生物多样性，同时更好地充分利用和开发这些生物的多样性，利用生物技术创造出品质优良的瑶药新品种。

二、瑶药品种

瑶药历史虽然悠久，但因受历史条件限制，文献记载的瑶药种类至今仍很有限。瑶药用药种类包括植物药、动物药、矿物药和其他四类。植物药就是将植物作为药物使用，主要的用药部位包括植物的根、茎、叶、花、果实、种子、皮、全草等。不同的用药部位其性状功能、采集加工都各自不同。动物药是以动物入药，主要包括蛇类药、虫类药、飞禽类药、鱼类药及贝类药等动物，用药部位包括动物的全体、角、皮、骨、肉、血、内脏以及蜂类的巢、动物的粪便、结石等。矿物药指以含有金属的矿石、金属、泥土、燃烧后的烟灰等作为药物使用，称为矿物药。

据一些瑶族地区的药物资源调查报告统计，查阅有关瑶医药文献进行统计分析，瑶医使用药物品种中土石草，鸟兽虫鱼，无所不包。广西瑶医用药品种已达 1392 种，其中植物药 1336 种（隶属于 198 科 716 属），动物药 43 种（隶属 32 科 37 属），矿物药 4 种，其他类 9 种。植物药中，藻菌、苔藓植物 8 种（5 科 7 属），蕨类植物 63 种（26 科 43 属），裸子植物 9 种（7 科 8 属），双子叶植物 1099 种（136 科 577 属），单子叶植物 157 种（24 科 101 属），约占广西药用植物种类的 30%。瑶医应用较多的药用植物有水龙骨科、蓼科、蔷薇科、豆科、唇形科、菌科、葫芦科、百合科、兰科等。有关瑶医、瑶药发掘整理研究的工作在不断加强，通过专职瑶医长期的医疗实践并与各民族医药，特别是在与中医药的交流中，不断得到丰富和发展，一些确有疗效的瑶医验方开始得到临床验证，瑶药分类鉴别、药理药化研究工作不断深入。瑶族医药已由原始的经验医药的积累与流传向实验医药纵深发展，逐步形成了具有本民族特色的瑶族医药学。

　　　第二节　瑶药采集与加工　　　

采集是指当药用植物生长发育到一定阶段，当其用药部位已达到用药要求时，人们采取相应的技术对其进行采收、加工、干燥等处理，使之成为可供医疗使用的药材的过程，采集是药材生产的重要环节。

一、瑶药采集

药物的采收是关系着药材质量、药物疗效的技术性劳动。合理的采收对保证药材质量、医疗效果以及保护药源起着重要的作用。因此，采收药材必须掌握生长环境、药用植物的形态特征、采收标准、适收标志、采收期、收获年限和采收方法。药物采收的季节、时间和方法，与药材的品质好坏有着密切的关系。因为不同的药用部分，如植物的根、茎、叶、花、果实、种子或全草等都有一定的成熟时期，而且有效成分贮存量的高低也因季节而有不同，因此要尽量选择药用植物的有效成分含量最多时进行采集，才能得到品质较好的药材，动物药材也同样有一定的捕捉与加工时期。现将有关各类药材采收的一般注意事项归纳如下：

（一）根及根茎类药材

根为植物的贮藏器官。植物开始生长时，往往会消耗根中贮藏的养分，因此，根及根茎类药材多在植物植株完成生长发育周期，进入休眠期时采收，即秋季及冬季。一般采收期是从 10 月开始，北方最迟在封冻前，南方可延迟至次年 1 月。这时根或地下茎生长充实，积累的有效物质最多，药材的产量和加工折干率也最高。例如五层风（葛根），在秋末及冬季采收，才是坚实粉性的。如果到了春天，地上部分已经长出时，则完全是无粉质而成为"柴"了，便不能入药。再如丹参，在 9 月收获的丹参的根中丹参酮 Ⅱ－A 的含量仅 0.04%，休眠期收获的含量就可上升至 0.11%。在冬季，野生药用植物地上部位易枯萎，找寻不易，则以在秋末苗枯之前采收为宜，但也有需要在早春地上部分刚发芽时采集或其他例外情况的。例如防风，春天采收，其体糯而润，质量较好。又如根茎类药材延胡索宜在谷雨和立夏之间采挖。

根类药材，往往需要生长一年以上，才能供药用，一般皆需生长二年到五年。

采集的方法，一般用挖掘法，最好是在土地湿润的雨后，容易挖掘。挖掘某些根类药材时，有一些特别之处应注意，如挖掘野山参时要注意保护根系的完整。

（二）皮类药材

树皮类药材宜在植株生长期采收，生长期植物体内水分、养分输送旺盛，皮与木质部分易分离，剥皮容易，此时气温高，皮类药材干燥快，切忌休眠期剥皮，因休眠期植物体内水分、养分输送缓慢，皮与木质部紧紧粘连，无法剥离，勉强剥离也是些不符合药用要求的碎块。一般树皮类药材通常在 5～9 月间采集；例如肉桂宜在清明前后雨天采收，此时植物体内液汁充沛，树皮很容易自木部剥离。根皮类药材的采收期宜推迟到年生长周期的后期，一般在 8～10 月，但有些根皮往往在秋季采收较佳，如丹皮秋天采收粉性大，品质好；地骨皮也在秋季采收较好。而一些因取木材而得树皮的药材，如桑白皮、椿根皮等，则依其砍树时间，当树干砍断后，将根挖起取皮。采皮的方法也各自不同。采集干皮要注意不能将树干的整个一圈树皮完全剥下，否则，就会造成树木的死亡。采集根皮则是挖根后剥离根皮。树皮类药材多为木本植物的干皮或根皮，一般要多年生长才能入药，例如肉桂、丹皮、地骨皮等要五年左右才可供药用。厚朴、杜仲等要生长 15 ～ 20 年始能采皮。

（三）叶类药材

叶类药材通常在花蕾将开放时或花朵盛开时期采收。因为花期前，叶片还在继续生长，积累的有效成分较低，产量也较低。花期后，叶片生长停滞，质地变硬、脆、苍老，有效成分含量下降，产量也随之下降。而花蕾将开放时或花朵盛开时期，植物已经完全成熟，叶色深绿，叶体肥大，叶片已不再增大，有效成分的含量和产量均较高。例如参叶宜在夏天采收，叶浓绿而茂盛。但也有某些叶类药材须在秋天落叶后拾起入药的，如枇杷叶。应该注意的是在采集比较贵重的叶时，如参叶要用手摘取，而一般的可以连枝折下或连根拔起，晒干后再打下叶片。

（四）花类药材

花类的采集时间，须特别注意，因为一般花期短，而且如果采集时间不当，对药材的品质影响很大。花类药材的采收应非常注意花的色泽和发育程度，因为色泽和发育程度是花的质和量发生变化的主要标志。花的采收期一般在花蕾期、花初放期及花盛开期，任何一种花类药材都不宜在花凋谢时采收。以花朵入药的，通常在花朵初放时，少数是含苞欲放时期采集。如果过迟，花完全开放则花易脱落、散瓣或破碎，且色泽、香气不佳。如月月红（月季花）、蜡梅，都要一定大小的花蕾，开后就不能入药了；以花序、柱头、花粉或雄蕊入药的，一般在花盛开时采收，因为花盛开时，色泽和发育程度达到药用要求，而且采收方便，如菊花、旋复花，以花正开放时为最佳。

大多数植物的花期在春夏季，少数在秋季或冬季。春夏季采收的花类药材有红花、金银花、辛夷花、玫瑰花、槐花、厚朴花；秋季采收的花类药材有菊花、野菊花、旋复花；冬季采收的有蜡梅花、款冬花。

（五）果实类药材

果实类药材有干果和肉果，它们的适收标志不同。干果类药材一般在果实体积停止增大,果壳变硬,完全褪绿,呈固有色泽时采收。具体采收季节依不同植物的成熟期来确定,大多数在7～10月采收。肉果类药材,根据植物种类或药用要求不同,采收期也各不相同。以幼果入药的,多在5～7月果实幼小时采收,如枳实、乌梅。以绿果入药的,多在7～9月,果实体积不再增大,果实浓绿或开始褪绿时(即绿熟期)采收,如枳壳、香橼、佛手、瓜蒌、木瓜等。以成熟果实入药的,宜在果实完全成熟,呈红色、橙红色等色泽时采收,一般多在秋季或冬季,如枸杞、山茱萸、五味子、陈皮、大枣等。此外,有些果实在将近成熟的时候,会因为多汁而易于腐烂,要注意及时采收。有些干果或蒴果成熟后会散落或开裂,则须在成熟以前适时采收。

(六)种子类药材

种子类药材都在种子完全成熟,果皮褪绿时采收。此时种子中的干物质已停止积累,达到一定的硬度,并呈现固有色泽。成熟过程中,种子与果实是各类有机物质综合作用最旺盛的部位,营养物质不断从植物体内其他组织输送到种子和果实中,所以完熟期采收的种子,有效成分的含量、药材产量和加工折干率都较高。采收过早,种子幼嫩,含水分多,加工折干率低,产量低、品质差;有的种子干燥后种皮皱缩,成为瘪粒。采收过迟,种子易脱落散失。一般以大部分种子成熟时采收为宜,或者分批采收。此外,种子类药材的采收期还与播种期、气候、地势、品种等因素有关。一般一年生春播的多在8～9月采收,夏播的多在9～10月采收;二年生秋播的多在次年的5～7月采收;多年生的多在8月以后采收。

(七)全草类药材

全草类药材采花最好是在干燥的晴天,因为阴天时花不易干燥,易造成霉烂。采集花类药材,多半是用手摘花,花比较柔嫩,必须采放在筐内或篮子内,以免破碎。如采集植株有刺的花类药材,采收时须特别注意,一般在早晨露水未干时,带上手套采收,以免刺痛。全草类药材一般在出现花蕾至花盛期采收。因为出现花蕾前植株生长开始进入旺盛阶段,营养物质尚在不断积累,植物组织幼嫩,此时采收产量、质量和加工折干率都较低。花盛期后或果期,体内营养物质被大量消耗,这时采收产量、质量就会逐渐下降。因此,全草类药材多半在花期采收,即从根的上部整株割下或整株拔起,有的药材只采带花枝梢。因为瑶区地处南方,植物生长周期长,因此全草多在秋末、冬初采收，如穿心莲、灵香草等。但也有一些用嫩苗供药用的如茵陈蒿、白头翁等，则须在幼苗期采收，出现花蕾前采收就成为废品或次品。

（八）动物类药材

因药材的种类不同而异。如昆虫类药材，必须掌握季节，因虫的孵化发育皆有定时，如桑螵蛸，应在三月中旬之前采收，过时就已孵化。鹿茸须在清明后 45～60 天（5 月中旬至 7 月中旬）截取，过时则角化而不是"茸"了。驴皮则以冬季为佳。一般动物及虫类多在其活动时捕捉，因为此时数量多，如地龙在 6～8 月捕捉。也有在其刚开始活动时捕捉，如有毒的蜈蚣，在清明前后捕捉较好。一般有翅的虫类大都在早晨露水未干时栖息于植物上，此时不易飞行，很易捕捉，如斑蝥。其他有些为动物的副产品，则根据需要而定，没有一定的采集时期，如鸡内金。

除了以上所提到的一般规律外，"药以鲜用为佳"也是瑶医用药的一大特点，大多就地取材，即采即用，不经炮制而直接用于病人。陈旧隔年的药材（除沉杉、棺杜仲外）一般不用，认为隔年陈放的药材易生霉虫蛀，药性有损失。瑶族居住的广阔山区，素有"植物王国"之称，是天然药物产地，民族药生长普遍，使用时也是随用随采，这为瑶医用鲜药提供条件。凡毒性小或无毒的生药，或是口嚼外敷，或挤汁内服，或入汤剂，用鲜药可以就地取材，不需加工、贮藏，同时鲜药的有效成分未经破坏，所以疗效明显比干药的疗效好，颇受人们欢迎。使用鲜药，可以完全保证药物的各种成分。从化学成分来讲，一味药就等于一个复方配伍，一种药物的疗效往往是多种成分互相作用的结果，而不应仅仅归纳为某一单一成分。因为我们还没完全清楚其成分之间的关系，比如某些成分的互溶、增溶、拮抗等物理和化学关系，对药效是否有很大影响。而药材饮片，多经烘干或反复蒸晒的过程制成，许多植物的活性成分，如植物激素、生物碱等，在干燥的过程中会与糖、氨基酸类结合而失去活性，遭到破坏；分子量较小的成分如维生素、酶类，在失水的过程中会受到破坏；某些挥发性物质加温干燥后会破坏损失。另外植物药自身会氧化代谢，不仅使活性成分受到破坏，还可能产生对人体有害的物质。这些问题，使药物的疗效比起新鲜时差些。

二、瑶药加工

药物的加工，尤其是植物药的加工，不同类药材的加工方法也有所不同。现简述如下：

（一）根与根茎类药材

此等药材，是植物的地下部分，采集后往往带有泥土，及其本身固有的毛须，故加工时首先把泥土洗净，去掉毛须，而后迅速晒干、烘干或阴干。

（二）皮类药材

一般在采收后修切成一定的大小，晒干则可。少数在采收后立即削去栓皮而后晒干，如黄柏、丹皮等。但也有在采收后经过一定的程序，如厚朴就要经过热闷过程而后晒干。含挥发油皮类药材，往往不是晒干而是阴干。

（三）叶类及草类药材

此类药材含挥发油较多，因此采收后往往放在通风处阴干。一般在干燥前先行捆扎，而后干燥。如待干燥后再行捆扎，则易使枝断、叶碎造成损失。

（四）花类药材

在加工时除了要注意有效成分外，还要使颜色美艳，花朵完整。一般是直接晒干，但晒干易使花的颜色变黄；也有烘干的，如蜡梅花在采收后，须整齐地排列在特制的烘炉的隔板上，进行烘干。

（五）果实类药材

一般在采收后直接干燥即可，但也有个别须经烘烤、烟熏等加工过程，如乌梅。或者在采收后切割成一定大小而后干燥，如枳壳、香橼。

（六）种子类药材

把果实采收后，晒干，去果皮，取出种子；或者先将种子从果实中取出而后再晒干；也有连同果壳一起干燥，以便于贮藏，或保持有效成分不致散失。

（七）动物类药材

由于品种的不同，其加工方法极不一致。

三、瑶药炮制

炮制，又称炮炙，是药物在应用或制成各种剂型之前，根据医疗、调制、制剂的需要，而进行必要的加工处理。炮制是我国的一项传统制药技术，尽管瑶医用药多为鲜用，但其中也有不少的药物必须经过一定的炮制处理，才能符合临床用药的需要。

（一）炮制的目的

提高药物纯净度。消除或减少药物的毒性、烈性和副作用，保证安全用药。改变药物的性味功能，扩大应用范围。增强药物功能，提高临床疗效。便于调剂和制剂。利于贮藏及保存药效。进行矫味、祛臭，便于服用。

（二）炮制的方法

1.修治

（1）净制处理。

（2）切制处理。

（3）粉碎处理。

2.水制

（1）漂；（2）浸；（3）泡；（4）渍；（5）水飞。

3.火制

（1）炒；（2）炙；（3）煅；（4）炮；（5）煨。

4.水火共制

（1）煮；（2）蒸；（3）淬；（4）炖。

5.其他制法

其他制法包括制霜、发芽、发酵等，其目的是改变药物原有性能，增加新的18疗效，减少毒性或副作用。

第三节 瑶药基本理论

一、药物理论

（一）风打药物分类理论

瑶医将药物按其性能，分为风类药、打类药、风打相兼药三类。以风打论药性，概括了药物性能特点，是瑶医药学药性理论的组成内容之一。其对临床辨识药性、选药组方具有重要的指导意义。"风打"是一个既对立又统一的概念。风，即柔弱、柔软；打，即坚硬、坚强；二者是相对而言的。

首先，风打理论反映了药物的功效特点。瑶族医药者在药物临床使用中，根据药物特性分为风类、打类，"风者纯而缓，打者燥且急"。风药具有和缓、平调脏腑机能作用，如白九牛、紫九牛、大钻、小钻；打药则作用较为峻急，取效速捷，具有峻逐邪气之效。如入山虎、上山虎、下山虎、猛老虎等药，其气味纯而力专、作用刚峻、驱邪攻滞作用迅捷，列为打药。

其次，风打概括了药物的性质特征。药物禀天地之气生、阴阳之气长。天地之气禀赋之多少，对药性必然会产生直接影响。生长过程中得地之阴气多者，药材质地细腻，富含油汁、水津，药效柔弱和缓；如一身保暖、血党等，得地阴而质润，力缓；性质温和，以调滋见长。生长过程中得天之阳气多者，药材质地干劲，少津或无汁，药效多激烈。如白花丹、黑老虎，得天阳气而燥热，药力宏性猛烈。当然，药物的风打、刚柔是相对的，亦有许多药物兼具风打之性。如血三七、血见愁、开刀见血等，禀刚之气、得柔之性，既能攻坚软坚、活血化瘀，又能滋阴而潜阳，一药而数用。

风类药： "风药"具有清热解毒、祛风除湿、活血散瘀、补气补血、健脾胃、益肝肾之功效。如"牛"类、"风"类及部分"钻"类药物，如白背风、血藤、鸭脚木、九龙藤、麻骨风、四方藤、半边风、大发散、小发散、红糖等，此类药物常用于痧病、肝胆及消化道疾病、妇科疾病、神经科及小儿疳积等病症。临床上用风类药较安全，毒副作用小，一般不会因过量而伤其身体，即便是老人、儿童或孕产妇都可放心使用。

打类药： "打药"具有散瘀消肿止痛作用，如"虎"类及部分"钻"类等药物，如杉树、松树、田七、鸟不站、青蒿、尖尾风、韭菜、透骨消等。竹叶龙根（寮刁竹），常用于治疗跌打损伤、毒蛇咬伤、风湿骨痛、无名肿毒等，这类药物应用过量易伤身体，孕产妇及妇女月经期禁用；妇女、儿童及老人应慎用。

风打相兼药： 除了前面所述的风类药、打类药之外，瑶药中还有一类药既具风类药的功能，又具打类药的特性，称为"风打相兼药"。如部分"钻"类药，包括大钻、小钻、九龙钻、大红钻、小红钻、双钩钻、六方钻、四方钻、槟榔钻等，此类药味辛、苦，性温、热，既能行气止痛，祛风除湿，舒筋活络，健脾消气，又能散瘀消肿，用于治疗风湿痹痛，筋骨痛，腰腿痛，坐骨神经痛，跌打损伤，还可用于病后虚弱、头晕目眩、小儿疳积、急性肠炎、慢性胃炎、胃溃疡、痛经、产后腹痛、产后风瘫等疾病的治疗。应用此类药时，在剂量上不应偏执，而应根据不同的疾病、不同的病情、病人不同的体质，严格把握用量，风打有所侧重，既要避免病轻药重，去病而不伤人，又要避免药轻病重，难以发挥作用的弊端。

临床用药，贵在精专，掌握药性的风打特性，首先可为医者选药提供依据。瑶医早有名训，"非风不足以调滋，非打不足以去暴"，提示人们打药可用于急速祛邪逐瘀，但通常有耗伤正气之偏，故须提防其伤正之弊。风药和缓调养，但却须防其滋润碍胃、敛邪收滞之嫌。其次，药物风打为临床"制偏补偿"的治疗法则提供了用药依据。通过药物功用的风打对立特点，纠正病势之偏颇，恢复机体刚柔相济的动态平衡。第三，风打相伍，既可使药物速达病所，又可延长药物的作用时间，其效用互补，扬长避短，提高疗效。风打相伍，既避免打药力猛，使其不致伤正；又可避免风药力缓，使其不致凝敛太过。风打相伍，刚悍与阴柔之品相合，可减其攻逐之力，使其攻而不速，祛邪又不伤正；阴柔之品配以刚悍之品，可缓其力而使之作用持久。总之，具有柔缓和刚烈之性药物的配伍，在祛邪扶正的同时，还可减少药物偏性对机体的刺激，降低毒副反应。

（二）药物命名理论

瑶医对药物的命名形象生动，通俗易懂。瑶药常以传统、药用部位、性状功效等作为命名依据。瑶医"老班药"按其功用、生存环境、生态命名：有"五虎""九牛""十八钻""七十二风"之称。

根据不同药用部位瑶语命名：盘语称草为"咪"，木（树）为"亮"，藤为"美"，果为"表"，花为"绑"，块根为"台"等。

根据药物形态命名：有些药物以药物形态来命名，如鹰爪风、鹞鹰风是指该植物的花或刺形状如鹰之爪；羊奶果，即该植物的果实状似羊之奶等。另如"红帽顶"（红背山麻杆），"鸡穿裤"（仙鹤草）等。

根据药材性状命名：如"枰托藤"（两广猕猴桃）、红丝线（茜草根）等。

根据药物功效命名：如一身保暖、十全大补（假木通）等，顾名思义，它们属于滋补类药物；而麻骨风、半枫荷，则是风湿痹痛、跌打损伤的治疗要药。

有的是以生长环境取名，如上山虎、下山虎等。如下山虎，生长在山腰之下，只有在山腰以下才能找到。这样命名不仅给采药人员提供了极大的方便，而且还有利于瑶药的推广及传播。

（三）性味功能理论

瑶药种类繁多，据调查，所用品种达 1392 种，其中最常用的是"五虎""九牛""十八钻""七十二风"共 104 种，对于药的分类有其独特的民族特点。

药性与功能：瑶医根据药物性能结合长期的临床实践，对具体某一种药，除了按其性分为温、热、寒、凉、平性外，还按药物功效分为风药及打药。其中又有温热药、寒凉药之分。

药味与功能：瑶药的药味可分为酸、甜、苦、辣、麻、锥、涩、淡等八种，分别具有不同的性能和功效。民间谚语说："形态识别须多认，常用五味要弄通；辛散气浓能解表，辛香止痛治蛇虫；苦能解毒兼清热，甘温健脾补中宫；味淡多为利水药，酸味固湿兼敛收，性味精研用不穷；若要发挥药有效，辨病识药第一功。"

苦味药有清火作用，如同乐七、水灵芝、地苦丹；甜味药有补益作用，如野山参、胖婆娘、白山七；麻味药有胜寒燥湿作用，如山花椒、马蹄香、羊角七；酸味药有止泻收敛作用，如酸米草、酸菜根、野梅子；锥味药有消毒治阴疽作用，如独脚莲、螃蟹七、三步跳；辣味药有解毒生肌作用，如辣蓼草、雄黄连；淡味药有通下破气的作用，如铁筷子、金腰带、金边七。

（四）毒性

1. 古代毒性的概念

古代药物毒性的含义较广，既认为毒药是一切药物的总称，药物的毒性是药物的偏性，又认为毒性是药物毒副作用大小的标志。

2. 现代药物毒性的概念

随着人们对毒性认识的逐渐加深，毒性的概念更加具体。所谓毒性一般系指药物对机体所产生的不良影响及损害。包括急性毒性、亚急性毒性、亚慢性毒性、慢性毒性和特殊毒性（如致癌、致突变、致畸形、成瘾等）。

瑶医认为，"虎"类药物性能峻猛，见效快，多为消肿止痛类药，有一定毒性，如毛老虎含有闹羊花毒素等毒性成分，有大毒。服用过量会产生头痛、心悸、全身乏力和恶心呕吐等不良反应，一般口服剂量不宜超过3克；"钻"类药物性能强劲钻透、通达经络、透利关节，多为行气止痛、散瘀消肿药。临床应用，一般无明显的不良反应。目前，这方面的文献极其缺乏，亟待研究，为临床合理用药提供科学依据。

二、配方理论

（一）瑶药方剂组方理论

瑶药方剂组方理论独具一格。首先，瑶医以盈亏理论指导临床诊断及用药，组方时根据药物的特性，同时根据瑶医的组方原则，将主药、配药、引路药相互结合，使之更好地发挥治疗疾病的作用。当然，瑶药方剂的组成，虽有主药、配药、引路药的不同，但在具体应用时，可根据不同病症、不同病情，合理运用，不必样样俱全，但主药是必不可少的。其次，瑶医的处方简而精，用药灵活，理论独特。例如，瑶医常以动物之间的相克关系来指导用药，如观察到猫能捉老鼠，就用猫骨配他药治疗老鼠疮（即淋巴结核）；蜈蚣怕公鸡，就以公鸡的唾液来治疗蜈蚣咬伤等等。在瑶医治病配方中类似的例子很多，他们把深奥的医学科学原理形象化，并与生活结合起来，以便记忆、传授及使用。

（二）配伍原则

主药：针对主病或主要症状，在治疗过程中起主要作用的药物，称为主药。主药往往剂量最大，药力最猛，在处方中不可缺少，相当于中医学的君药。

配药：针对次要疾病或次要症状，或在治疗过程中辅助主药以加强治疗主病或主要症状作用的药物，称为配药。配药在处方中剂量一般小于主药。配药相当于中医学的臣药、佐药。

引路药：引导主药、配药到达病变部位，使其集中在患部发挥最大功效的药物，用量一般较轻。引路药包括了中医学的使药和引经药。瑶医认为引路药表达了"药无引则不通病所"及"引经报使"双重意思。

（三）配伍禁忌

药物在治疗过程中，出于适应病情的需要，由单味药发展到复方，这就涉及药物之间的配合使用问题。瑶医在长期的医疗实践中，逐步认识到各种药物在配合应用时，能发生复杂的变化，例如有些药物与其他药物相互配合后能增强疗效；有些药物单独使用时效果佳，与其他药物配合后疗效降低；有些药物配合他药能抑制或消除自身毒性和烈性；有些药物配合使用可产生有害的毒副作用。这与中医学中的"七情"（即单行、相须、相使、相畏、相恶、相反、相杀）十分相似，说明各民族在各自的医疗实践中使用的药物虽然有所不同，但所观察到的药物之间相互反应的现象却大同小异。

相反指两种药物相合后产生毒性或副作用，属于配伍禁忌，原则上应避免使用。瑶医也遵循"三十六反"：草药相反虚的讲，红黑二丸血贯肠。麦子七治晕痰咳，相反就是铁扁担，冷水七治色劳伤，相反就是鸦子七。铁撬黑虎二香丸，大反肿痛半边莲。铁撬牛尾身骨痛，大反蜂子痛又冲。海螺七与八角莲，八瓜相反喉闭咽。血见愁与三炷香，大降龙草治蛇伤。黑虎七同扁担七。红绿二南星相用，相反乃是无娘藤。乌头生二乌，相反四叶和珍珠。白龙过金不换，相反岩峰九龙盘。马齿苋与顶天柱，相反梅侯和黄铢。刺赋言明三十六反，切忌使药仔细详。

（四）瑶药方剂组方特点

1.组方简单有效

瑶医学在临床治疗的过程中，运用药物组方力求简单有效。很多方剂只有一味药，如瑶医用鹅不食草 30 克捣烂后敷患处，或单味八角茴香 6 克捣烂外敷，治疗狂犬咬伤。在治疗乳疮、乳痈时常用百花丹，五爪风，穿破石，鬼针草等单味药捣烂，局部外敷即可达到消肿止痛的目的。这种方法避免过度用药带来的一系列不良反应和经济负担，而且在临床应用中均收到较好的效果。

2.药量机动灵活

瑶医学治病组方过程中，要根据疾病的不同、症状的缓急、年龄的老幼等情况进行组方，如在治疗风湿病或闭经的方剂中，槟榔钻用到 30 克，但是在治疗急性阑尾炎的组方中，槟榔钻的用量可达到 60 克，两个方剂中槟榔钻都为主药，但是用量却相差很大。从组方中主药的用量中我们可以看出，瑶医组方非常灵活，根据病情的轻重缓急来对症下药。这也符合中医理论中的辩证施治的原则，针对重症使用大剂量的药物，恰到好处地达到治疗疾病的效果。

3.常用生鲜药物

瑶医在临床用药过程中，与中医药在治疗方面有着明显差异的是，会常常应用毒性小或无毒生鲜药物。这是由于瑶族人民长期活动在山区，由于生活环境的关系，很多药物采集方便，都是新鲜的野生状态。即病即采，可经口嚼，或经挤汁，将生药原汁直接内服或捣烂外敷或煎汤服用。瑶医认为这样用药可以保证药效，更能得到较理想的治疗效果。

4.疼痛病症多用藤茎类药物

瑶医用药的另一个特点是，在治疗风湿及疼痛病症的组方过程中，多用藤茎类药物。瑶医认为，藤茎类药物性善走穿，活血止痛的功效较明显，其中，以五味子科的植物藤茎入药为较多，这说明广西瑶族人民居住之地植被丰厚，尤其藤茎类更为突出。

5.药物多与动物的骨、肉同时炖服

瑶医临床用药的另一个特点是，许多药物配方中都用动物的骨及肉同时炖服，临床实践证实，瑶医如此用药是行之有效的。如果用现代医学的观点解释，可能是

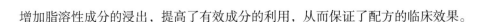

增加脂溶性成分的浸出，提高了有效成分的利用，从而保证了配方的临床效果。

6. 外用药多酒、醋为引经药物

瑶医在外用药的使用中，很多配方都是将药物与米双酒共浸，或与米双酒共同炒热后局部外敷。对于风湿骨痛和大多数外伤类疾病，都可起到药到病除的作用。酒类溶剂对药物的有效成分具有较好的溶解作用，同时也具有活血化瘀的功效，在组方中有动物的骨及肉同时炖服，可以引导主药直达病所，提高药物的治疗作用。对于皮肤疾病，在组方的过程中，多数将药物用米醋进行浸泡后局部外用，对于皮炎类疾病疗效比较好，这可能是醋为酸性，有助于碱性成分的浸出，对病变局部起到了较好的治疗作用。

7. 用药注重人的体质和年龄

瑶医药物组方强调根据病人体质不同，选用不同的组方剂。如使用打药时，病人平素体质较强者用量宜稍重，体质弱者用量宜轻，老年和儿童用量应少于壮年人，小儿5岁以下，通常用成人量的1/4，5～6岁儿童可按成人量减半使用。体重较重者，用药剂量亦大。久病者用药剂量应低于新病者的剂量。老人及身体极度虚弱者在应用补益之品时，要注意开始时剂量宜轻，逐渐加大，最终确定一个较佳的剂量，以防止药力过大而产生严重的不适感，影响疾病的治疗。

8. 养生保健方剂丰富

瑶医组方的另一个特点，是用于保健防病的方剂较多，很多经验组方都是在生活实践中取得的。瑶医历来就有传统药浴的习惯，每逢春季即进行药浴，其组方简单易行，通过药浴达到防病的目的，虽然在药浴的方剂方面未见有更深入的研究，但是通过药浴可以防病已被大量的实践所证实。很多药浴防病的实例说明，其组方中的药物可以提高抗病能力。用现代的观点分析，就是通过提高机体免疫功能达到防病的目的。例如，瑶医以灯盏菜一味煎汤用于孕妇，在产前服用无不良刺激，且婴儿生后健壮。另外，根据瑶族的传统习惯，在小儿出生后即服用开口水，处方简单，安全实用，可以达到排胎毒、防疾病的作用，服用后的小儿身体健壮，均无皮肤疾患。

上述瑶医用药组方的特点，都是瑶族劳动人民在生活实践中的经验总结，其用药方法很多，用药途径也非常具有自己的特色，在防病治病方面起到了重要的作用。

第四节　经典老班药

一、五虎

入山虎（别更懂卵）

【瑶语】

Bieqc gemh ndomh maauh

【别名】

两面针、两背针、两边针、双面针、双面刺、花牛公、花椒刺、金牛公、金椒、蔓椒、鸟不踏、红心刺刁根、叶下穿针、入地金、上山虎。

【来源】

芸香科植物两面针 *Zanthoxylum n itidum* (Roxb.) DC. 的根、茎。

【分布】

生于山坡、灌丛中或山沟密林中。产于广西邕宁、龙州、防城、博白、容县、桂平、平南、金秀等地，分布于广东、福建、湖南、云南、台湾等省份。

【形态特征】

常绿木质藤本。茎、枝叶轴背面和小叶中脉两面均有皮刺,但无毛。单数羽状复叶,互生；小叶 5 ～ 11 片，对生，卵形、卵状长圆形，长 4 ～ 11 厘米，宽 2.5 ～ 6 厘米，顶端短尾尖，基部圆形或宽楔形，边具完全缘或具微波状齿，无毛，上面有光泽。花单性，白色，花萼、花瓣及雄蕊均 4，伞房状圆锥花序，腋生。果近球形，熟时红色或紫色，表面有细小腺点。花期 3 ～ 4 月，果期 9 ～ 10 月。

【采集】

全年可采，扎成捆或切片晒干备用。

【性味功效】

属打药，味苦、辛，性温、有小毒。解毒除蛊，清热解毒，散风活血。消肿、麻醉止痛，止血。

【主治】

风湿或类风湿性关节炎、坐骨神经痛、腰肌劳损、胃痛、腹痛、牙痛、咽喉肿痛、感冒头痛、胃十二指肠溃疡、胆道蛔虫、跌打损伤、外伤出血、毒蛇咬伤。

【剂量和用法】

3～9克，水煎或浸酒服（蛇伤可用至30克）；外用药酒搽或鲜根适量捣敷。

上山虎（否更懂卵）

【瑶语】

Faaux gemh ndomh maauh

【别名】

山枝条、山枝仁、山栀茶、柞木仁、满山香、崖花海桐、五月上树风、来了亮。

【来源】

海桐花科植物海金子 *Pittosporum illicioides* Makino 的根、茎、叶。

【分布】

生于山坡疏林或灌木丛中。产于广西藤县、贺州、钟山、富川、昭平、蒙山、金秀等地，分布于广西、四川、贵州、湖南、江西、福建、浙江、安徽、湖北、河南等省区。

【形态特征】

常绿灌木或乔木，高1～6米，小枝近轮生，无毛。单叶互生，近集生于枝顶，叶片倒卵状披针形，长5～10厘米，宽2.5～4.5厘米，顶端长渐尖或短尖，基部楔形边全缘，波状。伞房花序顶生，有花1～12朵；花5数，淡黄白色，萼片长约2毫米，花瓣长8～10毫米；子房上位，密生短毛。蒴果圆球形或呈三角状球形，长约1.5厘米，果柄长2～4厘米，种子暗红色。花期夏季，果期秋季。

【采集】

全年均可采收，除去杂质，洗净泥土，润透，切段或片，晒干。

【性味功效】

属打药，根、树皮、叶，味苦、辛，性温。祛风活络，散瘀止痛，活血止血，解毒消肿。种子，味苦，性寒。涩肠固精，清热消肿。

【主治】

风湿和类风湿性关节炎、痹痛、小儿麻痹后遗症、产后风瘫、坐骨神经痛、牙痛、胃痛、高血压、哮喘、跌打损伤、骨折、毒蛇咬伤、疔疮、过敏性皮炎。

【剂量和用法】

根 10 ～ 30 克，树皮 9 ～ 60 克，水煎或浸酒服；外用鲜叶适量捣敷。

下山虎（也梗懂卯）

【瑶语】

Njiecgemh ndomh maauh

【别名】

白珠树、满山香、石灵香。

【来源】

本品为杜鹃花科植物滇白珠 *Gaultheria leucocarpa* Bl. Var. yunnanensis (Franch.) T. Z. Hsu et R. C. Fang 的干燥地上部分。

【分布】

生于山地林缘和荒山草地上。产于广西的上林、马山、那坡、隆林、凌云、乐业、天峨、南丹、罗城、融安、三江、鹿寨、金秀、蒙山、贺州、兴安、资源等地，分布于广西、贵州、云南、四川等省区。

【形态特征】

常绿灌木，高达 3 米，小枝左右曲折，无毛，红色。单叶互生，卵状长圆形，长 7 ～ 8 厘米，宽 3 ～ 4 厘米，顶端长渐尖，基部微心形或圆形，边有钝齿，略背卷。总状花序腋生，花钟状，5 裂，绿白色。蒴果球形，包于肉质宿存萼内，呈浆果状，熟时紫黑色。花期秋季，果期冬季。

【采集】

全年可采，鲜用或阴干备用。

【性味功效】

属打药，味辛，性温。祛风散邪，穿经走脉，祛风除湿，舒筋活络，活血止痛，健胃消食。

【主治】

消化不良、食欲不振、胃寒疼痛、急性肠炎、痧气、风湿或类风湿性关节炎、风湿痹痛、筋骨疼痛、产后风瘫、尿闭、跌打损伤。

【剂量和用法】

9～60克，水煎或配猪瘦肉、猪骨头炖服，或浸酒服；外用适量，水煎洗。孕妇忌服。

毛老虎（杯懂卯）

【瑶语】

Bei ndomh maauh

【别名】

黄喇叭花、黄牯牛花、黄杜鹃花、黄蛇豹花、羊踯躅、羊不食草、老虎花、老鸦花、石棠花、石菊花、一杯倒、一杯醉、踯躅花、豹狗花、闹羊花、惊羊花、闷头花、水兰花、三钱三、八厘麻。

【来源】

本品为杜鹃花科植物羊踯躅 *Rhododendron molle* (Bl.) G. Don 的干燥根。

【分布】

生于丘陵山坡上灌丛中，产于广西凌云、罗城、临桂、全州、钟山荔浦等地，分布于广西、江苏、浙江、江西、福建、湖南、湖北、河南、四川、贵州、云南等地。

【形态特征】

落叶灌木，高 0.3 ～ 1.4 米。单叶互生，长圆形至长圆状披针形，长 6 ～ 12 厘米，宽 2.4 ～ 5 厘米，顶端钝或急尖，基部楔形，边全缘，有睫毛，两面被毛。花两性，金黄色。蒴果圆柱状长圆形，被毛。花期 4 ～ 5 月，果期 6 ～ 7 月。

【采集】

春季 4 ～ 5 月花开时选择晴天采收，采下立即晒干，根、茎，全年可采；叶、花夏季采；果秋季采，晒干备用。

【性味功效】

属打药，味辛，性温，有大毒。祛风散邪，启关透窍，祛风除湿，活血散瘀，麻醉、消肿止痛，止咳平喘，杀虫，杀菌止痒。

【主治】

风湿或类风湿性关节炎、腰腿痛、腰椎间盘突出症、各种神经痛、慢性支气管炎、跌打损伤、疥疮、癣。

【剂量和用法】

1.5 ～ 3 克，水煎或浸酒服；外用适量，碾粉调酒炒，热敷。孕妇忌用。

猛老虎（显懂卯）

【瑶语】

Mongv ndomh maauh

【别名】

白花丹、白竹花、白雪花、白花岩陀、白皂药、白花皂药、千里及、千槟榔、火灵丹、火炼丹、破骨丹、假茉莉、山坡芩、总管、鸟面马、一见消、天山娘、照药、天槟榔、隔布草、野茉莉、铁茉莉。

【来源】

本品为白花丹科植物白花丹 *Plumbago zeylanica* L. 的干燥全草。

【分布】

生于山间路旁、沟边、村边，也有栽培。产于广西凌云、那坡、博白、陆川、贵港、桂平、岑溪、恭城、金秀等地，分布于广东、台湾、福建、四川、云南等省份。

【形态特征】

多年生半灌木状草本，高1～3米。茎枝节上有紫红色环纹，多分枝，绿色，有棱槽，无毛。单叶互生，卵形或卵状长圆形，长4～10厘米，宽3～5厘米，顶端急尖，基部宽楔形，无毛，边全缘，叶柄基部抱茎。穗状花序顶生或腋生，花序轴具腺体；花合生5裂（数），萼管状绿色，具5棱，上有腺毛；花冠高脚碟状，白色或白蓝色。蒴果膜质，花果期9～12月或到第二年3月。

【采集】

全年采根，洗净、晒干入药；鲜叶仅供外用。

【性味功效】

属打药，味苦、性温，有小毒。启关透窍，祛风除湿，散瘀消肿，止痛，消积杀虫、杀菌。

【主治】

风湿关节痛、腰腿痛、慢性肝炎、肝硬化、肝脾肿大、闭经、跌打损伤、痈疮肿毒、乳腺炎、牛皮癣、毒蛇咬伤、小儿疳积。

【剂量和用法】

9～15克，加水久煎或配瘦猪肉炖服或用根浸酒服；外用适量，先以茶油涂患处后捣敷或调酒外搽。

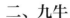

二、九牛

白九牛（别坐翁）

【瑶语】

Baeqc juov ngungh

【别名】

那藤、七姐妹藤、牛藤。

【来源】

本品为木通科植物尾叶那藤 *Stauntonia obovatifoliola* Hayata subsp. urophylla（Hand. ～ Mazz.）H. N. Qin 的干燥藤茎。

【分布】

生于山谷林缘或山脚灌丛中。产于广西隆安、贺州、梧州、全州、金秀等地，分布于广东等省份。

【形态特征】

常绿攀缘藤本。叶互生，掌状复叶，常有小叶 5 ～ 7 枚，长椭圆形至卵状披针形，长 6 ～ 9 厘米，宽 2 ～ 2.5 厘米，顶端尾状渐尖，基部宽楔形或近圆开，边全缘，两面无毛。总状花序腋生；花单性同株，6 数；花瓣缺；雌花具退入雄蕊。果为浆果状，长椭圆形，熟时红色，种子黑色，多数。花期 4 ～ 5 月，果期 7 ～ 9 月。

【采集】

根、茎夏秋季采，切片晒干备用。果实于秋季将成熟，果皮尚青时采，晒干。

【性味功效】

属风药，味苦，性凉。泻热除邪，导滞开结，清热解毒，强心，镇痛，利水。

【主治】

风湿性关节炎、头痛、神经痛、疝气痛、热淋、外伤疼痛。

【剂量和用法】

15 ～ 30 克，水煎或浸酒服。

红九牛（使坐翁）

【瑶语】

Siqv juvo ngungh

【别名】

白胶藤、白杜促、鸡头藤、鸡嘴藤、小白皮藤、红杜仲、土杜仲、鹤咀藤、香藤、软羌藤、老鸦嘴、松筋藤、结衣藤。

【来源】

本品为夹竹桃科植物红杜仲藤 *Parabarium chunianum* Tsiang、毛杜仲藤 *Parabarium huaitingii* Chun et Tsiang、杜仲藤 *Parabarium micranthun* (A. DC.) Pierre 的干燥树皮。

【分布】

生于山地疏林下山谷灌丛中。产于广西桂平、北流、博白、防城、上思、隆安、那坡、百色、融水、金秀等地，分布于广东、云南等省份。

【形态特征】

常绿木质大藤本，有乳汁，全株密被锈色柔毛。单叶对生，椭圆形或卵状椭圆形，长5～8厘米，宽1.5～3厘米，顶端渐尖，基部楔形，边全缘。聚伞花序近顶生或腋生，花合生，5数，白色或粉红色。蓇葖果双生，圆筒刺刀形；种子顶端有白绢毛。花期4～6月，果期7～12月。

【采集】

全年可采，鲜用或切片晒干备用。

【性味功效】

属打药，味苦，微辛，性平，有小毒。补气益元，强筋壮骨，祛风活络。

【主治】

风湿痹痛，腰腿痛，产后风瘫，子宫脱垂，脱肛，跌打损伤。

【剂量和用法】

9～15克，水煎或配方浸酒服；外用茎皮适量，研粉撒或酒炒热敷。

花九牛（花坐翁）

【瑶语】

biangh juov nqungh

【别名】

刺耳南、刺耳蓝、花杜仲藤、眼角蓝。

【来源】

本品为夹竹桃科植物花皮胶藤 *Ecdysanthera utilis* Hayata et Kaw. 的根、茎皮。

【分布】

生于山地密林、山谷、水沟湿润处。分布于广东、云南、台湾、广西等地，在广西分布于上思、金秀、苍梧、博白等地。

【形态特征】

高攀木质大藤本，长达 50 米，直径 10～30 厘米；茎皮红褐色，粗糙，密被皮孔，老藤皮有纵裂条纹，切面淡红色，无毛。叶椭圆形或卵状椭圆形，长 5～10 厘米，宽 2～6 厘米，顶端短渐尖，基部阔楔形，两面均无毛；叶柄长 1.5～2.5 厘米。聚伞花序顶生兼腋生，三歧，长 6～12 厘米，被微柔毛；花细小，淡黄色；花萼 5 深裂，外面被微毛，内面基部具有 5 个小腺体，花萼裂片卵圆形，顶端钝；花冠筒喉部无副花冠，花冠裂片长圆状披针形，基部向右覆盖；雄蕊 5 枚，着生于花冠筒基部，花丝短，花药披针状箭头形，顶端到达花冠喉部，基部具耳，腹部黏生于柱头上；花盘 5 裂；子房由 2 枚离生心皮组成，花柱短，柱头顶端 2 裂。外果皮无明显斑点；种子压扁状，淡褐色，顶端具白色绢质种毛，种毛长约 4 厘米。花期为春、夏季，果期为秋、冬季。

【采集】

全年可采，洗净切片晒干备用。

【性味功效】

属打药。味苦、涩，性微温。舒筋活络，活血消肿。用于跌打损伤，小儿疱疮。

【主治】

风湿关节炎、跌打损伤、筋断、小儿白泡疮。

【剂量和用法】

9～15克，水煎服；外用适量，捣烂或研粉水调敷患处。

青九牛（青坐翁）

【瑶语】

Cing juov ngungh

【别名】

大接筋藤、大松身、松筋藤、宽筋藤、舒筋藤、牛挣藤、无地根、表筋藤、打不死。

【来源】

本品为防己科植物青牛胆 *Tinospora sinensis*（Lour.）Merr. 的干燥藤茎。

【分布】

生于疏林下或河旁，以及村边灌木丛中，也有人工栽培。产于广西邕宁、防城、象州、金秀等地，分布于广东、湖南、云南等省份。

【形态特征】

落叶木质藤本，长3～10米。嫩时被柔毛，老时变无毛，皮灰白色，有多数白色皮孔和明显的叶痕。单叶互生，宽卵形至圆状卵形长7～12厘米，宽5～10厘米，顶端骤尖，基部心形，边全缘。总状花序腋生；花单性异株，淡黄色，花萼、花瓣、雄燕均6；雌花具棒状退化雄蕊。核果熟时鲜红色；种子半圆形，腹面内陷。花期3～4月，果期7～8月。

【采集】

全年可采，洗净、鲜用或切段晒干备用。

【性味功效】

属打药，味微苦，性凉。祛风散邪，启关透窍，穿经走脉，祛风除湿，舒筋活络，消肿止痛。

【主治】

风湿性关节炎、腰肌劳损、坐骨神经痛、半身麻痹、阳痿、脑膜炎后遗症、跌打损伤后肌腱挛缩、骨折、无名肿毒、乳腺炎、疮疖。

【剂量和用法】

15～30 克，水煎服，或取药液冲酒服，或配猪骨头炖服；外用适量，水煎洗或鲜叶捣敷。

黄九牛（往坐翁）

【瑶语】

Wiangh juo ngungh

【别名】

五味藤、五马巡城、丢了棒、象皮藤、一摩消、血皮藤。

【来源】

本品为远志科植物蝉翼藤 *Securidaca inappendiculata* Hassk. 的干燥全株。

【分布】

生于密林中。产于广西北流、防城、百色、那坡、金秀等地，分布于广东、云南等省份。

【形态特征】

攀缘灌木，幼枝有柔毛。根表面灰白色或土黄色，有瘤状突起，切面皮层厚，木部淡黄色，有细孔（即导管腔）。单叶互生，椭圆形或倒卵状矩圆形，长 7～12 厘米，宽 2.5～5 厘米，顶端急尖，基部近圆形，边全缘。圆锥花序顶生或腋生，长 13～15 厘米，花多而密；花两性，淡紫红色，萼片 5，外轮 3 而较小，内轮 2，花瓣状：花瓣 3，中间龙骨瓣顶端包卷成鸡冠状附属物，两侧花瓣下部与花丝鞘贴生；雄蕊 8，花丝下合生呈鞘状。坚果扁球形，顶端具宽而长的翅。花期夏季，果期秋冬季。

【采集】

全年可采，洗净切片晒干备用。

【性味功效】

属打药，味辛苦，性微寒。泻热逐邪，清热解毒、利尿，活血化瘀，消肿止痛。

【主治】

风湿病、跌损伤、急性胃肠炎。

【剂量和用法】

3～9克，水煎服；外用适量，浸酒擦或研粉、酒调敷患处。

绿九牛（落坐翁）

【瑶语】

Luoqc juov ngungh

【别名】

大花老鸭嘴、土玄参、土牛七、鸭嘴参、通骨消、假山苦瓜、葫芦藤。

【来源】

本品为爵床科植物大花山牵牛 *Thunbergia grandiflora*（Roxb.ex Willd.）Roxb. 的干燥全株。

【分布】

生于疏林下或栽培。产于广西宁明、龙州、隆安、来宾、柳州、阳朔、平乐、钟山、贺州、岑溪、容县、陆川等地，分布于广东、云南等省份。

【形态特征】

稍木质大藤本。根圆柱形，稍肉质。茎缠绕状，圆柱形，被糙短毛，节明显，略膨大。单叶对生，宽卵形，长12～18厘米顶端尖到渐尖，基部耳状心形，边波状至有浅裂片，有3～5条掌状脉，两面被糙毛。花冠长5～8厘米，蓝色淡黄色或外面近白色，1～2朵腋生或为下垂总状花序；小苞片2初合生后一侧裂开似佛焰苞状：花曹退化为一狭环。蒴果下部近球形，上部收缩成长喙形似鸦嘴。花期5～7月，果期8～10月。

【采集】

全年可采，鲜用或切段晒干备用。

【性味功效】

属打药。味微辛，性平。祛风除湿，舒筋活络，接骨。

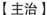

【主治】

风湿痹痛、痛经、跌打损伤、骨折。

【剂量和用法】

15 ～ 30 克。外用鲜品适量，捣敷。

黑九牛（解坐翁）

【瑶语】

Gieqv juov ngungh

【别名】

铁脚威灵仙、百条根、老虎须、青龙须、一抓根。

【来源】

本品为毛茛科植物威灵仙 *Clematis chinensis* Osbeck 的干燥根和根茎。

【分布】

生于山谷、山坡林边或灌丛中。产于广西各县市，分布于河南、山东、安徽、江苏、浙江、福建、广东、江西、湖南、湖北、四川、贵州、云南等省份。

【形态特征】

木质藤本，干后变黑。叶对生，一回羽状复叶，有 5 小叶，偶有 3 ～ 7 叶，小叶狭卵形或三角状卵形，长 1.2 ～ 10 厘米，宽 1 ～ 7 厘米，顶端锐尖到渐尖，基部圆形或楔形，边全缘；叶柄长 4.5 ～ 6.5 厘米。圆锥状聚伞花序腋生或顶生，花多数；萼片 4 枚，白色展开，外面边缘密生绒毛；无花瓣；瘦果扁卵形，被柔毛，宿存花柱白色羽状，长 2 ～ 5 厘米。花期 6 ～ 9 月，果期 8 ～ 11 月。

【采集】

秋季挖根，去净茎叶、洗净泥土，晒干或切段后晒干。夏、秋采叶，鲜用或晒干。

【性味功效】

属打药，根，味辛、微苦，性温；叶，味苦，性平。清热解毒，祛风除湿，祛风散邪，启关透窍，舒筋活络，止痛，利尿消肿。

【主治】

风湿痹痛、筋骨痛、腰肌劳损、小便不利、浮肿、跌打损伤、骨梗喉。

【剂量和用法】

内服：煎汤，6～9克；浸酒或制成丸或散。外用：捣烂外敷。

紫九牛（明坐翁）

【瑶语】

Maeng juov ngungh

【别名】

血风根、血风藤、红蛇根、红穿破石、青筋藤、铁牛入石、拉牛入石。

【来源】

本品为鼠李科植物翼核果 *Ventilago leiocarpa* Benth. 的干燥根和根茎。

【分布】

生于深山、沟谷、林缘。产于广西梧州、忻城、南宁、宁明、金秀等地，分布于广东、福建、台湾等省份。

【形态特征】

常绿木质藤本，小枝褐色，有条纹，无毛。单叶互生，卵形或卵状椭圆形，长3～8厘米，宽1.5～3厘米，顶端渐尖，基部圆形或宽楔形，边全缘或有浅圆齿，两面毛，或下面沿脉腋或脉腋被疏毛。花两性，绿白色，花萼、花瓣、雄蕊各5，单生或2至数个簇生于叶腋，少为顶生聚伞圆锥花序。坚果近球形，顶端有长圆形的翅，基部有宿存萼筒。花期3～5月，果期4～7月。

【采集】

全年可采，洗净、切片、晒干备用。

【性味功效】

属风药，味苦，性温。补气益元，启关透窍，祛风散邪，养血，舒筋活络，固肾益精。

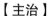

【主治】

贫血头晕、月经不调、闭经、慢性肝炎、肝硬化、风湿筋痛、关节痛、腰肌劳损、神经痛、四肢麻木、跌打内伤。

【剂量和用法】

15 ～ 30 克，水煎或配猪瘦肉炖服，或浸酒服。

蓝九牛（播坐翁）

【瑶语】

Mhuov juov ngungh

【别名】

八月爪、八月扎、八月炸、八月瓜藤、三叶木通、三叶藤、预知子、腊瓜、狗腰藤、田果藤、甜果木通、垱海参。

【来源】

本品为木通科植物木通 *Akebia quinata* (Thunb.) Decne. 、三叶木通 *Akebia trifoliate* (Thunb.) Koidz 或白木通 *Akebia trifoliate* (Thunb.) Koidz. var. australis (Diels) Rehd. 的干燥藤茎。

【分布】

生于荒野山坡、溪边、山谷疏林灌丛中。产于广西德保、那坡、隆林、南丹、罗城、鹿寨、金秀、灵川、全州、资源等地，分布于江苏、浙江、江西、广东、湖南、湖北、山西、陕西、贵州、云南等省份。

【形态特征】

落叶木质藤本，全体无毛，老藤和枝灰白色，均有灰褐色斑点状皮孔。叶为三出复叶；小叶革质，椭圆形，长 3 ～ 7 厘米，宽 2 ～ 4 厘米，顶端圆钝，微凹，具小尖头，基部圆形或宽楔形，偶为浅心形，边全缘。总状花序腋生；花单性，雌雄同株；萼片 3：雄花生于上部雄蕊 6；雌花生于下部，花被片紫红色有 6 枚退化雄蕊。肉质菁葖果椭圆形或长卵形，熟时紫色，沿腹缝线开裂，种子多数，黑色。花期 3 ～ 4月，果期 6 ～ 9 月。

【采集】

根、茎秋季采，刮去外皮，切段晒干备用；果实成熟时采，切开晒干备用。

【性味功效】

属打药，味苦甘，性凉。根：启关透窍，导滞开结，祛风利尿，活血行气止痛。茎：宁心除烦，生津止渴、退热，通利血脉。果实：行气活血，生津止渴，消炎利尿。

【主治】

果实，治胃痛、疝气痛、睾丸肿痛、腰痛、遗精、月经不调、子宫脱垂。茎，治淋浊、营养不良性水肿、胸痛、咽喉痛、健忘、月经不调、经闭、乳缺乏。根，治风湿性关节痛、腰背痛、筋骨痛、疝气痛、小便不利、白带异常、血崩、跌打损伤。

【剂量和用法】

果实 6 ～ 15 克，水煎或配猪瘦肉炖服；茎 3 ～ 6 克，水煎服，根 10 ～ 60 克，水煎或浸酒服。

三、十八钻

大钻（懂准）

【瑶语】

Domh nzunx

【别名】

冷饭团、臭饭团、入地麝香、十八症、红钻、黑老虎。

【来源】

本品为木兰科植物黑老虎 *Kadsura coccinea* (Lem.) A. C. Smith 的干燥根。

【分布】

生于山谷、疏林，常缠绕在其他树上。产于广西德保、大新、龙州、马山、武鸣、上思、平南、贺州、昭平、金秀、三江、融水、罗城等地，分布于云南、贵州、四川、湖南、广东等省份。

【形态特征】

常绿木质藤本。根粗壮，皮紫褐色，切片土红色。单叶互生，革质，长椭圆形至卵状披针形，长 8～17 厘米，宽 3～8 厘米，顶部急尖或短渐尖，基部宽楔形，边全缘，两面无毛。花单性，雌雄同株，单生于叶腋，紫红色；雄蕊柱圆球状，顶有多数线状钻形附属物。聚合果球形，直径 6～12 厘米，熟时紫黑色。花期 7～9 月，果期 10～11 月。

【采集】

全年可采，洗净，鲜用或切片晒干备用。

【性味功效】

属风药，味辛微苦，性温。穿经走脉，祛风散邪，行气止痛，散瘀消肿，舒筋活络。

【主治】

风湿性关节炎、腰腿痛、慢性胃炎、胃十二指肠溃疡、痛经、产后腹痛、疝气痛、跌打损伤。

【剂量和用法】

15～30 克，水煎或浸酒服；外用适量，捣烂调酒炒热敷患处。

小钻（小准）

【瑶语】

Fiuv nzunx

【别名】

紫金藤、紫荆皮、盘柱香、盘柱南五味子、红木香、内红消、风沙藤、小血藤、长梗南五味子、南五味子、长序南五味子、钻骨风。

【来源】

本品为木兰科植物南五味子 *Kadsura longipedunculata* Finet et Gagnep. 的干燥根及根茎。

【分布】

生于疏林灌丛中、沟谷边，铺地或缠绕树上。产于广西上林、环江、金秀、贺州、全州等地，分布于广东、贵州、四川、湖北、湖南、江西、福建、浙江等省区。

【形态特征】

常绿木质藤本，全株无毛。根细长，红褐色，有黏液。茎皮黑色或灰棕色。单叶互生，近纸质，倒卵形或倒卵状椭圆形，长5～10厘米，宽2～5厘米，顶端渐尖，基部楔形，边有疏的腺点状锯齿，两面有光泽，侧脉每边5～7条，叶柄长1.5～3厘米。花单性，雌雄异株，单生于叶腋，粉红色，具有下垂的长梗；雄蕊柱近头状，顶端无线状钻形的附属物。聚合果近球形，直径2.5～3.5厘米，熟时鲜红色至紫蓝色。花期夏季，果期秋季。

【采集】

全年可采，将根、根皮及茎晒干备用。

【性味功效】

属风药，味辛苦，性温。导滞开结，穿经走脉，祛风活血，行气止痛，散瘀消肿，行气止痛。

【主治】

慢性胃炎、胃十二指肠溃疡、腹痛、月经痛、产后腹痛、月经不调、疝气痛、风湿痹痛、筋骨痛、腰痛、跌打损伤。

【剂量和用法】

9～15克，水煎服或浸酒服；外用根皮适量捣敷或全株水煎洗。

九龙钻（坐龙准）

【瑶语】

Juov luerngh nzunx

【别名】

飞扬藤、埔痕梅 (peih hinx hmei)、羊蹄叉、九牛藤。

【来源】

本品为豆科植物龙须藤 *Bauhinia championii*（Benth.）Benth. 的干燥藤茎。

【分布】

生于沟谷、河边、疏林中或灌木丛中。分布于广东、福建、台湾、浙江、湖南、江西、贵州、广西等地，广西各地均有分布。

【形态特征】

常绿攀缘藤本。有钩状卷须，或 2 个对生；幼枝、叶背、花序均被褐色短柔毛；老藤横切面有 8 ～ 10 环花纹。单叶互生，卵形，长卵形或椭圆形，长 5 ～ 10 厘米，宽 4 ～ 7 厘米，顶端 2 裂至叶片 1/3 或微裂或不裂，裂片顶端渐尖，基部微心形或近圆形。总状花序腋生或与叶对生或顶生；花白色。果扁平，长 7 ～ 12 厘米，宽约 2 ～ 3 厘米，有种子 2 ～ 6 粒。花期 6 ～ 10 月，果期 7 ～ 12 月。

【采集】

全年可采，除去杂质，洗净，润透，切片，干燥。

【性味功效】

属风药。味苦、涩，性平。舒筋活络，活血散淤，祛风止痛，健脾胃。

【主治】

月经不调、吐血、肝痛、胃及十二指肠溃疡、毒蛇咬伤、风湿搏痛、跌打肿痛、腰腿痛、病后虚弱。

【剂量和用法】

内服：煎汤，15 ～ 30 克。外用：适量。

大红钻（懂红准）

【瑶语】

Domh hongh nzunx

【别名】

过紧崩、过山风、梅花钻、香枫。

【来源】

本品为木兰科植物异形南五味子 *Kadsura heteroclita*（Roxb.）Craib 的干燥藤茎。

【分布】

生于海拔 300 ～ 1750m 的大山谷的密林或杂木林中，常攀缘于树上，多生于林谷中。分布于云南、贵州、广东、广西等地，在广西分布于全州、苍梧等地。

【形态特征】

常绿木质藤本，老藤外皮为厚的灰褐色木栓。单叶互生，纸质，卵状长椭圆形，顶端渐尖，基部楔形，边近全缘。花单性，雌雄同株，淡黄色，单生于叶腋；雄蕊柱头状，顶无线状钻形附属物。聚合果近球形，直径 2.5 ～ 5 厘米，熟时紫黑色。花期 5 ～ 8 月，果期 8 ～ 12 月。

【采集】

全年可采，除去枝叶，趁鲜切片，干燥。

【性味功效】

属风药。味苦、辛，性温。祛风除湿，理气止痛，活血消肿。

【主治】

风湿性关节炎、腰肌劳损、胃痛、半身不遂、手脚麻木、产后风瘫、痛经、跌打损伤、骨折。

【剂量和用法】

内服：煎汤，9 ～ 15 克。

小红钻（小红准）

【瑶语】

Fiuv hongh nzunx

【别名】

红大风藤、红十八症、水灯盏、细风藤、饭团藤。

【来源】

本品为木兰科植物冷饭藤 *Kadsura oblongifolia* Merr. 的根和茎。

【分布】

生于疏林中。产于广西藤县、玉林、金秀等地，分布于云南、广东等省份。

【形态特征】

常绿木质藤本。单叶互生，纸质，长圆状披针形，狭椭圆形，长 6 ～ 10 厘米，宽 1.5 ～ 4 厘米，顶端钝或急尖，基部阔急尖，边有不明显的稀疏小腺齿，侧脉每边 4 ～ 8 条；叶柄长 5 ～ 12 厘米。花单性，雌雄异株，单生于叶腋，红色或黄色。聚合果近球形，直径 1.2 ～ 2 厘米，成熟时红色至紫色蓝色，花期 7 ～ 9 月；果期 10 ～ 11 月。

【采集】

全年可采，刮去外皮洗净鲜用或切片晒干备用。

【性味功效】

属风药，味甘，性温。启关透窍，祛风除湿，祛风散邪，行气止痛。

【主治】

胃痛、腹痛、痛经、风湿痛、跌打损伤、骨折。

【剂量和用法】

15 ～ 30 克，水煎或浸酒服；外用适量，鲜品捣烂或研粉水调敷患处。

双钩钻（松兜准）

【瑶语】

Sungh diux nzunx

【别名】

金钩草、金钩藤、双钩藤、鹰爪风、吊风根、琴吊、倒挂刺。

【来源】

本品为茜草科植物钩藤 *Uncaria rhynchophylla*（Miq.）Miq.ex Havil. 的干燥根。

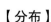

【分布】

生于山谷疏林下和溪边灌木丛中。产于广西防城、上思、武鸣、德保、那坡、凌云、融水、金秀、苍梧、灵川、兴安等地，分布于浙江、福建、广东、江西、湖南、四川、贵州等省份。

【形态特征】

常绿攀缘藤本，茎枝光滑无毛，小枝四棱柱形，幼嫩时被白粉；变态枝成钩状，成对或单生于叶腋。单叶互生，椭圆形或卵状披针形，长6～9厘米，宽3～6厘米，顶端渐尖，基部宽楔形，边全缘，上面光亮，下面脉腋内常有束毛，微被白粉，干后变褐红色，托叶2裂，裂片条状钻形。头状花序单生于叶腋或顶生，排成圆锥状花序，直径2～2.5厘米，花冠黄色，管状漏斗形，顶5裂，雄蕊生于冠管喉部。蒴果倒卵状椭圆形，熟时2裂，种子细小，两端有翅。花期5～7月，果期10～11月。

【采集】

全年可采，切片晒干备用。

【性味功效】

属打药，属风药，味甘苦，性微寒。泻热逐邪，清热，平肝熄风，镇静，降血压。

【主治】

头晕目眩、风热头痛、小儿高热惊厥、高血压、风湿骨痛、半身不遂、坐骨神经痛、跌打损伤。

【剂量和用法】

根15～30克，带钩茎枝6～15克，水煎或浸酒服；外用全株适量水煎洗。

六方钻（落帮准）

【瑶语】

Luoqc bung nzunx

【别名】

方茎宽筋藤、翅茎白粉藤、六方藤、抽筋藤。

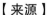

【来源】

本品系葡萄科植物翅茎白粉藤 *Cissus hexangularis* Thorel ex Planch. 的干燥藤茎。

【分布】

生于山谷、林下。产于广西桂林、柳州、南宁地区各地，分布于广东等省份。

【形态特征】

常绿半木质藤本，茎六方形，枝有 6 条纵狭翅，卷须与叶对生，不分枝。单叶互生，宽卵形，顶端急尖或短尾状尖，基部近截形或浅心形，边有疏小锯齿。聚伞花序与叶对生；花紫红色，4 数。浆果楠圆球状，熟时黑色。花期 6 ～ 11 月。

【采集】

全年可采，洗净鲜用或晒干备用。

【性味功效】

属风药，味微苦，性凉。祛风散邪，穿经走脉，活血散瘀。

【主治】

风湿关节炎、腰肌劳损、跌打损伤。

【剂量和用法】

15 ～ 30 克，水煎或浸酒服。

四方钻（肥帮准）

【瑶语】

Feix bung nzunx

【别名】

翼枝白粉藤、四方藤、红四方藤、风藤、远筋藤。

【来源】

本品系葡萄科植物翼茎白粉藤 *Cissus pteroclada* Hayata 的干燥藤茎。

【分布】

生于山谷、林下。产于广西南宁、隆安、龙州、防城、博白、岑溪、贺州、金秀等地，分布于广东、台湾等省份。

【形态特征】

常绿半木质藤本,茎四方形,基部木质,上部草质,绿色或紫红色,枝有4条纵狭翅,卷须与叶对生，二叉状分枝。单叶互生，心状戟形，长 6 ～ 12 厘米，宽 4 ～ 8 厘米，顶端急尖或短尾状尖，基部心形，边有疏小短齿 聚伞花序与叶对生；花紫红色，4 数。浆果椭圆球状，熟时黑色。花期 6 ～ 7 月，果期 9 ～ 11 月。

【采集】

全年可采，切片晒干备用。

【性味功效】

属风药，味酸涩，性平。祛风除湿，祛风散邪，穿经走脉，舒筋活络，祛瘀生新。

【主治】

风湿痹痛、风湿性关节炎、四肢麻木、腰肌劳损、跌打损伤、关节功能障碍。

【剂量和用法】

15 ～ 30 克，水煎或浸酒服；外用适量，水煎洗患处。

铁钻（列准）

【瑶语】

Hlieqc nzunx

【别名】

雪朋仲、瓜馥木、钻山风、铁牛钻石、香藤、笼藤。

【来源】

本品为番荔枝科植物瓜馥木 *Fissistigma oldhamii* (Hemsl.) Merr. 的干燥根及藤茎。

【分布】

生于山谷或水旁灌丛中。分布于福建、台湾、广东、湖南、江西、云南等省份，在广西分布于金秀、融水、灵川、全州、富川、岑溪等地。

【形态特征】

常绿攀缘灌木，长约 8 米。单叶互生，革质，倒卵状椭圆形或长圆形，长 6 ～ 12.5 厘米，宽 2 ～ 4.8 厘米，上面无毛，下面中脉上被疏毛，顶端圆形或微凹，稀急尖，基部楔形，边全缘，叶脉明显。花单生或 2 ～ 3 朵排成伞花序，腋生。果球形，果柄长不到 2 厘米。花期 4 ～ 6 月，果期 11 月。

【采集】

洗净鲜用或切片晒干备用。

【性味功效】

属打药，味辛、微涩，性温。穿经走脉，祛风散邪，活血，消肿止痛，舒筋骨。

【主治】

风湿骨痛、四肢麻木、瘫痪、坐骨神经痛、小儿麻痹后遗症、小儿惊风、跌打损伤、骨折。

【剂量和用法】

根 9 ～ 15 克，水煎或浸酒服，全株外用适量，水煎洗患处。每逢瑶族传统的端午药市，本品到处可见，常与其他风药配伍洗澡。

铜钻（铜准）

【瑶语】

Dongh nzunx

【别名】

气藤、血藤、紫金血藤、大伸筋、翼梗五味子。

【来源】

本品为茶茱萸科植物定心藤 *Mappianthus iodoides* Hand. ～ Mazz. 的干燥藤茎。

【分布】

生于山坡疏林中。产于广西、湖北、湖南、四川、贵州、云南等省份，在广西，分布于乐业、天峨、罗城、金秀、全州等地。

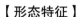

【形态特征】

木质藤本，有卷须；小枝密被褐黄色花，老藤密布皮孔。断面橙黄色，有放射状条纹。单叶对生或近生，长椭圆形，长 7～14 厘米，宽 2.5～2.6 厘米，顶端渐尖或短尾尖，基部楔形或近圆形，边全缘。花单性，雌雄异株，雄聚伞花序腋生，花萼杯状，不明显 5 裂，花冠钟状漏斗形，裂片 5，雄蕊 5；雌花不详。核果椭圆形，长 2～3 厘米，被淡黄色伏毛，熟时黄色至橙红色。花期 4～7 月，果期 7～11 月。

【采集】

待果实成熟后，连根挖起，摘下果实；剩下的根和藤分别切片晒干备用。

【性味功效】

属风药，味微辛，性微湿。祛风除湿，祛风散邪，活血止痛。

【主治】

风湿骨痛、坐骨神经痛、痛经、产后腹痛、脉管炎、跌打损伤。

【剂量和用法】

15～30 克，水煎或浸酒服；外用适量，捣烂、调酒炒热敷于患处。

黄钻（往准）

【瑶语】

Wiangh nzunx

【别名】

铜罗紧（辣椒刺根）、过山标、红篱菜、黄皮穿破石。

【来源】

本品为五味子科植物东南五味子 *Schisandra henryi* C. B. Clarke subsp. Marginalis (A. C. Smith) R. M. K. Saund. 的干燥地上部分。

【分布】

生于山坡半荫蔽处。分布于四川、广东、广西等地，在广西分布于来宾、金秀、蒙山、藤县、苍梧、岑溪、桂平、灵山、防城港等地。

【形态特征】

落叶木质藤本，幼枝有棱，棱上有膜翅，被白粉，老枝紫褐色，方形至圆柱形，有狭翅或无。单叶互生，近革质，宽卵形或近圆形，长 9 ～ 11 厘米，宽 5 ～ 8 厘米，顶端渐尖或短尾状，基部楔形或圆形，边有疏锯齿，上面绿色，背面被白粉；叶柄长 2.5 ～ 5 厘米。花单性异株，单生于叶腋，黄绿色，花梗长 4 ～ 5 厘米。聚合果长 4 ～ 14.5 厘米，熟时红色。花期 5 ～ 6 月，果期 7 ～ 9 月。

【采集】

夏、秋季采收，除去杂质，稍润，切段，干燥。

【性味功效】

属风药。味涩、微苦、香，性平，无毒。活血止血，祛风散寒，消肿止痛。

【主治】

跌打瘀肿、痛经、风寒痛、寒邪痹痛。

【剂量和用法】

鲜根 60 ～ 90 克，干者量减半，炖瘦猪肉或冲白糖服。

黄红钻（往红准）

【瑶语】

Wiangh hongh nzunx

【别名】

青竹藤、胆草。

【来源】

为木樨科植物厚叶素馨 *Jasminum pentaneurum* Hand. ～ Mazz. 的干燥全株。

【分布】

生于海拔 900 米以下的山谷、灌木丛或混交林中。分布于广东、广西等地，在广西分布于灵山、防城港、上思、上林、巴马、罗城、鹿寨、梧州、玉林等地。

【形态特征】

常绿攀缘状灌木，高 2～3 米；幼枝被微柔毛。要灰黄色，有较厚的木栓，软而有弹性，外表瘤状突起或纵裂。单叶对生，近革质，卵形或卵状椭圆形，长 4～11 厘米，宽 2～4.5 厘米，顶端短尾状渐尖或尾状渐尖，基部宽楔形或近圆形，边全缘，干时背卷，两面无毛，基出 5 脉，最外 1 对靠近叶缘而常不明；叶柄扭转，有关节，被微柔毛；聚伞花序顶生和腋生，有花 3 至多朵；花有香气，花序轴和花柄均被柔毛；最下的 2 枚苞片叶状；花合呈白色，顶 4 裂。浆果椭圆形，长 9～15 毫米，直径 6～10 毫米。花期 11 月至第二年 2 月，果期第二年 4 月。

【采集】

根、茎，全年可采，切片晒干备用。果实，夏季采，沸水烫后晒干备用。

【性味功效】

属风药，味辛、甘，性平。祛风散邪，导滞开结，健脾消肿；根、茎，祛风通络，健消肿。果实，止咳化痰，补肾益肺。

【主治】

根、茎，治风湿痹痛，胃痛，产后腹痛、虚弱浮肿、肾炎。果实，治肾虚腰痛、支气管炎、哮喘。

【剂量和用法】

15～30 克，水煎服。

麻骨钻（马迸准）

【瑶语】

Mah mbungv nzunx

【别名】

果米藤、大节藤、白钻。

【来源】

本品为买麻藤科植物买麻藤 *Gnetum montanum* Markgr. 的干燥藤茎。

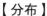

【分布】

生于山地或丘陵灌丛中。产于广西贺州、上思、上林、马山、宁明、龙州、天等、那坡、天峨、罗城、金秀等地，分布于广东、云南等省份。

【形态特征】

常绿木质藤本。茎枝圆形或扁圆形，茎节膨大，光滑。单叶对生，革质，长圆状椭圆形、卵状椭圆形或长圆状披针形，长 10～25 厘米，宽 4～11 厘米，顶端具钝尖头，基部圆形或宽楔形，边全缘。花雌雄异株；球花排成穗状花序，腋生或顶生，球花穗的环总苞在花开时多向外开展；雄球花穗 1～2 回三出分枝，各分枝具 13～17 轮球状总苞，每轮环状总苞内有雄花 25～40 枚，花丝连合，约 1/3 伸出；雌球花穗单生或簇生，有 3～4 对分枝，每轮环状总苞内有雌花 5～8 枚。种子核果状，长圆状卵圆形或长圆形，具短柄，熟时果皮黄褐色或红褐色，有时被银鳞斑。花期 6～7 月，种子 8～9 月成熟。

【采集】

全年可采，鲜用或洗净切殷晒干备用。

【性味功效】

属风药，味苦，性微温。祛风散邪，穿经走脉，祛风除湿，活血散瘀，消肿止痛。

【主治】

风湿性关节炎、筋骨酸软疼痛、腰肌劳损、跌打损伤、支气管炎及外伤感染。

【剂量和用法】

15～30 克，水煎洗或研粉或鲜捣烂调炒热敷患处。

黑钻（解准）

【瑶语】

Giev nzunx

【别名】

黑风藤。

【来源】

本品为清风藤科植物柠檬清风藤 *Sabia limoniacea* Wall. 的干燥藤茎。

【分布】

生于林中、山谷、小溪边，攀缘树上或岩石上。产于广西巴马、那坡、武鸣、宁明、防城、桂平、岑溪、贺州、昭平、蒙山、平乐、金秀、融水等地，分布于福建、广东、云南等省份。

【形态特征】

常绿攀缘状灌木，幼枝有柔毛，老时无毛。单叶互生，长 7 ～ 15 厘米，宽 2.5 ～ 6 厘米，顶端急尖，或短渐尖，基部楔形或近圆形，边全缘，无毛。聚伞花序排成圆锥花序式，狭长，腋生，花序轴被柔毛；花萼、花瓣及雄蕊各 5，萼被短柔毛，淡绿色或白色。果斜圆形或近肾形，微有窝孔。花期 9 ～ 10 月，果期 10 ～ 12 月。

【采集】

全年可采，晒干备用。

【性味功效】

属打药，味淡，性平。祛风散邪，祛风除湿，散瘀止痛。

【主治】

风湿痹痛、产后腹痛。

【剂量和用法】

15 ～ 30 克，水煎服。

葫芦钻（哈楼准）

【瑶语】

Hah louh nzunx

【别名】

爬山蜈蚣、石葫芦茶、藤橘。

【来源】

本品为天南星科植物石柑子 *Pothos chinensis*（Raf.）Merr. 的干燥全草。

【分布】

生于山谷阴湿的石壁或大树上。产于广西各地，分布于我国南部四川等省份。

【形态特征】

常绿藤本，攀附石上和树上。叶楠圆形，披针状卵形至披针状长圆形，长 6 ～ 13 厘米，宽 1.5 ～ 5.6 厘米，顶端渐尖至长渐尖，基部钝，无毛；叶柄具宽翅，倒卵状长圆形或楔形。花序单个腋生或顶生；佛焰苞卵兜形；肉穗花序球形至椭圆形；花被片、雄蕊各 6。浆果椭圆形，熟时黄绿色或红色。花果期四季。

【采集】

全年可采，晒干备用。

【性味功效】

属打药，味淡，性平。解毒除蛊，祛风除湿，活血散瘀，穿经走脉，导滞开结，舒筋活络，续筋接骨，消肿止痛，清热解毒，消积，止咳。

【主治】

风湿关节炎、腰腿痛、跌打损伤、小儿疳积、咳嗽、骨折。

【剂量和用法】

15 ～ 30 克，水煎或浸酒内服；外擦、外用适量，鲜品捣烂酒炒热敷患处。

槟榔钻（绑龙准）

【瑶语】

Borngh lorngh nzunx

【别名】

大血通、大活血、大血藤、血通、红藤。

【来源】

本品为木通科植物大血藤 *Sargentodoxa cuneata* (Oliv.) Rehd. et Wils. 的干燥藤茎。

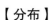

【分布】

生于山坡疏林或山沟两旁林缘处。产于广西金秀、恭城等地,分布于陕西、江苏、浙江、江西、福建、河南、湖北、湖南、广东、四川、贵州、云南等省份。

【形态特征】

落叶木质藤本。老茎圆柱形,扭曲,褐色,有沟纹或瘤点,横切面有放射状花纹,鲜断处有红色液汁渗出。叶三出复叶,叶柄长 5 ～ 10 厘米;顶生小叶菱形或卵形,长 4 ～ 14 厘米,宽 3 ～ 9 厘米,顶端钝,基部楔形,边全缘;侧生小叶斜卵形,两侧不对称,叶脉红色。总状花序腋生,下垂;花单性异株,花萼、花瓣及雄蕊各 6。浆果卵形,肉质,熟时暗蓝色,可食。种子 1 枚,卵形。花期夏季,果期秋季。

【采集】

栽培 4 ～ 5 年后可采收,冬季落叶后,用刀把直径 3 厘米以上的茎藤砍下,去净细枝,再砍成 2 尺长的节子,晒干。

【性味功效】

属打药,味苦涩,性平。解毒除蛊,穿经走脉,祛风散邪,活血通经,清热消肿,行气止痛。

【主治】

风湿性关节炎、筋骨疼痛、四肢麻木拘挛、病后或产后贫血、月经不调、闭经、痛经及跌打损伤引起的肌肉萎缩。

【剂量和用法】

15 ～ 30 克,水煎或浸酒服;外用适量,水煎洗或浸酒擦患处。

白钻（别准）

【瑶语】

Baeqc nzunx

【别名】

血藤、白背铁箍散、风沙藤。

【来源】

本品五味子科植物为五味子科植物长蕊五味子 *Schisandra viridis* A. C. Smith 的藤茎。

【分布】

产于广西金秀瑶族自治县。

【形态特征】

木质藤本，芽鳞长约 3 毫米，全株无毛。枝条近圆柱形。单叶互生；叶纸质，卵状椭圆形或少有披针形，腹面绿色，背面浅绿色，长 4 ～ 16 厘米，宽 2 ～ 8 厘米，先端渐尖，基部钝或楔形，边缘有锯齿或波状疏齿；叶柄长 1 厘米；脉两面明显。雄花花被 6 ～ 7 片，雄蕊 10 ～ 20 枚，花梗长 1.5 ～ 5 厘米；雌花花被片与雄花相似，雄蕊群呈圆形，花梗长 4 ～ 7 厘米。聚合果有小浆果 15 ～ 20 粒。花期 4 ～ 6 月，果期 6 ～ 10 月。

【采集】

全年均可采收，洗净鲜用或切片晒干备用。

【性味功效】

味辛，性温。祛风除湿，散瘀消肿，行气止痛。

【主治】

风湿骨痛、胃痛、腹痛、跌打损伤、骨折、毒蛇咬伤。

【剂量和用法】

9 ～ 15 克，水煎或浸酒服。

蓝钻（蓝端）

【瑶语】

lanh nzunx

【来源】

五味子科南五味子属植物 *Kadsura* sp. 的根。

【分布】

产于广西金秀瑶族自治县。

【形态特征】

未采到花果标本暂略。

【采集】

根，全年可采，洗净切片晒干备用或鲜用。

【性味功效】

味甘、辛，性温。行气止痛，活血消肿，驳骨。

【主治】

风湿骨痛、跌打损伤、骨折。

【剂量和用法】

9～15克，水煎或浸酒服；外用鲜根皮适量捣敷或研粉水调敷。

四、七十二风

入骨风（别迸崩）

【瑶语】

Bieqc mbungv buerng

【别名】

鸡骨常山、鸡骨风、互草、恒山、七叶、翻胃木、黄常山、一枝蓝、风骨木、白常山、大金刀、蜀漆。

【来源】

本品为虎耳草科植物常山 *Dichroa febrifuga* Lour. 的干燥根。

【分布】

生于湿润的山谷或山脚疏林下。产于广西各地，分布于江西、湖北、湖南、陕西、四川、贵州、云南、广东、福建等省份。

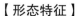

【形态特征】

落叶灌木，高 1～2 米。主根表面黄棕色，断面黄色。小枝常带紫色。单叶对生，常椭圆形或倒卵状长圆形，长 8～25 厘米，宽 4～8 厘米，边有锯齿，花蓝色，伞房状圆锥，花序顶生或上部叶腋。浆果熟时蓝色。花期 4～6 月，果期 7～8 月。

【采集】

8～10 月采挖，除去茎苗及须根，洗净泥土，晒干。

【性味功效】

属打药，味苦辛，性寒。祛风散邪，祛风止痛，收敛止血，活血调经。

【主治】

风湿痹痛、产盾风、四肢麻痹、产后瘫痪、肺结核、咳嗽、痢疾、呕吐、腹泻、小儿疳积、月经不调、血崩。

【剂量和用法】

9～15 克，水煎服。最大量可用至 60 克，水煎或浸酒服。

九节风（堵呀崩）

【瑶语】

Nduoh nyaatv buerng

【别名】

接骨金粟兰、接骨茶、接骨木、接骨丹、接骨草、接骨莲、九节茶、九凶茶、九节花、九节草、山鸡茶、山石兰、鸡膝风、鸡骨香、烈才茶、肿节风、观音茶、草珊瑚、驳节茶、草珠兰，隔年红、青甲子、大威灵仙、骨风消、鱼子兰、竹叶茶、仇又碰、珍珠兰、学士茶。

【来源】

本品为金粟兰科植物草珊瑚 *Sarcandra glabra* (Thunb.)Nakai 的干燥全草。

【分布】

生于山谷林下或林缘阴处。主要产于广西，也分布在四川、云南、贵州、浙江、安徽、福建、江西、湖北、湖南、广东等省份。

【形态特征】

常绿亚灌木，高 15 ～ 120 厘米，茎、枝节膨大。单叶对生，卵状披针形至卵状椭圆形，长 5 ～ 15 厘米，宽 3 ～ 7 厘米，顶端急尖至渐尖，基部楔形，边有锯齿，齿尖有腺体；叶柄基部全生成鞘状。穗状花序顶生，常分枝呈圆锥状；花无花被；雄蕊 1 枚。核果球形，熟时红色。花期限 6 月，果期限 8 ～ 9 月。

【采集】

可全年采挖，多采收于夏、秋季，除去杂质，晒干或鲜用。

【性味功效】

属风药，味微辛，性平。解毒除蛊，祛风散邪，穿经走脉，清热解毒，活血散瘀，消肿止痛。

【主治】

跌打损伤、风湿痹痛、风湿性关节炎、腰腿痛、偏头痛、痨伤咳嗽、流行性感冒、小儿肺炎、麻疹、阑尾炎、胃痛、毒蛇咬伤、蜂蜇伤、外伤出血、疥疮、无名肿痛。

【剂量和用法】

15 ～ 30 克，水煎或煎液冲酒服；外用适量，捣敷患处。

九季风（坐归崩）

【瑶语】

Juov gueix buerng

【别名】

三加皮。

【来源】

本品为五加科植物白勒 *Eleutherococcus trifoliatus*（L.）S.Y.Hu 的干燥根及茎。

【分布】

生于山坡、溪边、石山上、灌丛中、村边。产于广西北海、灵山、上思、宁明、

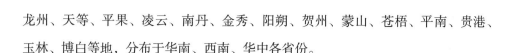

龙州、天等、平果、凌云、南丹、金秀、阳朔、贺州、蒙山、苍梧、平南、贵港、玉林、博白等地，分布于华南、西南、华中各省份。

【形态特征】

攀缘灌木，高 1 ～ 7 米。植株有宽扁倒钩刺。掌状复叶互生，小叶 3 片，稀 4 ～ 5，中央小叶最大，椭圆状卵形至椭圆状长圆形，长 4 ～ 10 厘米，宽 3 ～ 6.5 厘米，顶端尖或短渐尖，基部楔形，边有锯齿，无毛或上面脉上疏生刚毛。伞形花序顶生组成圆锥花序式；花 5 数，黄绿色。果扁球形，熟时黑色。花期 8 ～ 11 月，果期 9 ～ 12 月。

【采集】

全年可采，鲜用或晒干备用。

【性味功效】

属风药，味苦涩，性平、偏凉。解毒除蛊，祛风散邪，祛风除湿，散瘀止痛，止咳平喘，收敛止泻。

【主治】

风湿痹痛、坐骨神经痛、跌打损伤、骨折、痈疮肿毒、湿疹、感冒发热、咳嗽胸痛、哮喘、百日咳、胃痛、肠炎。

【剂量和用法】

30 ～ 60 克，水煎或浸酒服；外用适量，水煎洗或鲜捣敷患处。

九层风（坐掌崩）

【瑶语】

Juov nzangh buerng

【别名】

鸡血藤、三叶鸡血藤。

【来源】

本品为豆科植物密花豆 *Spatholobus suberectus* Dunn 的干燥藤茎。

【分布】

生于深山谷林中或灌丛中。产于广西凌云、邕宁、南宁、金秀等地，分布于广东、云南等省份。

【形态特征】

常绿木质大藤本，长达数十米。老茎扁圆柱形，表面灰黑色，横切面淡红色，有数圈偏心环，新鲜时有血红色液汁从圈内渗出。羽状 3 小叶，顶生小叶宽椭圆形，长 10 ～ 20 厘米，宽 7 ～ 15 厘米，顶端骤缩成短尾状，基部圆形，边全缘，下面有簇毛，侧生小叶偏斜，小托叶针状。大型圆锥花序腋生，花多而密，簇生于花序轴节上；花 2 唇形，白色。荚果舌形，长 8 ～ 10 厘米，宽 2.5 ～ 3 厘米，被毛。花期 6 ～ 7 月，果期 9 ～ 10 月。

【采集】

全年可采，以深秋采为好。

【性味功效】

属风药，味苦甘，性温。活血补血，通经活络，祛风除湿、补气益元，祛风散邪，通经活血，补血。

【主治】

贫血头晕、月经不调、闭经、病后虚弱、风湿痹痛、关节痛、腰腿痛、四肢麻木。

【剂量和用法】

10 ～ 60 克，水煎或配猪脚炖或浸酒服。

大肠风（懂港崩）

【瑶语】

Domh gaangh buerng

【别名】

歪叶子兰、小麻疙瘩、芦子藤、石条花。

【来源】

本品为胡椒科植物苎叶蒟 *Piper boehmeriaefolium*（Miq.）C. DC. var. tonkinense C. DC. 的干燥全株。

【分布】

生于密林下、溪边湿润处。产于广西桂平、灵山、宾阳、上林、武鸣、隆安、宁明、那坡、田阳、凌云、天峨、罗城、融水、融安、金秀等地，分布于广东及云南等省份。

【形态特征】

常绿亚灌木或木质藤本。茎、枝无毛。单叶互生，纸质，无毛，有透明腺点，干后常为黑色，椭圆形或卵状长圆形，两侧不对称，长 10 ～ 16 厘米，宽 4 ～ 16 厘米，顶端渐尖，基部偏斜，上侧急尖，下侧稍圆形。花单性，雌雄异株，无花被，穗状花序与叶对生，花序轴无毛，总花梗长约 1 厘米，雄厚花序长 10 ～ 22 厘米，无毛；雌花序长 8 ～ 11 厘米。浆果球形。花期 2 ～ 5 月。

【采集】

全年可采，洗净晒干备用。

【性味功效】

属风药，味辛，性温。解毒除蛊，添火逼寒，祛风散寒，散瘀止痛，活血通经，消肿，解毒。

【主治】

胃寒痛、腹痛、感冒咳嗽、吐泻、月经不调、痛经、白带、产后腹痛、风湿痹痛、跌打损伤、毒蛇咬伤、蜈蚣咬伤。

【剂量和用法】

6 ～ 9 克，水煎服或研粉，每次用 3 ～ 6 克，开水冲服；外用适量，研粉冷开水调敷患处。

大白背风（懂别背崩）

【瑶语】

Domh baeqc buix buerng

【别名】

金雪球、金丝叶、雪球花、绣球花藤、玉绣球、壁梅、石梅、蜡兰、草鞋板、爬岩板、厚叶藤、大叶石仙桃、达斗藤。

【来源】

本品为萝藦科植物球兰 *Hoya carnosa*（Linn.f.）R.Br. 的干燥地上部分。

【分布】

生于石山岩隙中、林中。产于广西乐业、百色、德保、那坡、龙州、金秀等地，分布于云南、广东、台湾等省份。

【形态特征】

常绿肉质藤本，攀附于树上或石上。茎节上生气根，有丰富乳汁。单叶对生，肉质，卵形至卵状长圆形，长 3.5～12 厘米，宽 3～4.5 厘米，顶端钝；基部宽楔形至圆形，边全缘。伞形花序式聚伞花序腋生，花白色。蓇葖果条形，光滑；种子顶端有种毛。花期 5～6 月，果期 7～8 月。

【采集】

全年可采，鲜用或晒干。

【性味功效】

属风药，味苦，性平。解毒除蛊，泻热逐邪，清热解毒，祛风利湿，消肿止痛。

【主治】

肺炎、支气管炎、睾丸炎、风湿性关节炎、风湿痹痛，小便不利，产后乳汁不通。

【剂量和用法】

鲜品 30～60 克，水煎或捣汁服；外用适量，鲜捣敷患处。

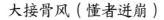

大接骨风（懂者迸崩）

【瑶语】

Domh zipv mbungv buerng

【别名】

大驳骨、大接骨、大力王、驳骨消、驳骨草、黑叶爵床、偏肿鸭嘴花、骨碎草、长生木、小还魂。

【来源】

本品为爵床科植物黑叶接骨草 *Justicia ventricosa* Wall.ex Sims. 的地上部分。

【分布】

生于村边、旷野灌丛中，多栽培于庭院中。产于广西大新、南宁、陆川、桂平、来宾、金秀等地，分布于云南、广东等省份。

【形态特征】

常绿灌木，高 1 ～ 3 米。除花序稍被毛外均无毛，茎节膨大。单叶对生，椭圆形，长 10 ～ 18 厘米，宽 3 ～ 7 厘米，顶端钝，基部渐狭成短柄，边全缘。穗状花序顶生，有多数阔卵形的苞片，内有花 3 ～ 4 朵；花萼裂片 5；花 2 唇形，白色带红色斑点。蒴果卵形或椭圆形。花期 3 ～ 4 月。

【采集】

全年可采，晒干备用。

【性味功效】

属打药，味辛，微酸，性平。解毒除蛊，穿经走脉，活血散瘀，祛风除湿、续筋接骨。

【主治】

风湿骨痛、风湿性关节炎、腰腿痛、肋间神经痛、肝炎、跌打损伤、骨折、外伤出血。

【剂量和用法】

15 ～ 30 克，水煎或酒煎服；外用适量，水煎洗或鲜捣敷患处。

大散骨风（懂暂迸崩）

【瑶语】

Domh nzaanx mbungv buerng

【别名】

大发散、广藤根。

【来源】

本品为清风藤科清风藤属植物灰背清风藤 *Sabia discolor* Dunn. 的干燥藤茎。

【分布】

生于山地坡上。产于广西金秀、昭平、桂平等地，分布于浙江南部及福建、江西、湖南、广东、云南等省份。

【形态特征】

攀缘或铺地木质藤本。单叶互生，宽卵形，长4～6厘米，宽2.2～4.4厘米，顶端急尖或钝，基部圆形，边全缘，反卷，下面灰白色，干后黑色，两面无毛。花绿色，先叶开放；聚伞状，有花2～5朵。核果近肾形，压扁，中肋宽，呈翅状。花期3～4月，果期5～6月。

【采集】

全年可采，切碎晒干备用。

【性味功效】

属风药，味淡，性平。祛风散邪，祛风除湿，散毒消肿，止痛。

【主治】

风湿骨痛、甲状腺肿、跌打损伤。

【剂量和用法】

15～30克，水煎或浸酒服；外用适量，水煎洗。

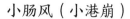

小肠风（小港崩）

【瑶语】

Fiuv gaangh buerng

【别名】

石菊、石药、格劳端、爬岩香、二十四病、上树风、山蒌。

【来源】

本品为胡椒科植物山蒌 *Piper hancei* Maxim. 干燥全草。

【分布】

生于林下沟谷中，攀缘于树上或石壁上。产于广西岑溪、容县、北流、玉林、博白、防城、龙州、武鸣、马山、金秀等地，分布于我国南部各省份。

【形态特征】

常绿木质藤本。茎圆柱形，无毛，节上生不定根。单叶互生，纸质，狭椭圆形或卵状披针形，长 4～12 厘米，宽 2～5 厘米，顶端渐尖或急尖，基部楔形，有时不对称，边全缘，两面无毛或下面被稀短柔毛，叶脉 5～7 条。花单性，雌雄异株，无花被，穗状花序与叶对生，花总梗长 5～10 毫米，雄花序长 3.5～10 厘米，无毛；雌花序长 1.5～3.5 厘米。浆果球形，熟时黄色。花期 4～7 月。

【采集】

全年可采，洗净切段，晒干备用。

【性味功效】

属打药，味辛，性平。祛风除湿，添火逼寒，强腰膝，消肿止痛，散寒止咳。

【主治】

风湿骨痛、四肢麻木、腰膝无力、肌肉萎缩、跌打损伤、感冒咳嗽、气喘、胃寒腹痛。

【剂量和用法】

6～15 克，水煎或浸酒服；外用适量，水煎洗或鲜捣敷患处。

小白背风（小别背崩）

【瑶语】

Fiuv nzaamxm mbungv buerng

【别名】

石壁风、石难风、大叶榕藤、白背风、牛奶树。

【来源】

本品为苦苣苔科植物芒毛苣苔 *Aeschynanthus acuminatus* Wall. 的全株。

【分布】

生于山谷林中或岩石上。产于广西融水、金秀、昭平、贺州、藤县、桂平、上思、防城等地，分布于广东、云南、四川等省份。

【形态特征】

常绿木质藤本。分枝对生，灰白色，全株无毛。单叶对生，长圆形、椭圆形或狭倒披针形，长 4.5～9 厘米，宽 1.7～3 厘米，顶端渐尖，基部楔形，边全缘，上面绿色，下淡绿白色。聚伞花序生于上部叶腋，有花 2～3 朵，有时单生；苞片对生；花萼管状 5 裂、花冠 2 唇形，紫色，雄蕊 4。蒴果条形。花期 10 月到第二年 3 月，果期第二年 4～5 月。

【采集】

全年可采，鲜用或阴干备用。

【性味功效】

属打药，味甘淡、性平。祛风散邪，穿经走脉，祛风除湿，消肿止痛。

【主治】

肺虚咳嗽、水肿、癫痫、身体虚弱、风湿骨痛、慢性肝炎、坐骨神经痛、产后腹痛、神经衰弱、小儿惊风、跌打损伤、骨折。

【剂量和用法】

15～30 克，水煎或配猪瘦肉炖服。

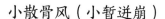

小散骨风（小暂迸崩）

【瑶语】

Fiuv nzaanx mbungv buerng

【别名】

小发散、烈散端、列散端、青风藤。

【来源】

本品为清风藤科清风藤属植物簇花清风藤 *Sabia fasciculata* Lecomte ex L.Chen 的干燥藤茎。

【分布】

生于石山上或灌木丛中。产于广西金秀瑶族自治县，分布于云南、广东等省份。

【形态特征】

常绿藤状灌木，小枝无毛。单叶互生，长圆状披针形，长 5 ～ 8 厘米，宽 1.5 ～ 3 厘米，顶端渐尖，基部圆形或楔形，边全缘，上面绿色，下淡绿色。聚伞花序再排成伞房花序式，腋生，有花 3 ～ 4 朵；花萼、花瓣、雄蕊各 5。核果有 1 ～ 2 个种子。花期 2 ～ 3 月，果期 4 ～ 5 月。

【采集】

全年可采，切碎晒干备用。

【性味功效】

属风药，味甘，微涩，性温。祛风散邪，穿经走脉，祛风除湿，散瘀消肿。

【主治】

风湿骨痛、肾炎水肿、甲状腺肿、跌打损伤。

【剂量和用法】

15 ～ 30 克，水煎或浸酒服；外用适量水煎洗或鲜品捣敷。

三角风（反各崩）

【瑶语】

Faamh gorqv buerng

【别名】

三角枫、三角风、类角枫、追风藤、上树蜈蚣、钻天风。

【来源】

本品为五加科植物常春藤 *Hedera nepalensis* K .Koch var. sinensis（Tobler.）Rehd. 的干燥全株。

【分布】

生于山地沟谷林下，或附生于崖壁、树上。产于广西乐业、南丹、宾阳、金秀、阳朔、全州、资源、龙胜等地，分布于甘肃、陕西、河南、山东、广东、江西、福建、西藏、江苏、浙江等省份。

【形态特征】

常绿藤本，长 3 ～ 20 米，有气根。单叶互生，二型，在营养枝上的叶为三角门状卵形或戟形，长 5 ～ 12 厘米，宽 3 ～ 10 厘米，顶端急尖或渐尖，基部宽楔形或微心形，边全缘或三裂；花枝上的叶为椭圆状披针形或椭圆状卵形，边全缘。花 5 数，黄白色或淡绿白色，伞形花序单个或多个复组成总状花序顶生。浆果球形，熟时红色或黄色。花期 9 ～ 10 月，果期第二年 4 ～ 6 月。

【采集】

全年可采，切断鲜用或晒干备用。

【性味功效】

属风药，味苦辛，性温。泻火逐邪，活血祛瘀，消肿止痛，清热解毒，强腰膝。

【主治】

风湿痹痛、腰腿痛、四肢麻木、面神经麻痹、神经痛、感冒咳嗽、声音嘶哑、胃脘痛、跌打损伤。

【剂量和用法】

9 ～ 15 克，水煎服；外用适量，鲜捣敷或研粉水调敷或水煎洗患处。

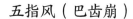

五指风（巴齿崩）

【瑶语】

Ba ceiv buerng

【别名】

黄荆条、黄荆子、五指风、五指柑、布荆、荆条、蚊子柴。

【来源】

本品为马鞭草科植物黄荆 *Vitex negundo* Linn. 的干燥全株。

【分布】

生于山坡、路旁、草丛中。产于广西各地，分布于长江流域及南部各省份。

【形态特征】

落叶灌木或小乔木，高达5米。叶为掌状复叶，小叶常5枚，有时3枚，椭圆状卵形至披针形，中间小叶长4～13厘米，宽1～4厘米，侧生小叶依次渐小，顶端渐尖，基部楔形，边通常具粗齿，背面密被灰白色绒毛。聚伞花序排成圆锥花序式，顶生；花淡紫色，2唇形，雄蕊4枚，2长2短。核果近球形。花期4～6月，果期7～10月。

【采集】

根全年可采；叶夏秋季采，鲜用；果实冬季采，晒干备用。根、茎洗净切段晒干，叶、果阴干备用，叶亦可鲜用。

【性味功效】

属风药，味苦微辛，性平。泻火逐邪，清热解毒，止咳，祛风行血，消肿，行气止痛。

【主治】

感冒发热、支气管炎、咳嗽气喘、胃痛、痧症、风湿骨痛、关节炎、肾虚腰痛、流感、胃肠炎、痢疾、尿路感染、湿疹、皮炎、脚癣、下肢溃疡、毒蛇咬伤、毒虫及狂犬咬伤、消化不良、风心病。

【剂量和用法】

根4～12克，鲜叶15～60克，水煎服；果实3～9克，水煎或研粉开水冲服；外用适量，鲜叶捣敷或水煎洗患处。

五爪风（巴扭崩）

【瑶语】

Ba ngiuv buerng

【别名】

五指毛桃、五指榕、五指牛奶、五指香、五叉牛奶、五爪金龙、土五加皮。

【来源】

本品为桑科植物粗叶榕 *Ficus hirta* Vahl 的干燥根。

【分布】

生于村落的旷地上或草丛中。产于广西龙州、桂平、金秀等地，分布于我国南部及西南各省份。

【形态特征】

灌木或小乔木，嫩枝中空，小枝、托叶、叶和花序均被短硬毛。单叶互生，多型，长椭圆状披针形，狭或广卵形，长 8 ～ 25 厘米，宽 4 ～ 18 厘米，顶端急尖或渐尖，基部圆形或心形，常为 3 ～ 5 深裂，边有时有锯齿，上面粗糙，基出 3 ～ 7 脉。花序托成对腋生或生于已落叶的叶腋，球形，直径 5 ～ 10 毫米，顶部有脐状凸体。花期 4 月。

【采集】

全年可采，洗净切片晒干备用。

【性味功效】

属风药，味甘，性微温。启关透窍，穿经走脉，导滞开结，健脾化湿，行气止痛，舒筋活络，化痰止咳，润肺，通乳。

【主治】

肺结核，慢性支气管炎，哮喘，慢性肝炎，肝硬化腹水，病后或产后虚弱，产后乳汁不足，寒性胃腹痛，风湿痹痛，四肢麻木，产后风，风心病，贫血。

【剂量和用法】

15 ～ 30 克，水煎或配猪瘦肉炖服。

五层风（巴掌崩）

【瑶语】

Ba nzangh buerng

【别名】

葛藤、葛麻藤、葛根、粉葛、干葛、卡唐美。

【来源】

本品为豆科植物野葛 *Pueraria lobata*（Willd.）Ohwi 的干燥根。

【分布】

生于草坡、路边、山谷沟旁或疏林中。产于广西南宁、隆林、龙州、防城、钦州、富川、全州、金秀等地，分布于辽宁、河北、河南、湖北、山东、安徽、台湾、广东、江西、江苏、浙江、福建、贵州、云南、四川、山西、陕西、甘肃等省份。

【形态特征】

缠绕藤本，块根肥厚；全株被黄色长硬毛。羽状 3 小叶，顶生小叶菱状卵形，长 5.5 ～ 19 厘米，宽 4.5 ～ 19 厘米，顶端渐尖，基部圆形，边全缘或有时中部以上汪裂，侧生小叶稍偏斜；托叶盾形，小托叶针状。总状花序腋生，花多密集；花蝶形，紫红色。荚果条形，长 5 ～ 10 厘米，扁平。花期 4 ～ 8 月，果期 8 ～ 10 月。

【采集】

初春或霜降后采挖，洗净刮去外皮，切片，晒干，夏秋季采叶、花。

【性味功效】

属风药，味甘辛，性凉。泻热逐邪，清热解表，生津止渴，止咳，解酒。

【主治】

感冒发热、烦渴、头痛、麻疹不透、痢疾、泄泻、肠风下血、尿路感染、小便不利、跌打损伤、心绞痛、山猪咬伤、皮肤瘙痒。

【剂量和用法】

15 ～ 60 克，水煎服；外用适量，水煎洗或鲜捣敷患处。

牛耳风（翁母挪崩）

【瑶语】

Ngungh muh normh buerng

【别名】

黑皮跌打、黑风藤、多花瓜截木、通气香、石拢藤、拉公藤。

【来源】

本品为番荔枝科植物多花瓜馥木 *Fissistigma polyanthum*（Hook.f.et Thoms.）Merr.
的干燥地上部分。

【分布】

生于山谷、石山、灌丛或林下。产于广西防城、龙州、武鸣、马山、隆安、德保、
那坡、罗城、忻城、富川、昭平、岑溪、桂平、博白、金秀等地，分布于福建、广东、
贵州、云南、四川等省份。

【形态特征】

木质藤本，长达8米，枝条灰黑色。单叶互生，近革质，长圆形，长6～18厘
米，宽2～8厘米，基部近圆形或宽楔形，边全缘，顶端急尖或圆钝，上面无毛，
下面被微柔毛，侧脉搏13～23对，下面凸起，叶柄长0.8～1.5厘米。花小，常3～7
朵集成密伞花序，与叶对生或腋外生，被黄色柔毛。果球形，直径约1.5厘米；种子
红褐色，圆形，扁平，光滑。花、果期几乎全年。

【采集】

全年可采，洗净鲜用或切段晒干备用。

【性味功效】

属风药，味甘，性温。补气益元，祛风散邪，穿经走脉，祛风除湿，强筋壮骨，
消肿止痛，活血调经。

【主治】

风湿或类风湿性关节炎，乙脑或小儿麻痹后遗症，面神经麻搏，神经痛，月经不调，
跌打损伤。

【剂量和用法】

30 ～ 120 克，水煎或浸酒服；外用适量，茎、叶，水煎洗。

牛膝风（翁切崩）

【瑶语】

Ngungh cietv buerng

【别名】

倒扣草、倒钩草、倒扣草、粗毛牛膝、鸡掇鼻、土牛膝、白牛膝。

【来源】

本品为苋科植物倒扣草 *Achyranthes aspera* L. 的干燥全草。

【分布】

生于路边、溪边、村旁、园边和空旷草地。产于广西防城、宁明、上林、马山、乐业、凤山、东兰、藤县、金秀等地，分布于福建、广东等省份。

【形态特征】

一年或二年生草木，高 20 ～ 100 厘米。茎多分枝，四棱形，有柔毛。单叶对生，叶片倒卵形或长椭圆形，长 1.5 ～ 7 厘米，宽 0.5 厘米，顶端急尖或钝，基部宽楔形，两面被疏柔毛。穗状花序顶生；花绿色，开后向下折，紧贴花序轴。胞果小卵形。花期夏季，果期秋季。

【采集】

夏、秋采收，除去茎叶，将根晒干，即为土牛膝；若将全草晒干则为倒扣草。夏秋季采。

【性味功效】

属打药，味苦酸，性平。穿经走脉，导滞开结，活血通经，散疲消肿。

【主治】

咽喉肿痛、高血压、月经不调、闭经、风湿痹痛、腰膝酸痛、跌打损伤、尿路结石、肾炎、扁桃腺炎。

【剂量和用法】

5～10克，水煎或浸酒服；外用适量，捣敷患处。

水浸风（温浸崩）

【瑶语】

Uomh ziemx buerng

【别名】

红小肠风、荞麦刺、长叶荞麦草。

【来源】

本品为茜草科植物风箱树 *Cephalanthus tetrandrus* (Roxb.) Ridsd. et Bakh. f. 的干燥根和藤茎。

【分布】

生于山谷水边。产于广西桂平、横县、武鸣、凤山、马山、河池、资源、灵川、金秀等地，分布于黑龙江、辽宁、吉林、河北、山东、江苏、湖北、湖南等省份。

【形态特征】

一年生倾斜或近直立草本，长达1米。茎四棱形，棱上有倒生钩刺。单顺互生，披针形，长2～4厘米，宽5～8厘米，顶端尖，基部箭形或近载形，上面无毛，下面沿中脉至叶柄有倒钩刺；托叶鞘筒状，膜质，具短缘毛。总状花序为短穗状，着生于二歧状分枝的顶部；花白色或淡红色。瘦果长卵形，有3棱，深褐色。花期秋冬间。

【采集】

夏至冬季采，晒干备用。

【性味功效】

属风药，味酸涩，性平。解毒除蛊，泻热逐邪，祛风散邪，清热解毒，活血调经，消肿止痛。

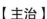

【主治】

肠炎痢疾、月经不调、风湿痹痛、乳腺炎、痈疮肿毒、毒蛇咬伤、狗咬伤、湿疼、皮肤瘙痒、瘰疬。

【剂量和用法】

30～60克，水煎或鲜捣汁服；外用适量，鲜捣敷或水煎洗患处。

龙骨风（龙迸崩）

【瑶语】

Luemgh mhungv buerng

【别名】

树蕨、涯棉、人头蕨。

【来源】

本品为桫椤科植物桫椤 *Alsophila spinulosa*（Wall.ex Hook.）Tryon. 的茎干。

【分布】

生于溪边林下或草丛中。产于广西临桂、桂平、金秀等地，分布于四川、贵州、广东、台湾等省份。

【形态特征】

树形蕨类，主干高达6米以上。叶顶生，叶柄和叶轴粗壮，深棕色，有密刺，叶片大，长达3米，3回羽状分裂，羽片长圆形，长30～50厘米，羽轴下面无毛，上面连同小羽轴疏生棕色卷曲有节的毛，小羽轴和主脉下面有略呈泡状的鳞片，侧脉分叉达边缘。孢子囊群圆球形，生于侧脉分叉处，囊群盖膜质。

【采集】

全年可采，削去坚硬外皮，切片晒干备用。

【性味功效】

属风药，味微苦，性平。泻热逐邪，穿经走脉，祛风利湿，活血祛瘀，清热解毒，止咳平喘，强筋骨。

【主治】

感冒发热、慢性支气管炎、肺炎、咳嗽、哮喘、风火牙痛、疝气疼痛、胃痛、腹痛、风湿性关节痛、筋骨疼痛、肾虚腰痛、肾炎水肿、骨梗喉、蛔虫病。

【剂量和用法】

9 ～ 15 克，水煎或配猪肉炖服或浸酒服。

白面风（别免崩）

【瑶语】

Baeqc minc buerng

【别名】

毛柴胡、毛舌头、毛山肖、羊耳菊、羊耳风、白牛胆、白面风、大力王、大茅香、叶下白、山白芷、冲天白、小茅香、绵毛旋覆花、天鹅绒。

【来源】

本品为菊科植物羊耳菊 *Inula cappa*（Buch. ～ Ham.）DC. 的干燥地上部分。

【分布】

生于荒山、丘陵地、草丛或灌丛中。产于广西各地，分布于江西、福建、湖南、四川、贵州、云南、广东、海南等省份。

【形态特征】

落叶半灌木，高 1 ～ 2 米。全株密被灰白色毛。单叶互生，长圆形或长圆状披针形，长 7 ～ 11 厘米，宽 1.5 ～ 2.5 厘米，顶端钝或急尖。基部圆形或近楔形，边有小尖齿。头状花序顶生或上部腋生，组成密的伞房花丛；总苞片 5 层；外围为舌状花，顶端 3 裂，中央为管状花，5 裂，黄。瘦果长圆形，被白色绢毛；有黄褐色的冠毛。花期 7 ～ 8 月，果期 11 ～ 12 月。

【采集】

夏、秋季采割全草，春、秋季挖根，洗净鲜用或晒干。

【性味功效】

属打药，味微苦，性温。祛风除邪，启关透窍，行气止痛，祛风除湿，化痰定喘，健脾消食，散寒解表。

【主治】

感冒发热、咽喉肿痛、慢性气管炎、头痛、慢性肾炎、胃痛、慢性肝炎、风湿骨痛、腰腿痛、胆结石、胆囊炎、肾炎水肿、吐血、咯血、月经不调、痛经、白带异常、产后风、毒蛇咬伤溃疡。

【剂量和用法】

15～30克，水煎或浸酒服；外用适量，鲜捣敷或研粉，冷开水调敷或水煎洗患处。

白背风（别背崩）

【瑶语】

Baeqc buix buerng

【别名】

白鱼尾、白公鸡尾、白背叶、驳骨丹、类尾风、尖尾风。

【来源】

本品为马钱科植物狭叶醉鱼草 Buudleia asiatica Lour. 的根、叶、花。

【分布】

生于河边、沟旁。产于广西各地，分布于湖北、四川、云南、贵州、广东、台湾、福建等省份。

【形态特征】

常绿灌木或小乔木，高2～6米。茎圆柱形，有节，节处稍扁，密被子白色绒毛。单叶对生，披针形，长5～17厘米，宽1～3厘米，顶端尾状渐尖，基部楔形，边全缘或有细齿，上面绿色，无毛，下面密被了灰白色绒毛。总状花序单个或多个聚生再组成圆锥花序顶生，或生于枝上部叶腋；花萼钟状，4裂，被子毛；花白色，合生，4裂。蒴果卵形、种子小。花期2～3月，果期5～6月。

【采集】

根、叶全年可采，花3月采。鲜用或晒干备用。

【性味功效】

属打药，味辛苦，性温，有小毒。穿经走脉，祛风活络，散瘀消肿，行气止痛，化痰止咳，驳骨，止血，利湿止痒，去腐收敛。

【主治】

产后头风痛、血崩、产后流血过多、风湿关节痛、急性肝炎、胃寒痛、呕吐、脾虚腹胀、痢疾、虫积腹痛、跌打损伤、外伤出血、烧烫伤、湿疹、鱼骨鲠喉、哮喘、丹毒、中耳炎、无名肿毒。

【剂量和用法】

10～15克，水煎或酒煎服；外用适量，水煎洗或鲜捣敷患处。

四季风（肥桂崩）

【瑶语】

Feix gueix buerng

【别名】

四大天王。

【来源】

本品为金粟兰科植物丝穗金粟兰 *Chloranthus fortunei*（A.Gray）Solms 的干燥全株。

【分布】

生于林下阴湿处。产于广西龙胜、全州、金秀等地，分布于湖北、湖南、四川、浙江等省份。

【形态特征】

多年生草本，茎直立不分枝，高40～60厘米。单叶，常4片，生于茎上部，宽椭圆形、倒卵形至卵状椭圆形，长10～20厘米，宽5～11厘米，顶端急尖或渐尖，基部楔形，边有钝齿，齿端有腺体；叶柄长不到1厘米。花序单个，顶生，总花梗长5～8

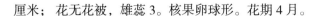

厘米；花无花被，雄蕊 3。核果卵球形。花期 4 月。

【采集】

夏秋季采，洗净鲜用或晒干备用。

【性味功效】

属风药，味苦辛，性温。添火逼寒，穿经走脉，散寒止咳，解毒，活血止痛、祛风除湿。

【主治】

风湿痹痛、筋骨疼痛、四肢麻木、月经不调、闭经、小儿惊风、跌打损伤、毒蛇咬伤。

【剂量和用法】

3 ～ 15 克，水煎或浸酒服；外用适量，鲜捣敷患处。

石上风（及掌崩）

【瑶语】

Ziqc zaangc buerng

【别名】

倒生莲、倒生根、定草根、二面快、青丝还阳、盘龙莲、树林珠、长生铁角蕨、凤凰尾，尾生根、花老鼠。

【来源】

本品为铁角蕨科植物长叶铁角蕨 *Asplenium prolongatum* Hook. 的干燥全草。

【分布】

生于林下、石上或树上阴湿处。产于广西各地，分布于长江以南各省份。

【形态特征】

植株高 15 ～ 40 厘米。根状茎短，直立。叶丛生，叶柄长 8 ～ 15 厘米，无毛，上面有一纵沟直到叶轴顶部；叶片线状披针形，长 10 ～ 20 厘米，宽约 3 厘米，顶端突然变成一长尾，二回羽状分裂，末回小羽片狭线形，顶端钝，上具一条细脉。孢子囊群线形，沿脉上侧着生，每小羽片上 1 枚，囊群盖膜质，向上开口。

【采集】

春至秋季均可采收，洗净，晒干备用。

【性味功效】

属打药，味辛、苦，性平。清热，利尿，除湿，导滞开结，活血散瘀，止咳化痰，通乳，强筋壮骨，止血生肌。

【主治】

风湿痹痛、腰痛、咳嗽痰多、胸满、衄血、吐血、血崩、乳汁不通、尿路感染、跌打损伤。

【剂量和用法】

15 ～ 30 克，水煎或浸酒服；外用适量，鲜捣敷患处。

半边风（扁面崩）

【瑶语】

Bienh maengx buerng

【别名】

三叶莲。

【来源】

本品为五加科植物显叶罗伞 *Brassaiopsis phanerophlebia*（Merr. et Chun.）C.N.Ho 的全株。

【分布】

生于山谷、溪边、林下阴湿处。产于广西宁明、隆安、那坡、巴马、天峨、金秀等地，分布于广东、贵州、福建、台湾等省份。

【形态特征】

直立或蔓生灌木，高约 2 米。掌状复叶，小叶 3，稀 4 片，长圆状椭圆形，长 14 ～ 17 厘米，宽 5.5 ～ 8 厘米，顶端渐尖，基部狭楔形，侧生小叶基部歪斜，边有锯齿，两面无毛，网脉隆起而明显。花白色，5 数，伞形花序数个再组成圆锥花序顶生；花

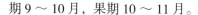

期 9 ～ 10 月，果期 10 ～ 11 月。

【采集】

全年可采，切片晒干备用。

【性味功效】

属风药，味甘、淡，性温。祛风散邪，启关透窍，舒筋活血，消肿止痛，祛风活络，补肾壮阳。

【主治】

风湿痹通、腰腿痛、手足麻痹、半身不遂、阳痿、产后风瘫、跌打损伤。

【剂量和用法】

15 ～ 30 克，配猪骨头炖，水煎或浸酒服；外用适量，水煎洗或叶捣敷患处。

半荷风（扁荷崩）

【瑶语】

Bienh hoc buerng

【别名】

半枫荷、半枫荷根、半边枫荷、异叶翅子木、枫荷桂、阴阳叶、三不怕、铁巴掌。

【来源】

本品为梧桐科植物翻白叶树 *Pterospermum heterophylliun* Hance 的全株。

【分布】

生于深山林中和丘陵地的沟谷中。产于广西凌云、罗城、金秀、苍梧等地，分布于广东、福建、台湾等省份。

【形态特征】

常绿乔木，高达 20 米，树枝灰白色，小枝有红色或黄褐色柔毛。单呈互生，幼树或萌芽枝上之叶盾形，3 ～ 5 掌状深裂，成长树之叶为长圆形至卵状长圆形，长 7 ～ 15 厘米，宽 3 ～ 10 厘米，顶端钝，急尖或渐尖，基部圆形，斜圆形或斜心形，边全缘，下面密被黄褐色绒毛。花白色，单生或 2 ～ 4 朵成腋生的聚伞花序。蒴果木质，长达 6 厘米，密被星状柔毛，熟后开裂。种子顶端具膜质翅。花期秋季，果期秋冬季。

【采集】

全年可采，切片，晒干。

【性味功效】

属风药，甘淡、微温。解毒除蛊，泻火逐邪，祛风散邪，启关透窍，穿经走脉，祛风除湿，舒筋活血，活血消肿，止痛。

【主治】

风湿或类风湿性关节炎、风湿痹痛、骨疼、腰肌劳损、手足酸麻无力、半身不遂、产后风瘫、脚气病、跌打损伤。

【剂量和用法】

15～30 克，水煎或浸酒服；外用水煎洗或用鲜叶适量捣敷或研粉水调敷。

百样风（别样崩）

【瑶语】

Baev yungc buerng

【别名】

大手药、大栢积藤、平滑榕。

【来源】

本品为桑科植物光叶榕 *Ficus laevis* Bl. 的全株。

【分布】

生于沟谷林中。产于广西那坡、靖西、龙州、宁明、上思、防城、浦北、岑溪、蒙山、金秀等地，分布于云南、贵州等省份。

【形态特征】

攀缘藤状灌木。单叶互生，两行排列，圆形至卵状椭圆形，长 10～20 厘米，宽 8～15 厘米，顶端钝，具短尖头，基部圆形到浅心形，边全缘，基出三脉，托叶

早落。隐头花序托单一或成对生于叶腋，球形，直径 1.2 ～ 2.5 厘米，成熟时紫色，顶端脐状凸起，基生苞片 3；雄花、瘿花同生于一个果序托内。花果期 10 ～ 12 月。

【采集】

全年可采，鲜用或切片晒干备用。

【性味功效】

属风药，味甘淡，性平。祛风散邪，启关透窍，祛风除湿，行气补血，通乳、调经。

【主治】

风湿骨痛、四肢麻木、产后虚弱、产后贫血和缺乳、月经不调。

【剂量和用法】

30 ～ 60 克，水煎或配猪瘦肉炖服。

血风（藏崩）

【瑶语】

Nziaamh buerng

【别名】

山鼠、山猪药、大叶紫金牛、血枫、走马风。

【来源】

本品为紫金牛科植物走马胎 *Ardisia gigantifolia* Stapf 的干燥根及根茎。

【分布】

生于山沟水边林阴处。产于广西上思、上林、天等、那坡、隆林、凌云、罗城、金秀等地，分布于广东、江西、福建等省份。

【形态特征】

小灌木，高 1 米左右。根粗壮，外皮灰棕色或灰褐色，内面黄白色，横断面有血点。单叶互生，集生枝顶，椭圆形，长 24 ～ 42 厘米，宽 9 ～ 19 厘米，顶端渐尖，基部楔形，下延，边有细齿；两面有腺点。总状式圆锥花序腋生或顶生；花粉红色，5 数。浆果状核果球形，熟时红色。花期 4 ～ 6 月，果期 8 ～ 11 月。

【采集】

秋季采挖根或全株，洗净切片晒干。夏季采叶，晒干。

【性味功效】

属打药，味苦，微辛，性温。穿经走脉，启关透转，祛风活络，除湿消肿，散瘀止痛，止血生肌。

【主治】

风湿性关节炎、风湿痹痛，筋骨腰腿痛，半身不遂，产后风瘫，小儿麻痹后遗症，月经不调，闭经、痛经，产后腹痛，跌打损伤。

【剂量和用法】

9 ～ 30 克，水煎或浸酒或配猪脚炖服。

来角风（来各崩）

【瑶语】

Laih gorgv buerng

【别名】

九姜连、九龙盘、箭杆风、山姜、鸡爪莲、土砂仁、小发散、白寒果。

【来源】

本品为姜科植物山姜 *Alpinia japonica*（Thunb.）Miq. 和华山姜 *Alpinia Chinensis*（Retz.）Rose 的干燥根茎。

【分布】

生于溪边、林下阴湿处。产于广西德保、那坡、隆林、乐业、天峨、三江、阳朔、临桂、兴安、苍梧等地，分布于湖北、四川、浙江、福建、台湾、广东、贵州、湖南等省份。

【形态特征】

多年生常绿草木，高 35 ～ 80 厘米，根茎横走。单叶互生，宽披针形或倒披针形，长 9 ～ 40 厘米，宽 4 ～ 7 厘米，顶端尖或尾尖，基部楔形，边全缘，两面被短柔毛，叶舌 2 裂。总状花序顶生；花白色带红，外面被柔毛，雄蕊 1 枚。蒴果球形，被短柔毛，橙红色。花期 5 ～ 6 月，果期 9 ～ 10 月。

【采集】

四季均可采挖，洗净晒干。全年可采根状茎、叶，果实秋冬季采。

【性味功效】

属风药，味辛微苦，性温。添火逼寒，温中行气，消肿止痛。

【主治】

胃腹寒痛、风湿痹、跌打损伤。

【剂量和用法】

3 ～ 9 克，水煎或浸酒服；外用适量，水煎或鲜捣烂酒调外擦患处。

羊角风（永各崩）

【瑶语】

Yungh gorqv buerng

【别名】

羊角拗、羊角扭、羊角藕、羊角藤、羊角柳、羊角树、螺心鱼、花拐藤、金龙角、打破碗花、武靴藤、鲤鱼橄榄、断肠草、黄葛扭、牛角藤、倒钩笔、沥口花。

【来源】

本品为夹竹桃科植物羊角拗 *Strophanthus divaricatus*（Lour.）Hook.et Arn. 的干燥全株。

【分布】

生于荒野低丘陵地区的灌丛中。产于广西南宁、梧州、玉林、金秀等地，分布于福建、广东、贵州等省份。

【形态特征】

常绿藤状灌木，上部枝条蔓延，有乳汁，具皮孔，全株无毛。单叶对生，楠圆状长圆形，长 3 ～ 10 厘米，宽 1.5 ～ 5 厘米，顶端短尖或渐尖，基部楔形，边全缘。

聚伞花序顶生；花黄绿色，合生，5 裂。花冠裂片顶端延伸成一长尾带，喉部有 10 枚副花冠。蓇葖果 2 个平直分叉，同生于一果柄上。种子纺锤扁平，顶生种毛。花期 3 ～ 5 月，果期 6 ～ 12 月。

【采集】

根、茎、叶一年四季可采；果实于秋、冬采收，剥取种子，去净种毛，晒干。

【性味功效】

属风药，味苦，性寒，有毒。导滞开结，强心消胀，散瘀止痛，杀虫止痒。

【主治】

风湿痹痛、小儿麻痹后遗症、跌打损伤、淋巴结结核、毒蛇咬伤、疮疖。

【剂量和用法】

外用适量，水煎洗或研粉冷开水调敷或鲜捣敷患处。

竹叶风（老农崩）

【瑶语】

Hlauh normh buerng

【别名】

八爪金龙、八爪龙、八爪根、铁雨伞、百两金、高八爪、开喉箭、大罗伞、竹叶胎、蛇连天。

【来源】

本品为紫金牛科植物百两金 *Ardisia crispa*（Thunb.）A. DC. 的干燥全株。

【分布】

生于山坡林下阴湿处。产于广西上思、隆林、凌云、融水、金秀、临桂、龙胜、资源、全州、灌阳、富川、钟山、贺州等地，分布于四川、贵州、湖南、湖北、江西、浙江、福建、广东等省份。

【形态特征】

常绿小灌木，高约 1 米，有匍匐根状茎，不分枝。单叶互生，长圆状狭椭圆形，长 8 ～ 15 厘米，宽 1.5 ～ 3 厘米，顶端渐尖，基部狭楔形，边全缘或波状，两面无毛，下面常有微细鳞片，有腺点。花淡红色，5 裂；伞形花序顶生。浆果状核工业果球形，熟时红色，柱头宿存，有稀的黑腺点。花期春夏季，果期秋冬季。

【采集】

全年可采。夏、秋采集，分别晒干。

【性味功效】

属风药，味苦，辛，性温。泻热逐邪，穿经走脉，活血散瘀，消肿止痛，舒筋活血，清热利咽，化痰止咳。

【主治】

咽喉肿痛、扁桃腺炎、肺结核咳嗽、闭经、风湿痹痛、胃痛、产后腹痛、肾炎水肿、睾丸肿大坠痛、跌打损伤、毒蛇咬伤、秃疮、疥癣。

【剂量和用法】

9 ～ 30 克，水煎或浸酒服；外用适量，研粉调茶油涂患处。

阴阳风（阴阳崩）

【瑶语】

Yiemh yaangh buerng

【别名】

枫荷桂、枫荷梨、半枫荷。

【来源】

本品为五加科植物树参 *Dendropanax dentiger*（Harms）Merr. 的茎枝。

【分布】

生于山地常绿阔叶林或灌丛中。产于广西凌云、上林、融水、金秀、桂平、贺州、钟山、恭城、全州等地，分布于浙江、安徽、湖南、湖北、四川、贵州、云南、广东、江西、福建、台湾等省份。

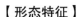

【形态特征】

常绿乔木或灌木，高 2 ～ 8 米，全株无毛。单叶互生，形状变化大，有不裂叶常为楠圆形，长 7 ～ 10 厘米，宽 1.5 ～ 4.5 厘米 或更大，顶端渐尖，基部钝或楔形；分裂叶常为掌状 2 ～ 3 深裂或浅裂；边全缘或有疏齿。花淡绿白色，5 数；伞形花序单生或数个聚生或复伞形花序。花期 8 ～ 10 月，果期 10 ～ 12 月。

【采集】

全年可采，晒干备用。

【性味功效】

属风药，味甘，性温。祛风逐邪，穿经走脉，舒筋活络，祛风除湿，舒筋活血，调经。

【主治】

风湿或类风湿性关节炎，半身不遂，偏头痛，月经不调。瑶胞认为本品是治疗风湿病、偏瘫的必用药。

【剂量和用法】

15 ～ 60 克，水煎或浸酒服。

红顶风（红宁崩）

【瑶语】

Hongh ningv buerng

【别名】

红龙船、来骨使亮、荷苞花。

【来源】

本品为马鞭草科植物赪桐 *Clerodendrum japonicum*（Thumb.）Sweet 的干燥地上部分。

【分布】

生于村边、山谷、溪边草丛中。产于广西各地，分布于浙江、中南、华南、西南各省份。

【形态特征】

落叶灌木，高 1～3 米，茎枝被柔毛。单叶对生，宽卵形或心形，长 10～35 厘米，宽 6～40 厘米，顶端渐尖，基部心形，边有细齿，下面密生黄色腺点。聚伞圆锥花序顶生；花鲜红色。核果近球形，熟时蓝黑色。花期 6～7 月，果期 7～8 月。

【采集】

根、茎全年可采，叶夏秋季采。

【性味功效】

属风药，味微甘淡，性凉。茎可祛风散寒，解毒除蛊，根可祛风利湿，散瘀消肿；叶能清热解毒，排脓消肿。

【主治】

风湿骨痛、腰肌劳损、跌打损伤、肺结核咳嗽、咯血、血尿、感冒发热、痢疾、月经不调、子宫脱垂、疔疮肿毒。

【剂量和用法】

根 9～15 克，水煎服；外用鲜叶适量，捣敷患处。

过山风（过更崩）

【瑶语】

Guiex gemh buerng

【别名】

过山龙。

【来源】

本品为卫矛科南蛇藤属植物过山枫 *Celastrus aculeatus* Merr. 的藤茎。

【分布】

生于山沟灌木丛中。产于广西上林、融水、柳城、金秀、南丹、龙胜等地，分布于东北、华北、西北、西南、湖北、湖南、广东等省份。

【形态特征】

落叶藤状灌木，枝密生皮孔。单叶互生，宽椭圆形，倒卵形或近圆形，长 6 ～ 10 厘米，宽 5 ～ 7 厘米，顶端急尖，边有钝锯齿，基部圆形。花杂性，黄绿色；聚伞花序顶生及腋生，有花 5 ～ 7 朵。蒴果球形，直径约 1 厘米，3 裂，黄色；种子每室 2 粒，外有红色肉质假种皮。花期 4 ～ 5 月，果期 9 ～ 10 月。

【采集】

全年可采，切片晒干备用。

【性味功效】

属风药，味微辛，性温。启关透窍，祛风逐邪，散瘀通经，祛风除湿，强筋骨。

【主治】

风湿痹痛，腰腿痛，四肢麻木，头晕头痛，牙痛，痢疾，痔瘘，脱肛，闭经，小儿惊风及一切痧症。

【剂量和用法】

10 ～ 15 克，水煎或浸酒服。

过节风（过牙崩）

【瑶语】

Guiex nyaatv buerng

【别名】

开口箭、万年青、老蛇莲、巴林麻、开喉剑。

【来源】

本品为百合科植物开口箭 *Tupistra chinensis* Baker. 的根茎。

【分布】

生于林荫下、溪边、路旁。产于广西那坡、百色、隆林、金秀、融水、资源、全州、灌阳等地，分布于湖北、江西、福建、浙江、安徽、河南、陕西、四川、云南等省份。

【形态特征】

多年生常绿草本。根状茎粗壮，圆柱形，有节，节上生纤维根，根上密被白色绵毛。叶基生，4～8 枚，倒披针形或条形，长 10～35 厘米，宽 1.5～5 厘米，顶端短尖，基部渐狭，边全缘，无毛。穗状花序侧生；花补黄色或黄带绿色，顶部 6 裂，下部连全或盘状。浆果球形，熟时鲜红色。种子一粒，圆形，黑色。花期 5～6 月，果期至第二年 2～3 月。

【采集】

全年可采，除去须根及叶，晒干备用；鲜用随采。

【性味功效】

属风药，味甘、微苦，性凉，有毒。泻火逐邪，穿经走脉，清热解毒，散瘀止痛，活血调经。

【主治】

咽喉炎，风湿骨痛，腰腿痛，关节炎，跌打损伤，痈疮肿毒，毒蛇或狂犬咬伤。

【剂量和用法】

3～9 克，水煎服，或研粉每用 1.5～3 克，开水冲服；外用适量，鲜捣或磨醋涂敷患处。

过墙风（过景崩）

【瑶语】

Guiex zingh buerng

【别名】

臭牡丹、臭屎茉莉、臭芙蓉、白龙船花、老虎草、蜻蜓叶、来姑。

【来源】

本品为马鞭草科植物臭茉莉 *Clerodendrum philippinum* Schauer var. simplex Moldenke 的全草。

【分布】

生于溪旁或林下、山坡、路边。产于广西乐业、隆林、那坡、靖西、凭祥、宁明、南宁、马山、都安、金秀等地，分布于华北、西北、西南、华南各省份。

【形态特征】

常绿灌木，高50～120厘米，植物体密被柔毛。单叶对生，宽卵形或近心形，长9～22厘米，顶端渐尖，基部截形或宽楔形或浅心形，边有粗齿，上面密被刚伏毛，下面密被柔毛，基出三脉，腋部有数个盘状腺体，揉之有臭气味。花白色或淡红色，单瓣；伞房花序顶生，花多而密集。浆果状核果，球形，熟时蓝黑色，基部被增大的宿存萼所包。花期5～11月。

【采集】

根全年可采，叶夏秋季采，鲜用或晒干备用。

【性味功效】

属风药，味苦、辛，性平。泻火除邪，穿经走脉，祛风除湿，活血化瘀，消肿止痛，收敛生肌，清热解毒，壮筋骨。

【主治】

风湿痹痛、腰腿痛、关节酸痛、跌打损伤、骨折、脚气、水肿、黄疸性肝炎、支气管炎、结核、肺脓疡、高血压、子宫脱垂、脱肛、月经不调、白带、痔疮、烧烫伤。

【剂量和用法】

30～60克，水煎或水酒各一半煎服；外用适量，鲜捣敷或捣汁涂患处。

走马风（养马崩）

【瑶语】

Yangh maz buerng

【别名】

红铺地毯、红云草、铺地走马。

【来源】

本品为紫金牛科植物心叶紫金牛 *Ardisia maclurei* Merr. 的干燥全株。

【分布】

生于密林下或水旁、石缝间阴湿处。产于广西平果、都安、罗城、武宣、金秀、蒙山、昭平、藤县等地，分布于贵州、广东、海南、台湾等省份。

【形态特征】

常绿半灌木或小灌木，具匍匐茎，直立茎高 4～5 厘米，幼时密被锈色长柔毛。单叶互生，少轮生，长圆状椭圆形或椭圆状倒卵形，长 4～6 厘米，宽 2.5～4 厘米，顶端急尖或钝，基部心形，边具不整齐的粗锯齿及缘毛，两面被柔毛。花淡紫色，5 数；伞形花序 1～2 个近顶生，被锈色长柔毛，有花 3～6 朵。核果球形，熟时暗红色。花期 5～6 月，果期 12 月至第二年 1 月。

【采集】

全年可采，鲜用或晒干备用。

【性味功效】

属打药，味苦，性平。解毒除蛊，穿经走脉，镇咳祛痰，活血调经，消肿止痛。

【主治】

肺结核、慢性支气管炎、咳嗽气喘、月经不调、痛经、产后恶露不尽、产后体弱、风湿痹痛、跌打损伤。

【剂量和用法】

15～30 克，水煎服。

冷水风（冷温崩）

【瑶语】

Wormh namx buerng

【别名】

寥子草、小寥子草、红寥子、香寥。

【来源】

本品为蓼科植物蚕苗蓼 *Polygonum japonician* Meissn. 的全草。

【分布】

生于山坡林下湿地。产于广西天峨、金秀等地，分布于江苏、安徽、浙江、福建、湖北、广东、四川等省份。

【形态特征】

多年生直立草本，高 50～100 厘米根状茎细长横走。单叶互生，叶片披针形，长 9～16 厘米，宽 1.5～2.5 厘米，顶端渐尖，基部楔形，上面疏生短糙伏毛，下面沿叶脉密生糙伏毛，边全缘具缘毛；近无柄；托叶鞘筒状，膜质，生有糙伏毛顶端截形，具长缘毛。花常白色、具腺点；穗状花序顶生或腋生。瘦果卵形，具 3 棱或双凸状，黑色。花期 9～10 月。

【采集】

全年可采，晒干备用。

【性味功效】

属打药，味辛，性平。添火逼寒，穿经走脉，祛风散寒，活血止痛，活血止痢。

【主治】

腰膝冷痛、痢疾、毒蛇咬伤。

【剂量和用法】

6～9 克，水煎服；外用鲜品适量，捣烂敷患处。

爬墙风（把警崩）

【瑶语】

Bah zingh buerng

【别名】

爬墙虎、石龙藤、感冒藤、羊角藤、软筋藤、见水生、苦连藤。

【来源】

本品为夹竹桃科植物络石藤 *Trachelospermum jasminoides*（Linsl.）Lem. 的藤茎。

【分布】

生于山坡林边、村旁，攀缘于石上、墙壁或其他树上。产于广西各地，分布于河南、山东、安徽、江苏、浙江、福建、台湾、广东、江西、湖北、湖南、贵州、云南等省份。

【形态特征】

常绿木质藤本，长达 10 米，具乳汁，有皮孔。单叶对生，椭圆形或卵状披针形，长 2～10 厘米，宽 1～45 厘米，顶端急尖或渐尖，基部楔形，边全缘，下面被短柔毛。花白色，合生，5 裂；聚伞花序腋生和顶生。蓇葖果双生，无毛，种子顶端有种毛。花期 3～7 月，果 8～12 月。

【采集】

秋末冬初叶未脱落前采收，鲜用或晒干备用。

【性味功效】

属风药，味苦，性平。祛风除邪，穿经走脉，祛风除湿，通经活络、散瘀止痛。

【主治】

风湿痹痛、风湿性关节炎、坐骨神经痛、小便不利、肺结核、跌打损伤、外伤肌腱挛缩。

【剂量和用法】

6～12 克，水煎服；外用适量，水煎洗患处。

鸡肠风（结岗崩）

【瑶语】

Jaih gaangh buerng

【别名】

巴戟天、鸡眼藤、黑藤钻、兔仔肠、三角藤、糠藤、巴戟。

【来源】

本品为茜草科植物巴戟天 *Morinda oficinalis* How 的根状茎。

【分布】

生于山谷、溪边或山坡林下,有栽培。产于广西防城、上思、横县、金秀等地,分布于广东、福建等省份。

【形态特征】

缠绕或攀缘藤本,长 1～3 米。根肉质肥厚,圆柱形,常收缩成串珠状。单叶对生,长圆形,长 6～14 厘米,宽 2.5～6 厘米,顶端短渐尖,基部宽楔形或近圆形,边全缘,下面脉腋有柔毛;托叶鞘状。花白色;伞形花序由 3 至多个头状花序组成,每个头状花序有花 2～10 朵。聚合果近球形,熟时红色。花期 5～6 月,果期 9～10 月。

【采集】

冬春季采;栽培品 5～10 年后挖根,剪去茎叶须根,晒至 6～7 成干,用木槌打扁,晒干。或蒸过后再轻轻锤扁,晒干。锤扁的目的,主要是便于干燥。野生品春秋二季采挖。

【性味功效】

属风药,味甘、辛,性微温。补气益元,添火逼寒,补肾壮阳,祛风除湿,强筋骨。

【主治】

肾虚阳痿、小腹疼痛、风湿痹痛、腰膝痛、神经衰弱、遗精、早泄、月经不调、不孕症。

【剂量和用法】

6～12 克,水煎或浸酒服。

扭骨风（扭迸崩）

【瑶语】

Niouv mbungv buerng

【别名】

过岗龙、过山龙、过江龙、牛眼睛。

【来源】

本品为含羞草科植物植藤子 *Entada phaseoloides* (L.) Merr. 的茎。

【分布】

生于山谷林中或山坡林缘。产于广西东兰、隆安、龙州、上思、桂平、金秀等地，分布于广东、台湾、云南等省份。

【形态特征】

常绿木质大藤本，长数 10 米，老藤扁形，螺旋状扭曲。二回双数羽状复叶，常有羽片 2 对，顶生一对变成卷须；每羽片有小叶 4 ～ 8 枚，长椭圆形，对生，长 3 ～ 8.5 厘米，宽 1.5 ～ 4 厘米，顶端钝，微凹，基部楔形，不对称，无毛。花淡黄色；穗状花序单生于叶腋或多个排成圆锥状，花序轴密生黄色绒毛。荚果带状长达 1 米，宽 8 ～ 12 厘米，弯曲，由多数节组成，熟时逐节脱落，每节内有种子一粒。种子近圆形，扁平，紫褐色。花期 3 ～ 6 月，果期 8 ～ 11 月。

【采集】

全年可采，切片蒸煮晒干备用。

【性味功效】

味微苦、涩，性平。祛风除湿，通经活络。

【主治】

风湿性关节炎、风湿骨痛、腰腿痛、四肢麻木、瘫痪、跌打损伤。

【剂量和用法】

10 ～ 30 克，水煎服或浸酒服。

金骨风（仅逆崩）

【瑶语】

Jiemh mbungv buerng

【别名】

野南瓜、柿子椒、馒头果、鬼木楂子、隔栗树、火烧尖子。

【来源】

本品为大戟科植物算盘子 *Glochidion puberum* (L.) Hutch. 的根、枝叶。

【分布】

生于丘陵地的山坡、沟旁、路边灌丛中。产于广西各地，分布于福建、广东、贵州、四川、湖南、江西、浙江、江苏、安徽、陕西等省份。

【形态特征】

落叶灌木，多分枝，高 1～2 米。枝条被黄褐色短柔毛。单叶互生，长圆形至长圆状披针形或倒卵状长圆形，长 3～8 厘米，宽 1～3 厘米，顶端急尖，基部楔形边全缘，上面近无毛，下面密被短柔毛。花单性，雌雄同株或异株，无花瓣；花数朵簇生于叶腋，雄花位于小枝下部叶腋，有时雌雄同生一叶腋内。蒴果扁球形，常具 8～10 条纵棱，熟时带红色，密被柔毛，花期 6～9 月，果期 7～10 月。

【采集】

根全年可采，晒干备用；叶夏季采，鲜用。

【性味功效】

味微苦、涩，性凉。清热解毒，利湿，祛风活血，消肿止痛，消滞。

【主治】

消化不良、肠炎腹泻、痢疾、感冒发热、咽喉肿痛、口渴、白浊、白带、闭经、淋巴结炎、乳腺炎、过敏性皮炎、湿疹、皮肤瘙痒、毒蛇和蜈蚣咬伤。

【剂量和用法】

15～30 克，水煎服；外用适量水煎洗或鲜叶适量捣敷。

金线风（仅俊崩）

【瑶语】

Jemh finx buerng

【别名】

毛粪箕藤、银锁匙 、银不换、百解藤、金锁匙、独脚乌桕、羊蹄藤、木夜关门。

【来源】

本品为防己科植物粉叶轮环藤 *Cyclea hypog* lauca (Schauer) Diels 的根、茎。

【分布】

生于石、土山坡草丛或灌丛中。产于广西天峨、都安、罗城、全州、恭城、富川、贺州、岑溪、玉林、防城、宁明、龙州、天等、隆安、武鸣、邕宁等地，分布于广东、福建、江西、湖南、云南等省份。

【形态特征】

缠绕木质藤本。小枝纤细，除叶腋有族毛外余无毛。单叶互生，阔卵状三角形至卵形，长 2.5～7 厘米，宽 1.5～4.5 厘米或稍过之，顶端渐尖，基部截平至圆形，边全缘稍背卷，两面无毛或下面被稀长白毛；干后榄绿色或粉绿色。雄花序为间断的穗状花序状，雌花序为总状花序状，均腋生；4～6 月开淡绿色花，单性异株。7～9 月结果，熟时红色，无毛。

【采集】

全年可采，洗净切段鲜用或晒干备用。

【性味功效】

属风药。味苦，性寒。清热解毒，祛风止痛。

【主治】

感冒发热、咽喉肿痛、风火牙痛、胃腹疼痛、肠炎、痢疾、尿路感染、风湿性关节炎、疮疡肿痛、毒蛇咬伤。

【剂量和用法】

9～30 克，水煎服。

金钱风（仅紧崩）

【瑶语】

Jiemh zinh buerng

【别名】

龙鳞草、金钱草、钱排草、叠钱草、串钱草、叠钱草。

【来源】

本品为蝶形花科植物排钱草 *Phyllodium pulchellum* (L.) Desv. 的全株。

【分布】

生于山坡、疏林下或山谷溪旁。产于广西靖西、南宁、贵港、北流、平南、苍梧、梧州、昭平、贺州、钟山、富川、金秀等地，分布于广东、福建、台湾、云南等省份。

【形态特征】

直立半灌木，高 1.5 米，有短柔毛。羽状 3 小叶，顶生小叶较大，椭圆状卵形或披针状卵形，长 12 厘米，宽 6.5 厘米，顶端钝或近急尖，基部圆形，边全缘侧生小叶近小一半。花白色；总状花序顶生或腋生，由 12 ～ 60 个包藏于叶状苞片中的伞形花序组成，苞片圆形，伞形花序有 2 ～ 6 朵花。荚果长椭圆形，长约 6 毫米，宽约 3 毫米，有 2 荚节。花期 7 ～ 8 月，果期 10 ～ 11 月。

【采集】

夏秋季采，切段鲜用或晒干备用。

【性味功效】

味淡、苦，性平。祛风利水，散淤消肿。

【主治】

感冒发热、痢疾、月经不调、闭经、白带异常、子宫脱垂、肝炎、肝脾肿大、肝硬化腹水、风湿骨痛、关节炎、跌打损伤、骨折。

【剂量和用法】

15 ～ 60 克，水煎或浸酒服。

七爪风（舍绞崩）

【瑶语】

Siec ngiuv buerng

【别名】

钩丝刺、栽秧苗、钻地风、山烟筒子、七指风。

【来源】

本品为蔷薇科植物红泡刺 *Rubus reflexus* Ker. lanceolobus Mete. 的根、茎。

【分布】

生于山坡、山谷、疏林下灌丛中。产于广西桂平、容县、昭平、灵川、罗城、金秀等地，分布于浙江、江西、湖北、湖南、广东等省份。

【形态特征】

常绿攀缘灌木，高达 2 米。枝、叶面脉上和下面、叶柄、托叶、花序均密生锈色绒毛，疏生小皮刺或无。单叶互生，掌状 5 ～ 7 枚深裂，宽卵形或近圆形，长 7 ～ 14 厘米，宽 5 ～ 11 厘米，裂片披针形或长圆状披针形，顶生裂片较侧生者稍长或几等，基部心形；上面有明显皱纹；托叶宽倒卵形，梳齿状或不规则掌状分裂。花白色，总状花序腋生或顶生；苞片与托叶相似。聚合果球形，直径 1.5 ～ 2 厘米，熟时红紫色或黑色。花期 6 ～ 7 月，果期 8 ～ 9 月。

【采集】

全年可采，洗净晒干备用。

【性味功效】

味苦、涩、酸，性平。祛风除湿，强筋骨，收敛止血，活血调经。

【主治】

月经不调、血崩、风湿骨痛、关节痛、四肢麻痹瘫痪、肺结核咳嗽、痢疾、呕吐、腹泻、小儿疳积。

【剂量和用法】

15 ～ 60 克，水煎或浸酒服。

刺手风（拨播崩）

【瑶语】

Baqv buoz buerng

【别名】

麻风草、艾麻草、红禾麻、禾麻草。

【来源】

本品为荨麻科植物珠芽艾麻 *Laportea bulbifera* (Sieb. et Zucc.) Wedd. 的全草。

【分布】

生于山地沟边、林下或林边。产于广西那坡、德保、富川、金秀等地，分布于辽宁、吉林、黑龙江、浙江、贵州等省份。

【形态特征】

多年生直立常绿草本，根分枝，纺锤形，肉质。茎高 40～80 厘米，有短毛和少数螫毛，叶腋常有木质的珠芽，近球形。单叶互生，卵形，椭圆形，卵状披短圆状披针形，长 8～13 厘米，宽 3～6 厘米，顶端渐尖，基部圆形或宽楔形，边有密细齿，叶柄长达 6 厘米，生有螫毛。花单性，雌雄同株，花序圆锥状，雄花序生；雌花序顶生，瘦果扁平，近圆形，淡黄色，有宿存侧生花柱，花期 7～8 月，果期 8～9 月。

【采集】

全年可采，晒干备用。

【性味功效】

味辛，性温。祛风除湿，活血，利水，化石。

【主治】

小儿疳积、尿路结石、风湿性关节炎、手足麻木、筋骨疼痛、麻痹瘫痪、月经不调、闭经。

【剂量和用法】

9～15 克，水煎或浸酒服。

细接骨风（门接迸崩）

【瑶语】

Muonc zipv mbungv buerng

【别名】

接骨草、小还魂、小驳骨、小接骨草、驳骨消。

【来源】

本品为爵床科植物小驳骨 *Gendarussa vulgaris* Nees 的全株。

【分布】

生于山地阴湿处、沟谷间，常栽培。产于广西藤县、贵港、金秀、来宾、忻城、东兰、西林、那坡、宁明等地，分布于广东、台湾等省份。

【形态特征】

常绿小灌木，高2米，全株光滑无毛，茎节膨大。单叶对生，披针形，长4～14厘米，宽2厘米，顶端尖至渐尖，基部狭楔形，边全缘。花唇形，白色或带淡紫色斑点；穗状花序顶生或生上部叶腋，苞片钻状披针形。蒴果棒状，无毛，花期3～4月。

【采集】

全年可采，晒干备用。

【性味功效】

味辛、微酸，性平。续筋接骨，消炎止痛，祛风除湿。

【主治】

风湿痹痛、骨痛、风湿性关节炎、跌打损伤、筋断、骨折。

【剂量和用法】

15～30克，水煎服或浸酒服；外用适量水煎洗。

南蛇风（南囊崩）

【瑶语】

Nnaamh nangh buerng

【别名】

石莲藤、石花生、猫儿核、石莲子。

【来源】

本品为云实科植物南蛇簕 *Caesalpinia minax* Hance 的全株。

【分布】

生于山坡林中或灌丛中、山沟、溪边、路旁。产于广西南宁、邕宁、上林、都安、凌云、隆林、那坡、金秀等地，分布于广东、四川、云南等省份。

【形态特征】

落叶有刺藤本，枝有棱，密生短柔毛。二回双数羽状复叶；羽 16 片，对生，每羽片有小叶 12 ～ 24 枚，椭圆形或长椭圆形，长 2 ～ 4 厘米，宽 1.1 ～ 1.7 厘米，顶端急尖，基部圆形，边全缘。花黄白色，有紫红色斑，圆锥花序顶生。荚果长椭圆形，长 8 ～ 15 厘米，宽 4 ～ 5 厘米，顶端有短喙，外表面密生针状刺，有种子 4 ～ 8 颗。花期 3 ～ 4 月，果期 9 ～ 10 月。

【采集】

根、藤、茎全年可采，叶夏秋季采，种子冬季采，晒干备用。

【性味功效】

味苦，性寒。清热利湿，散瘀止痛。

【主治】

急性胃肠炎、痢疾、膀胱炎、热淋、血尿、斑麻掖症、跌打损伤。

【剂量和用法】

根、茎 3 ～ 9 克，水煎服；外用鲜叶适量捣敷。

保暖风（不公崩）

【瑶语】

Buv gorm buerng

【别名】

一身保暖、蒙花、蒙雪花皮、梦花。

【来源】

本品为瑞香科植物结香 *Edgeworthia chrysantha* Lindl . 的全株。

【分布】

生于山坡、山谷林下及灌丛中，或栽培。产于广西崇左、那坡、天峨、南丹、河池、环江、三江、金秀、贺州、富川、灌阳、资源、龙胜等地，分布于陕西、河北、河南、江西、江苏、浙江、安徽、广东、云南、四川等省份。

【形态特征】

落叶灌木，高12米。枝通常三叉状，皮棕红色，柔韧，具皮孔和半圆形凸起的叶痕，有长柔毛。单叶互生，簇生枝顶，椭圆状长圆形至长圆状倒披针形，长6～20厘米，宽2～5厘米，顶端急尖，基部楔形，下延，边全缘，两面有毛，花黄色，头状花序腋生，核果卵形，花期冬末至第二年早春，果期第二年8月。

【采集】

根、茎全年可采，切片晒干备用；叶夏秋季采；花春季采晒干备用。

【性味功效】

味甘、辛，性温。根、茎、叶，舒筋活络，消肿止痛。花，养阴安神，祛风，明目。

【主治】

风湿骨痛、梦遗、早泄、白浊、白带异常、月经不调。

【剂量和用法】

根30～60克，水煎服；叶20克，与鸡蛋煎服，或配猪脚炖服；花6克，水煎服。

鬼刺风（勉八崩）

【瑶语】

mienv baqv buerng

【别名】

雉子筵、满山红、毛猴子、菜飘子。

【来源】

本品为蔷薇科植物莓叶委陵菜 *Potentilla fragarioides* L. 的根。

【分布】

生于山坡多石地、田边。产于广西金秀、鹿寨等地，分布于黑龙江、内蒙古、河北、山东、山西、河南、陕西、甘肃、江苏、浙江、湖南、湖北、四川、云南、贵州等省份。

【形态特征】

多年生草本，高 5～25 厘米，直立或倾斜，有扩展的柔毛。基生叶单数羽状复叶，小叶常 5～7，顶端三小叶较大，其余较小，椭圆状卵形，倒卵形或长圆形，长 0.8～4 厘米，宽 0.6～2 厘米，顶端钝尖，基部楔形，边有钝锯齿，两面散生长柔毛，下面较密；茎生叶，小叶三出。花黄色；伞房状花序顶生。瘦果长圆形，黄白色。花期 3～4 月，果期 5 月。

【采集】

全年可采，洗净晒干备用。

【性味功效】

味甘，性温。益气补虚，祛风活血。

【主治】

鬼刺风、风湿骨痛，可用于疝气，月经过多，功能性子宫出血，产后出血。

【剂量和用法】

15～30 克，浸酒服或外搽患处。

追骨风（准迸崩）

【瑶语】

Cui mbungv buerng

【别名】

王不留行、爬山虎、凉粉果、巴山虎。

【来源】

本品为桑科植物薜荔 *Ficus pumila* L. 的全株。

【分布】

生于村边，攀于残墙破壁或树上，或旷野石壁上。产于广西各地，分布于山东、安徽、江苏、浙江、福建、台湾、广东、江西、湖南、湖北、四川、贵州、云南等省份。

【形态特征】

攀缘或匍匐灌木，幼枝有不定根，以之攀缘墙壁或树上。单叶互生，二型，在不生花序托的枝上者较少而薄，心状卵形，长约2.5厘米，基部不对称，在生花序托的枝上者较大而近革质，卵状楠圆形，长4～12厘米，宽2～3厘米，顶端钝，基部微心形，边全缘，基出3脉，下面网脉凸起成蜂窝状。隐头花序托具短梗，单生于叶腋，梨形或倒卵形，长约5厘米，直径2.5～4厘米，顶部截平，略具脐状凸起，成熟时绿色带淡黄色。基部有枚苞片；雄花和瘿花同生一花序托中，雌花生于另一花序托中。花期5～6月。

【采集】

花序托秋季采，切开晒干备用。根、茎、叶全年可采，切段晒干备用。

【性味功效】

味甘，性平。清热解毒，固精壮阳，利湿通乳，活血消肿，通经行血。

【主治】

果托，治产后乳汁不足、阳痿、遗精、睾丸炎、脱肛、水肿、淋浊、小儿肺炎、久痢。根茎，治风湿性关节炎、手足麻痹、产后风、头痛头晕、风湿筋骨疼痛、腰痛、淋浊、跌打损伤。叶，治白疱疮、漆疮。

【剂量和用法】

花序托 9 ～ 15 克，水煎或配猪脚炖服，研粉，每次用 3 ～ 6 克开水冲服。根 30 ～ 60 克，水煎或浸酒服。茎 15 ～ 90 克，水煎或配猪肉炖服。外用叶适量，水煎洗。

独脚风（独凿崩）

【瑶语】

Nduqc zaux buerng

【别名】

薄叶胡桐、梳篦木、薄叶红厚壳、梳篦王、篦子王、铁将军。

【来源】

本品为山竹子科植物横经席 *Calophyllum membranaceum* Gardn. et Champ. 的全株。

【分布】

生于深山密林中。产于广西上思、防城、陆川、玉林、桂平、金秀等地，分布于云南、广东、海南等省份。

【形态特征】

常绿灌木至小乔木，高 1 ～ 5 米。小枝 4 棱，有翅，无毛。单叶对生，薄革质，长圆形或披针形，长 6 ～ 12 厘米，宽 1.5 ～ 3.5 厘米，顶端渐尖、急尖或尾状渐尖，基部楔形，边全缘，两面无毛，侧脉多而细，平行，近与中脉垂直，呈梳篦形。花白微带红色；聚伞花序腋生，有花 1 ～ 5 朵。核果卵状长圆形，熟时黄色，顶端有 1 尖头。花期夏季，果期秋季。

【采集】

全年可采，鲜用或晒干备用。

【性味功效】

味微苦，性平。祛风除湿，活血止痛，壮腰补肾，强筋骨。

【主治】

风湿性关节炎、腰痛、肾虚腰痛、黄疸性肝炎、痛经、月经不调、血虚、小儿惊风、脑血栓、跌打损伤、骨折。

【剂量和用法】

15～30克，水煎服；外用鲜根、叶适量捣敷或研粉开水调敷。

急惊风（见惊崩）

【瑶语】

Jiemh ging buerng

【别名】

五经风、路边荆、鱼骨刺、过路黄荆。

【来源】

本品为茜草科植物白马骨 *Serissa serissoides* (DC.) Druce 的全株。

【分布】

生于山坡、路旁、灌木丛中，常栽培于庭院中。产于广西隆林、天峨、东兰、环江、金秀、贺州、阳朔、全州等地，分布于我国中部及南部各省份。

【形态特征】

常绿小灌木，高1～1.5米。单叶对生，常聚生枝顶，倒卵形至披针形，长1～3厘米或更长，宽0.3～1.5厘米，顶端急尖，基部楔形，边全缘。托叶顶端有几条刺状毛。花白色，合生，5裂；数朵簇生于枝头。核果近球形，有2个分核。花期4～6月，果期9～11月。

【采集】

全年可采，鲜用或晒干。

【性味功效】

味苦、辛，性寒。祛风除湿，清热解毒。

【主治】

感冒发热、小儿高热惊厥、风火牙痛、咽喉痛、淋浊、白带异常、肝炎、头晕目眩、风湿腰腿痛。

【剂量和用法】

9～15克，水煎服。

穿骨风（存迸崩）

【瑶语】

Cunx mbungv buerng

【别名】

大风叶、白骨风、协美亮、大蚂蚁、白饭木。

【来源】

本品为马鞭草科植物大叶紫珠 *Callicarpa macrophylla* Vahl 的全株。

【分布】

生于山坡、路旁、村边、旷野灌丛中。产于广西各地，分布于广东、贵州、云南等省份。

【形态特征】

灌木至小乔木，全株密被灰白色长绒毛。单叶对生，长椭圆形至椭圆状披针形，长9～23厘米，宽4～11厘米，顶端渐尖，基部钝或楔形，边有锯齿。花紫红色，合生，4裂；聚伞花序5～7次分枝，腋生，核果球形，熟时紫红色，有腺点，花期6月，果期8月。

【采集】

全年可采，晒干备用。

【性味功效】

味辛、苦，性平。止血止痛，散瘀消肿，生肌。

【主治】

斑癌、跌打损伤、风湿骨痛、吐血、咯血、衄血、便血、月经不调、白带异常、蛇虫及狂犬咬伤。

【剂量和用法】

15 ～ 30 克，水煎或浸酒服；外用鲜叶适量捣敷或研粉水调敷。

扁骨风（北迸崩）

【瑶语】

Mbeih mbungv buerng

【别名】

铁带藤、扁藤、腰带藤、羊带风。

【来源】

本品为葡萄科植物扁担藤 *Tetrastigma planicaule* (Hook. f.) Gagnep. 的根、藤茎。

【分布】

生于深山沟谷密林中。产于广西那坡、隆安、上林、邕宁、上思、防城、金秀等地，分布于福建、广东、贵州、云南等省份。

【形态特征】

木质大藤本，全株无毛。老茎扁带状，分枝稍扁或圆柱状，卷须与叶对生，粗壮，卷曲，不分枝。掌状复叶，互生；5 个小叶，几等大，长圆状披针形，长 9 ～ 17 厘米，宽 3 ～ 7 厘米，顶端渐尖，基部楔形，边有疏齿；叶柄粗壮，长 8 ～ 10 厘米，花淡绿色，4 数，复伞形聚伞花序腋生，浆果卵圆形，熟时黄色，花期 3 ～ 4 月。

【采集】

全年可采，切片晒干备用。

【性味功效】

味酸、涩，性平。祛风除湿，舒筋活络，止咳定喘，解热止痒。

【主治】

风湿性关节炎、风湿痹痛、腰肌劳损、肌肉及筋骨疼痛、腰腿痛、半身不遂、咳嗽、哮喘、荨麻疹、下肢溃疡。

【剂量和用法】

15～30克，水煎或浸酒服；外用适量水煎洗。

破骨风（排迸崩）

【瑶语】

Paaix mbungv buerng

【别名】

散骨藤、碎骨风、光清香藤、细人骨风。

【来源】

本品为木樨科生于山坡、沟谷、河边杂木林或灌丛中。产于广西各地，分布于广东、云南、贵州、四川、湖南、安徽、江西、福建、台湾等省份。

【形态特征】

木质藤本，全株无毛。三出复叶，对生，小叶革质，卵圆形，椭圆形或披针形，长5～13厘米，宽1.5～5厘米，顶端短尖，基部宽楔形或圆形，边全缘，两面光亮，花白色；复聚伞花序顶生。浆果球形或卵形，花期6～10月，果期9月至第二年4月。

【采集】

全年可采，鲜用或切片晒干备用。

【性味功效】

味苦，性微温。祛风除湿，活血散瘀，止痛。

【主治】

风湿性关节炎、风湿筋骨痛、腰腿痛、四肢麻木、跌打损伤、无名肿毒、疮疖痈肿。

【剂量和用法】

9 ～ 15 克，水煎或浸酒服；外用适量水煎洗或捣敷患处。

鸭仔风（安瑞蹦）

【瑶语】

Apc dorn buerng

【别名】

褐毛黎豆、黑血藤、黑良龙。

【来源】

本品为蝶形花科植物长荚油麻藤 *Mucuna macrocarpa* Wall. 的茎。

【分布】

生于林下。产于广西防城、金秀等地，分布于云南等省份。

【形态特征】

多年生木质大藤本，茎长达 15 米，直径达 2.5 厘米，小枝和叶柄有褐色绒毛。羽状 3 小叶，小叶革质，卵形或斜卵形，长 10 ～ 16 厘米，宽 5 ～ 9 厘米，顶端急尖并有 2 毫米长的小尖头，基部宽楔形，侧生叶极偏斜，背面密被褐色绒毛。花深紫色、蝶形；总状花序生于老茎上。荚果长 35 ～ 40 厘米，宽 4 ～ 5 厘米，顶端具喙，荚缝增厚，呈肋状，边波状，无翅；种子间缢缩，种子 7 ～ 10 颗，近黑色。花期 6 ～ 8 月，果期 9 ～ 10 月。

【采集】

全年可采，切片晒干备用。

【性味功效】

味涩，性凉。清肺止咳，舒筋活血。

【主治】

肺燥咳嗽、咳血、腰膝酸痛、手足麻痹、贫血、头痛、头晕、月经不调。

【剂量和用法】

15 ～ 30 克，水煎或浸酒服；外用适量水煎洗。

鸭脚风（安灶崩）

【瑶语】

Apc zaux buerng

【别名】

鸭脚木、鸭脚罗伞、九节牛。

【来源】

本品为五加科植物鹅掌柴 *Scheflera octophylla* (lour) Hams 川的根皮及树皮。

【分布】

生于山野溪边、山谷、山坡乔灌木林中。产于广西防城、邕宁、贵港、容县、岑溪、金秀等地，分布于华南各省份。

【形态特征】

常绿乔木或灌木高 2 ～ 15 米。茎有明显的叶痕。掌状复叶互生，具长的总叶柄，基部膨大，小叶 6 ～ 9 片，椭圆形或倒卵形，长 9 ～ 17 厘米，宽 3 ～ 5 厘米，顶端短尖，基部楔形，边全缘。花白色，5 数；伞形花序聚生成顶生大型圆锥花序。核果球形，熟时暗紫色，有宿存花柱。花期 9 ～ 12 月，果期第二年 3 月。

【采集】

全年可采，切片鲜用或晒干备用。

【性味功效】

味苦，性凉。清热解毒，祛风除湿，散瘀消肿，凉血止痒。

【主治】

感冒发热、咽喉肿痛、风湿性关节炎、风湿痹痛、筋骨痛、跌打损伤、湿疹、风疼、皮肤过敏。

【剂量和用法】

15 ~ 30 克，水煎服；外用适量捣敷或水煎洗。

钻地风（准地崩）

【瑶语】

Nzunx deic buerng

【别名】

透骨消、马蹄草、接骨消、连线草、四方雷公根、称秃风。

【来源】

本品为唇形科植物活血丹 *Glechoma longituba* (Nakai) Kupr. 的全草。

【分布】

生于林缘、疏林下、草地中、溪边或栽培。产于广西那坡、柳州、金秀、临桂、龙胜等地，分布于除西北及内蒙古外全国各省份。

【形态特征】

多年生伏地草本，全体有短毛，揉之有刺激气味。茎四方形，节上生根。单叶对生，心形或近肾形，长 1.8 ~ 2.6 厘米，宽 2 ~ 3 厘米，顶端急尖或钝三角形，基部心形，边有圆齿，上面被毛。花唇形，淡蓝色，蓝紫色；常 2 朵腋生，有时为 4 ~ 6 朵成轮伞花序。小坚果长圆状卵形，黑褐色，平滑。花期 4 ~ 5 月，果期 5 ~ 6 月。

【采集】

全年可采，鲜用或晒干备用。

【性味功效】

味苦、辛，性凉。清热解毒，利尿排石，散瘀消肿，活血通经，止痛止痒。

【主治】

跌打损伤、骨折、风湿性关节炎、月经不调、痛经、闭经、产后疼痛、尿路感染或结石、肾炎水肿、胆道结石、胆囊炎、小儿发热惊风、腮腺炎、疮疡肿痛、毒蛇咬伤。

【剂量和用法】

15 ～ 30 克，水煎服；外用鲜品适量捣敷或水煎洗。

倒丁风（打拱崩）

【瑶语】

Dah gongh buerng

【别名】

达杠埠、米碎木、对节刺。

【来源】

本品为鼠李科植物雀梅藤 *Sageretia thea* (Osbeck) Johnst 的根、叶。

【分布】

生于山坡、山谷灌丛中或旷野上。产于广西大新、龙州、金秀、象州等地，分布于江苏、福建、浙江、江西、广东等省份。

【形态特征】

常绿藤状灌木，小枝有刺，互生或近对生。单叶互生或近对生，卵形或卵状椭圆形，长 1 ～ 4.5 厘米，宽 1 ～ 2.5 厘米，顶端锐尖或钝，基部圆形或近心形，边有细锯齿，下面无毛，稀沿脉被疏柔毛，侧脉每边 3 ～ 4 条，下面明显凸起。花淡白色，花萼 5 裂，花瓣 5，雄蕊 5；穗状花序顶生或腋生。核果近圆球形，熟时紫黑色，味酸可食。花期 7 ～ 11 月，果期第二年 3 ～ 5 月。

【采集】

全年可采，洗净鲜用或切碎晒干备用。

【性味功效】

味甘、涩，性平。祛风除湿，化痰止咳，拔毒生肌。

【主治】

风湿痹痛、鹤膝风、肺热咳嗽、气喘、水肿、疥疮、疮疡肿毒。

【剂量和用法】

15 ～ 30 克，水煎服，或根浸酒服；外用枝叶适量，水煎洗。

浸骨风（浸送崩）

【瑶语】

Ziemx mbungv buerng

【别名】

灯笼草、马尾松筋、吊壁伸筋、石子藤、石子藤石松。

【来源】

本品为石松科植物藤石松 *Lycopodiastrum casuarinoides* (Spring) Holub 的全草。

【分布】

生于山谷、山坡疏林及林缘，攀于树上或岩壁上。产于广西上思、崇左、武鸣、宾阳、上林、田阳、隆林、南丹、罗城、融安、龙胜、全州、贺州、蒙山、藤县、岑溪、桂平等地，分布于华南、西南及湖北、湖南、福建、台湾等省份。

【形态特征】

攀缘藤本，长达 10 米，淡黄绿色。主茎下部叶稀少，叶螺旋状排列，钻状披针形，顶端长渐尖，膜质，灰白色。分枝为多回二叉分枝，末回分枝细长，下垂，扁平，叶排成三列，其中一列较小。孢子囊穗圆柱形，长约 3 厘米，生于分枝的顶端，两两成对，具长柄。孢子囊近圆形，生于孢子叶腋部。

【采集】

全年可采，切碎晒干备用。

【性味功效】

味微甘，性温。舒筋活血，祛风除湿。

【主治】

风湿性关节炎、风湿痹痛、腰肌劳损、盗汗、月经不调、跌打损伤、外伤后关节伸屈不利。

【剂量和用法】

15 ～ 60 克，水煎或浸酒服；外用适量，水煎洗患处。

黄骨风（往迸崩）

【瑶语】

Wiangh mbungv buerng

【别名】

黄鳝藤、老鼠屎、大黄鳝藤、筛箕藤、铁包金、羊母锁、老鼠藤、皱皮草。

【来源】

本品为鼠李科植物多花勾儿茶 *Berchemia floribunda* (Wall.) Brongn. 的全株。

【分布】

生于石山、土坡上和村旁灌木丛中。产于广西都安、凤山、百色、那坡、防城、灵山、桂平、北流、容县、岑溪、藤县、梧州、钟山、全州、金秀等地，分布于安徽、湖北、湖南、江西、福建、广东、台湾等省份。

【形态特征】

攀缘灌木，茎长达 6 米。小枝黄绿色，光滑，无毛。单叶互生，卵形或卵状椭圆形，长 2 ～ 7 厘米，宽 1 ～ 3.5 厘米，顶端锐尖，基部圆形或近心形，边全缘，侧脉 8 ～ 12 对，上面深绿色，下面粉绿色。花黄色，花萼、花瓣、雄蕊各 5；聚伞圆锥花序生于枝顶，核果近圆柱状，熟时紫黑色，可食。花期 7 ～ 10 月，果期第二年 4 ～ 7 月。

【采集】

全年可采，切碎晒干备用。

【性味功效】

味微涩，性平。清热利湿，舒筋活络，调经，止痛，止咳化痰，清肝明目。

【主治】

黄疸性肝炎、肝硬化腹水、月经不调、经前腹痛、胃痛、风湿痹痛、腰腿痛、肺结核、胆道蛔虫病、跌打损伤、毒蛇咬伤。

【剂量和用法】

30 ～ 60 克，水煎或配肉类炖服；外用叶适量捣敷或用根适量浸酒外搽。

接骨风（懂者迸崩）

【瑶语】

Muonc zipv mbungv buerng

【别名】

九节风。

【来源】

本品为忍冬科植物接骨木 *Sambucus williamsii* Hance 的全株。

【分布】

生于林下、灌丛中或路旁。产于广西那坡、田林、乐业、南丹、罗城、桂林、富川等地，分布于东北、华北、华中、华东，西至甘肃、四川、云南等省份。

【形态特征】

常绿灌木或小乔木，高达 6 米；有皮孔，髓心淡黄棕色，茎干时灰色。单数羽状复叶对生，小叶 3 ～ 7 片，椭圆形至长圆状披针形，长 5 ～ 1 厘米，宽 3 ～ 6 厘米，顶端急尖到渐尖基部偏斜，边有锯齿。花白色至淡黄色，合生，5 裂；圆锥花序顶生，无毛。浆果状核果近球形，熟时黑紫色或红色。花期 4 ～ 5 月，果期 7 ～ 9 月。

【采集】

夏秋季采，鲜用或晒干备用。

【性味功效】

味甘、苦，性平。续筋接骨，活血止痛，祛风除湿。

【主治】

风湿性关节炎、风湿骨痛、急慢性肾炎、跌打损伤、骨折。

【剂量和用法】

15 ～ 30 克，水煎服；外用适量捣敷患处。

假死风（假逮崩）

【瑶语】

Jav daic buerng

【别名】

见风消、假干柴。

【来源】

本品为樟科植物山胡椒 *Lindera glauca* (Sieb. et Zucc.) Bl. 的根、叶、果实。

【分布】

生于山坡、灌丛或疏林中。产于广西龙胜、全州、灵川、金秀、罗城等地，分布于江苏、山东、浙江、江西、河南、陕西、安徽、湖南、湖北、四川、云南、福建、广东、台湾等省份。

【形态特征】

落叶灌木或小乔木，高达 8 米，树皮灰白色，平滑；冬芽外部鳞片红色。嫩枝被褐色毛，后变无毛。单叶互生或近对生，宽椭圆形或倒卵形，长 4～9 厘米，宽 2～4 厘米，顶端短尖，基部宽楔形，边全缘，上面暗绿色，下面苍白色，密生灰色柔毛。花单性异株，黄色；伞形花序腋生，总梗短，有 3～8 朵花。核果球形，直径约 7 毫米，有香气。花期春季，果期秋季。

【采集】

根，全年可采，洗净鲜用或切片晒干备用；叶夏秋季采；果秋冬季采，晒干备用。

【性味功效】

味辛，性温。祛风活络，解毒消肿，止血止痛。

【主治】

果，治胃寒痛、虚寒腹泻、哮喘。茎、叶，治感冒发烧、头痛、扁桃体炎、气管炎、筋骨疼痛、肾炎水肿、跌打损伤、恶疮肿毒。根，治风湿骨痛、胃腹寒痛、肝脾肿大。

【剂量和用法】

根、茎 15～30 克，水煎或浸酒服；外用叶适量，研粉水调或鲜捣敷，或水煎洗患处。

麻骨风（麻逛崩）

【瑶语】

Mah mbungv buerng

【别名】

木花生、大节藤。

【来源】

买麻藤科植物小叶买麻藤 *Gnetum parvifolium* (Warb.) C. Y. Chengex Chun 的根、茎、叶。

【分布】

生于山地或丘陵灌丛中。产于广西上思、邕宁、那坡、罗城、阳朔、金秀等地，分布于广东、福建、江西、湖南等省份。

【形态特征】

常绿木质藤本，茎枝圆形，茎节膨大，老藤外皮黑褐色，有灰褐色皮孔，横切面可见五层黑色圆圈，幼枝易脱节。单叶对生，革质，椭圆形或长卵形，长 4 ～ 10 厘米，宽 2.5 ～ 3.5 厘米，顶端急尖或钝圆。基部楔形，边全缘，两面无毛。花雌雄异株，球花排成穗状花序，常腋生，稀顶生，球花穗的环状总苞在花开时不开展而直立紧闭或稍外展。雄球花穗不分枝或一次（三出或成对）分枝，其上 5 ～ 12 轮环状总苞；雌球花穗 1 ～ 3 出分枝。种子核果状，长椭圆形或微呈，倒卵状，无柄，熟时假种皮红色。花期 6 ～ 7 月，种子 8 ～ 9 月成熟。

【采集】

全年可采，鲜用或晒干备用。

【性味功效】

味淡、微苦，性平。祛风活血，消肿止痛，化痰止咳。

【主治】

风湿痹痛、关节痛、四肢麻木、腰肌劳损、筋骨酸痛、鹤膝风支气管炎、跌打损伤、毒蛇咬伤、蜂窝组织炎。

【剂量和用法】

15 ～ 30 克，水煎或浸酒服；外用适量，捣敷患处。

粘手风（粘博崩）

【瑶语】

Naenx buoz buerng

【别名】

握手风、黑节风、粘搦风、穿骨风、大叶风、廉鱼风。

【来源】

马鞭草科植物尖尾风 Callicarpa longissima (Hemsl.) Merr. 的全株。

【分布】

生于山坡、山谷、村边、旷野灌丛或草丛中。产于广西，分布于台湾、福建、广东、四川、江西等省份。

【形态特征】

落叶灌木至小乔木，高 2～5 米，小枝四方形，节上有柔毛环。单叶对生，披针形至狭椭圆形，长 10～23 厘米，宽 2～6 厘米，顶端长渐尖，基部楔形，边有不明显的细齿或近全缘，下面有不明显的黄色腺点。花紫红色；聚伞花序 5～7 次分枝，腋生。核果肉质，扁球形，熟时紫色。花期 9～10 月，果期 11 月至第二年 1 月。

【采集】

全年可采，鲜用或晒干备用。

【性味功效】

味辛、微苦，性温。祛风活血，散瘀消肿。

【主治】

风湿骨痛、关节痛、跌打损伤、风寒咳嗽、腹痛、风湿性腰腿痛、瘫痪、小儿麻痹后遗症、产后风、骨折、毒蛇咬伤。

【剂量和用法】

根 15～30 克，水煎或浸酒服；叶 15～25 克，水煎服；外用适量捣敷或研粉水调敷或全株水煎洗。

黑节风（解牙崩）

【瑶语】

Gieqv nyaatv buerng

【别名】

走马风、走马箭、接骨草、陆英、接骨丹。

【来源】

本品为忍冬科植物蒴藋 *Sambucus chinensis* Lindl. 的根、茎、叶。

【分布】

生于荒坡、旷野、灌木丛中和村边湿润处。产于广西，分布于山东、河南、江西、湖北、湖南、江苏、浙江、福建、广东、云南、贵州、四川等省份。

【形态特征】

多年生常绿草本或亚灌木，高2～4米。茎有细纵棱，多分枝，髓心白色，光滑无毛，干时黑色。单数羽状复叶对生，小叶3片，对生，长圆形或椭圆状披针形，长5～18厘米，宽2～5厘米，顶端渐尖，基部宽楔形至圆形，边有锐锯齿。花小，白色，合生，5裂（数）；复伞形花序顶生，具有不育花变成黄色杯状腺体。浆果状核果近球形，熟时黑色。花期6～7月，果期10月。

【采集】

全年可采，鲜用或晒干。

【性味功效】

根，味咸、微苦，性平。祛风除湿，散瘀止痛，活血消肿，舒筋活络，茎、叶，味苦、酸，性平。利尿消肿，活血通经。

【主治】

风湿骨痛、腰膝及四肢酸痛、腰肌劳损、风湿性关节炎、肾炎水肿、脚气浮肿、肝硬化腹水、产后关节痛、四肢麻木、赤白带下、黄疸性肝炎、小儿惊风、跌打损伤、颈淋巴结结核、荨麻疹。

【剂量和用法】

30～60克，水煎服；外用适量捣敷或水煎洗。

暖骨风（公迸崩）

【瑶语】

Gorm mbungv buerng

【别名】

山一身保暖、铁牛皮、山瑞香。

【来源】

本品为瑞香科植物毛瑞香 *Daphne odoraThunb.* var. atrocaulis Rehd. 的全株。

【分布】

生于山地林阴下或石山缝中。产于桂林、三江、金秀等地，分布于浙江、江西、湖北、湖南、四川、台湾、广东等省份。

【形态特征】

常绿灌木，高 0.5～1 米，幼枝和老枝均为深紫色或紫褐色，无毛。单叶互生，厚纸质，椭圆形至倒披针形，长 5～10 厘米，宽 1.5～3.5 厘米，顶端钝或急尖，基部楔形，边全缘，无毛；侧脉明显。花白色，芳香；头状花序顶生，常有花 5～13 朵，无总花梗。核果卵状椭圆形，熟时红色，花期 11～12 月，果期第二年 4～5 月。

【采集】

全年可采，切片晒干备用。

【性味功效】

味淡、微辛，性微温。有小毒。祛风除湿，调经止痛。

【主治】

风湿骨痛、手足麻木、月经不调、闭经、产后风湿、跌打损伤、骨折、脱臼。

【剂量和用法】

6～12 克，水煎或浸酒服；外用适量，水煎洗。

酸吉风（表虽崩）

【瑶语】

Biouv sui buerng

【别名】

鸡母酸、入地安、酸藤果、酸藤木。

【来源】

本品为紫金牛科植物酸藤子 *Embelia laeta* (L.) Mez 的根、茎、叶及果实。

【分布】

生于山坡灌木丛中或疏林下。产于广西梧州、藤县、金秀、桂平、马山、邕宁、南宁、宁明、那坡等地，分布于福建、江西、广东等省份。

【形态特征】

常绿攀缘灌木。茎枝红褐色，有皮孔。单叶互生，倒卵形或长圆状倒卵形，长3～4厘米，宽1～1.5厘米，顶端圆形或钝尖，基部楔形，边全缘，花单性，雌雄异株，白色或淡黄色，4数；总状花序腋生或侧生，生于前年无叶枝上，核果球形，光滑无毛，熟时暗红色，直径6毫米以下，花期12月至第二年3月，果期第二年4～6月。

【采集】

根、茎、叶全年可采，鲜用或切片晒干备用。果夏季采，蒸熟晒干备用。

【性味功效】

味酸、涩，性平。清热解毒，活血散瘀，止血止痛，收敛止泻。果实，味酸、甘，性平。

【主治】

口腔炎、咽喉炎、牙痛、消化不良、腹胀、肠炎腹泻、痢疾、白带异常、脱肛、子宫脱垂、风湿骨痛、腰腿痛、盗汗、跌打损伤、湿疼、皮肤瘙痒。

【剂量和用法】

根、茎、果实15～30克，水煎或浸酒服；外用适量，全株水煎洗或鲜叶捣敷患处。

慢惊风（慢惊崩）

【瑶语】

Manc ging buerng

【别名】

九龙盘、人字草、大叶人字草。

【来源】

本品为蓼科植物金线草 *Antenoron filiforme* (Thunb.) Roberty et Vautier 的全株。

【分布】

生于阴湿的山沟。产于广西各地，分布于山西、陕西、山东、江苏、浙江、江西、河南、湖北、四川、贵州、云南等省份。

【形态特征】

多年生草本，全株有长糙伏毛，高 50～100 厘米。茎直立，分枝，单叶互生，叶片椭圆形或倒卵形，长 7～15 厘米，宽 4～9 厘米，顶端短渐尖或急尖，基部宽楔形，边全缘，叶面有紫黑色人字形条纹，托叶鞘筒状，膜质，花红色；穗状花序顶生或腋生，排列稀疏；瘦果卵形，暗褐色。花期夏季。

【采集】

全年可采，洗净鲜用或切段晒干备用。

【性味功效】

味辛，性温。凉血止血，行气止痛，活血调经，收敛止泻，散瘀消肿，清热解毒。

【主治】

痢疾、腹泻、胃痛、痛经、月经不调、白带异常、血崩、吐血、咯血、风湿痹痛、筋骨酸软、腰膝疼痛、淋巴结结核、跌打损伤、毒蛇咬伤。

【剂量和用法】

15～30 克，水煎服；外用适量捣敷或水煎洗。

蝴蝶风

【瑶语】

same pang buerng

【别名】

羊蹄藤、木夜关门、大飞羊、鞍叶羊蹄甲。

【来源】

云实科植物马鞍羊蹄甲 *Bauhinia brachycarpa* Wall .ex Benth. 的全株。

【分布】

生于山坡林中、荒地、路旁或村边。产于广西天等、德保、那坡、西林、隆林、凌云、乐业、天峨、南丹、东兰、河池、罗城、柳江、鹿寨、金秀等地，分布于陕西、四川、湖北、云南、贵州等省份。

【形态特征】

落叶灌木，高1～3米。小枝有棱，疏生短柔毛。单叶互生，叶形变化大，常近圆肾形，长2～6厘米，宽3～8.5厘米，顶端2裂，裂至叶片的1/3～1/2，裂片圆形，基部微呈心形，边全缘，下面密生红棕色短柔毛。花白色，伞房状短总状花序顶生或与叶对生，荚果线状倒披针形，扁平，长4～5厘米，宽约1厘米，密被短柔毛。花期5～6月，果期7～8月。

【采集】

全年可采，晒干备用。

【性味功效】

味苦、涩，性平。清热润肺，止痛安神，散结，止咳，燥湿止痒。

【主治】

小儿麻痹后遗症、半身不遂、百日咳、痢疾、腹泻、天疱疮、皮肤湿疹、疮疡溃烂、风湿筋骨痛。

【剂量和用法】

根15～30克，水煎服或浸酒服；外用枝、叶适量，水煎洗。

鹞鹰风（懂杠崩）

【瑶语】

Domh gangv buerng

【别名】

通草、大通草。

【来源】

本品为五加科植物通脱木 *Tetrapanax papyriferus* (Hook.) K. Koch 的根、茎髓或全株。

【分布】

生于深山沟谷边潮湿处。产于广西田东、隆林、金秀等地，分布于长江以南各省份和陕西。

【形态特征】

落叶灌木或小乔木，无刺；高 1～3.5 米。小枝、叶柄、花序均密被星状毛。茎中有白色、片状的髓心。叶大型，集生枝顶，掌状 5～11 分裂，每 1 裂片又有 2～3 个小裂片，上面无毛，下面被白色星状绒毛；叶柄粗大而长，托叶基部与叶柄合生成鞘状抱茎。花白色；伞形花序聚生成顶生或近顶生大型复圆锥花序。核果球形，熟时紫黑色。花期冬季，果期第二年春季。

【采集】

秋季采，切片晒干备用或随采随用。

【性味功效】

味甘、淡，性寒。清热利尿，下乳。

【主治】

小儿高热惊厥、肺热咳嗽、尿路感染、水肿、尿路结石、闭经、哺乳期缺乳、食积饱胀。

【剂量和用法】

根 30～60 克，茎髓 3～6 克，水煎服。

糯米风（巴布崩）

【瑶语】

mbauh mbutq buerng

【别名】

芦山藤。

【来源】

本品为菊科植物岩穴千里光 *Cissampelopsis spelaeicola* (Vant.) C. Jeff ～ rey et Y. L. Chen 的茎、叶。

【分布】

生于溪边林下或灌木丛中。产于广西那坡、环江、阳朔、金秀、昭平、苍梧等地，分布于云南等省份。

【形态特征】

攀缘木质藤本，茎多分枝，密被绒毛，后期脱落。单叶互生，宽心形或卵圆状心形，长5～16厘米，宽4～14厘米，顶端尖或渐尖，基部心形，边缘有波状浅齿，上面近无毛，下面被黄白色绒毛；有长柄；上部叶较小，卵圆状披针形。头状花序多个顶生或腋生，排成圆锥状伞房花序，总苞1列，花全为管状，顶端5裂，瘦果圆柱形，有纵棱；有白色至浅黄色的冠毛。花果期9～10月。

【采集】

全年可采，晒干备用。

【性味功效】

味辛、微苦，性微温。祛风除湿，通经活络。

【主治】

风湿骨痛、小儿慢惊风、小儿麻痹后遗症、跌打损伤。

【剂量和用法】

15～30克，水煎服；外用适量水煎洗。

第六章

瑶医常用方剂

第一节　内科方剂

一、肺系病类

感冒发热

1.感冒发热：鸭脚风 100 克、三叉苦 100 克、银花藤 100 克、钻地风 50 克、五指风 100 克。水煎外洗。

2.感冒：岗梅根 30 克、地胆草 15 克、三叶鬼针草 15 克。水煎，一天分三次服。

3.伤风感冒：辣蓼 30 克。水煎，一天分三次服。

4.流感：小癫茄根、马鞭草根、白花椒根各适量。水煎内服。

5.高热抽搐：枳椇果序 15 克、四季风 10 克、旁秃梅 15 克。水煎服。

播哈 /buqv ha（咳嗽）

1.咳嗽：金橘叶 30 克。加水煎熬成浓汁兑蜜蜂糖服食。

2.咳嗽：斑草根 15 克、老虎尿根 12 克。共加水煎煮成浓汁后取汁煮瘦猪肉服食，每日 2～3 次。

3.咳嗽：假死风 15 克、少年红 15 克、千年竹 15 克、石仙桃 15 克、枇杷叶 10 克、枸杞根 30 克、白纸扇 15 克。水煎内服。

4.咳嗽：枇杷叶、罗汉果、七叶一枝花、黄花倒水莲、鱼腥草、天冬、大蓟各 6～10 克。水煎冲蜂蜜 15 毫升、麝香 0.03 克服，每日 1 剂。

5.咳嗽：金银花、五味子、鱼腥草各 12 克、罗汉果 1 个，蜂蜜 3 汤匙。水煎服，每日 1 剂。

6.咳嗽：野甘草 30 克、鱼腥草 15 克。水煎服。

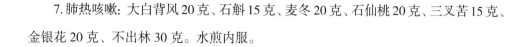

7.肺热咳嗽：大白背风 20 克、石斛 15 克、麦冬 20 克、石仙桃 20 克、三叉苦 15 克、金银花 20 克、不出林 30 克。水煎内服。

虾禅 /hnoqv（咯血）

1.咯血：鹤顶兰 6 克、红葱鳞茎 6 克、小蓟 9 克、少年红全草 9 克、红元毡全株 12 克。水煎服。

2.咯血：大金发藓 30 克。捣烂，水煎取汁加白糖适量调服。

3.咳血：红毛毡、金钥匙、九龙藤、救必应、红花地桃花、九节风根各 10 克。药物切碎炒到微黑后加水煎服。

4.咳血：铁包金（干）45 克。水煎内服。

虾紧 /kornx baengc（哮喘）

1.哮喘：地胆头根 1 抓、蜂蜜 9 毫升。水煎，在哮喘发作时冲蜂蜜热服。

2.哮喘：一箭球 30 克、七叶一枝花 10 克、上树虾 10 克、冰糖 30 克。水煎冲冰糖服，每日 1 剂。

3.哮喘：罗汉果 10 克、矮地茶 12 克、鱼腥草 12 克、甘草 3 克、柑子叶 3 克。水煎冲蜂蜜服，每日 1 剂。

4.哮喘：柿饼 100 克、鲜生姜 80 克、蜂蜜等量。将柿饼、生姜捣碎成末，放入瓷碗内加蜂蜜拌匀，置蒸笼里蒸 2 小时即可。每日 3 次，各服 1 茶匙，7 天为一疗程，连服 2～3 疗程。

5.哮喘：一把锁、矮脚茶各适量加水煎熬成浓汁，取药汁煮猪肺服，一日 2 次。

6.支气管哮喘：咳嗽草、卷柏、七叶一枝花、小钻、少年红、不出林、鸡肠风、酸藤根各 6 克。水煎冰糖服或者配猪肺炖服。

虾痨 /hah luh（肺结核）

1.肺结核咯血：走马风 30 克、仙鹤草 30 克、白及 15 克、红毛毡 15 克、田七粉（冲服）。水煎内服。

2.肺结核：鱼腥草、少年红、桔梗、朝天罐、不出林、有油菜、田基王各 10 克。煎水冲冰糖服，每日 1 剂。

3.肺结核咯血：三白草根茎 30 克、猪肺适量。水适量炖汤，一天分两次服。

4.肺结核：百部、穿破石、铁包金各适量。水煎服，每日 1 剂。若兼感冒加苏叶。

5.肺结核：鱼腥草 2 克，牛大力 15 克，百部、麦冬、天冬、石仙桃、陈皮、紫苏、淡竹叶、柴胡、矮地茶、香白芷各 9 克、桔梗、前胡各 3 克。水煎服，每日 1 剂。

6.肺结核：六棱菊 10 克、白花丹 15 克、黄花倒水莲 15 克。牛肉适量，水煎服。

7.肺结核：石油菜 15 克、百部 25 克。煎水冲白糖服，每日 1 剂，分 3 次服。

泵矸 /pom gorm buqv ha（肺炎）

1.肺炎：枇杷叶 15 克、满天星 10 克、鬼针草 10 克。水煎内服。

2.肺炎：一点红 30 克、一枝黄花 30 克、鱼腥草 30 克。水煎内服。

3.肺炎：见风消、千年竹、红毛毡、红背丝绸、笔筒草各适量。配猪肺炖冲冰糖服。

4.肺炎：野甘草 30 克、鱼腥草 15 克。水煎服。

5.肺炎：海金沙 30 克、路边青叶 15 克、毛冬青 15 克、金银花 6 克、鱼腥草 15 克、地桃花 15 克。水煎服。

6.肺脓肿：过墙风 20 克、石仙桃 20 克、白花蛇舌草 15 克、鱼腥草 15 克、桔梗 12 克、红背丝绸 6 克。水煎内服。

7.肺脓疡：青天葵 60 克、牛大力 6 克。水煎内服。

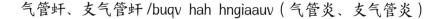

气管蚜、支气管蚜/buqv hah hngiaauv（气管炎、支气管炎）

1. 气管炎：石仙桃、石上虾、石油菜、向天葵、不出林、鱼腥草、田基王、竹叶甘草各 10 克。水煎服。

2. 支气管炎：满天星、鱼腥草、七枝莲、少年红、黄花倒水莲、甘草各 9 克。水煎服，每日 1 剂。

3. 支气管炎：陈皮、甘草、桔梗、百部、罗汉果各 12 克。水煎，冲冰糖服，每日 1 剂。

4. 支气管炎：曼陀罗花 1 朵、罗汉果半个。水煎，每天分 2 次服。

5. 慢性支气管炎：十大功劳 15 克、阴阳莲 15 克、枇杷叶 15 克。水煎内服。

6. 老年慢性支气管炎：肾蕨 30 ～ 60 克、五灵脂 15 ～ 30 克、冰糖适量。水煮沸 30 分钟内服，每日 1 剂，连服十天。

7. 支气管炎：走马风 10 克、石仙桃 15 克、千年竹 10 克、桔梗 12 克、红背丝绸 6 克。水煎内服。

二、心系病类

禅更病/nziaamh hmaeh hnang（高血压）

1. 高血压病：决明子 15 克、夏枯草 15 克。水煎服。

2. 原发性高血压：双钩钻 20 克、毛冬青 20 克、野山蕉 20 克、白纸扇 20 克、五层风 20 克、野菊花 15 克、夏枯草 25 克。水煎内服。

3. 高血压：五层风 30 克、毛冬青 30 克、钩藤 15 克、丹参 20 克。水煎内服。

4. 高血压：山绿茶适量。泡水内服。

5. 高血压病：多穗石柯叶 30 克、决明子 30 克、车前子 30 克、野菊花 15 克。水煎服。

醒病 /mbatc nziu baen 克（心脏病）

1. 心脏病：藤茶、山稔、钩儿茶、毛算盘根各适量。水煎内服。

2. 心脏病：小牛奶木根 30 克、金边罗伞 15 克、鸡血藤 15 克、满山香 15 克、黄花倒水莲 15 克、狗屎木 15 克、黑藤 15 克、内服每日 1 剂，水煎服，每日分 3～4 次服，每剂加水 500 毫升，浓煎 300 毫升。

3. 心脏病：茯神 100 克、沉香 20 克、人参 30 克。研末为丸，每服 3～5 克。

4. 风心病：芭蕉蕾 10 克、厚朴 10 克、山菠萝 10 克。水煎服，每日 1 剂，亦可配风湿药煎水外洗。

5. 风心病：黑节风、山芭蕉果、沉沙木、八角散、灯心难、木贼、车前草、牛藤果、马连安、椿芽树、黑竹各 10 克。煎水服，每日 1 剂。

6. 风湿性心脏病：七叶莲茎 60 克。水煎，一天分三次服。

7. 风湿性心脏病：小牛奶根、毛冬青、车前草各 30 克。配猪脚一只炖服，每日 1 剂。好转后改为每周 1 剂。

急醒闷 /luk kotv mun（心绞痛）

1. 心气痛：沉香木 3 克，松树根、路路通、七枝莲、佛手、白解、杜仲、白纸扇、五爪金龙各 9 克。煎水服，每日 1 剂，分 3 次服。

2. 心绞痛：昙花 9 克。捣烂，开水泡服，每日 1 剂。

3. 心绞痛：朱砂 3 克、猪心 1 个。先用银针穿刺猪心去血，然后将朱砂纳入猪心内，隔水蒸服，每日 1 剂。

4. 心绞痛：马尾千金草 6 克。配猪瘦肉适量蒸服。

高脂血症

1. 高脂血症：野荞麦 20 克、山楂 30 克、荷叶 10 克、仙鹤草 20 克、山菠萝 20 克、岗梅 20 克、绣花针 15 克、五味子 15 克、白饭木 20 克、小蓟 20 克、白纸扇 15 克、天花粉 20 克、凤尾草 15 克、穿心草 15 克、大蓟 20 克、玉米须 10 克。水煎至 450 毫升，分 3 次温服。

2. 高脂血症：山楂、枸杞各 20 克，荷叶 20 克。将上药放于瓷杯中，沸水冲泡，温水泡 10 分钟。

恶欠 /nziaamv hei（贫血）

1. 贫血：血风藤 30 克、土党参 30 克、黄花倒水莲 30 克、鸡血藤 30 克。水煎内服。

2. 贫血：鸟不站 10 克、倒水莲 10 克、虎杖 10 克、杜仲 10 克、牛大力 10 克。水煎取汁蒸鸡蛋服。

3. 贫血：土党参、当归、大力王、玉竹、鸡血藤、杜仲、红牛奶各 10 克。配猪脚炖服，每日 1 剂。

4. 贫血：黄花倒水莲 25 克、走马胎 15 克、鹅不食草 10 克、花生种子 15 克。水煎服。

5. 贫血：五叶薯蓣、鸡血藤茎、粗叶榕根、黄花倒水莲各 10～15 克。配猪瘦肉适量，加水炖服。

6. 慢性粒细胞性白血病：黄根 30 克、猪骨 200 克。煲汤服。

三、脑系病类

起风 /butv buerng（中风）

1. 中风：天麻 10 克、远志 10 克、牛大力 30 克、千斤拔 20 克、走马胎 15 克、牛膝 20 克、十八症 15 克、蜈蚣 1 条、全蝎 6 克、水蛭 10 克、双钩 15 克。水煎至 450 毫升，分 3 次温服。

2. 半身不遂：半荷风 100 克、钩藤 100 克、血风 50 克、下山虎 50 克、四方钻 50 克、过山风 50 克。水煎适量外洗全身。

3.半身不遂：钩藤 25 克、毛冬青 20 克、丹参 20 克、三七粉 9 克（冲服）、半荷风 20 克。煎水取 600 毫升，每日分 3 次温服。

4.脑梗死后遗症：路边荆 30 克、节节草 15 克、臭皮柴树 200 克、皂角刺 25 克、枸骨 15 克。加水煎煮成浓汁后取汁煮墨鱼服食，每日分 2～3 次。

5.脑梗死后遗症：蚕豆花适量，采回晾干备用。每日 30 克研碎成粗末加入适量开水，冲泡后分 2～3 次服用。

6.脑梗死后遗症：棕树根 30 克、萝卜籽 10 克、麻拐草 10 克、苋菜籽 12 克、马齿苋 20 克。加水适量煎熬后取汁分 3～4 次服，每日 1 剂。

内风症 /Butv buerng（中风后遗症）

1.面神经麻痹症：牛耳风 20 克、竹叶风 15 克、地龙 5 克、白芷 5 克、双钩藤 20 克、麻骨风 15 克、白附子 10 克、甘草 8 克、川芎 5 克、桂枝 10 克、金银花 20 克。水煎内服。

2.口眼歪斜、面神经麻痹：八角枫根 5 克。配鸡肉蒸服。

3.口眼歪斜、面神经麻痹：檫树根皮 30 克。酒炒，加水煎服。

4.口眼歪斜、面神经麻痹：丝瓜络 10 克、牛膝 10 克、桑枝 30 克、粗叶榕 30 克、半枫荷 15 克、五加皮 15 克。水煎服。

头晕头痛

1.头风痛：九节风 50 克、钩藤 50 克、砂仁 50 克、白背风 50 克、麻骨风 250 克、中钻 50 克、大钻 50 克、枫树皮 50 克、活血丹 50 克、见风消 50 克、半荷风 50 克。水煎至 50 升，泡洗全身。

2.头风痛：白纸扇 30 克、刺鸭脚 50 克、鸭仔风 100 克、钩藤 100 克、麻骨风 50 克、九节风 50 克、白背风 30 克、中钻 50 克、秀丽葱木 50 克、金银花藤 30 克、防风 30

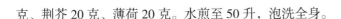

克、荆芥 20 克、薄荷 20 克。水煎至 50 升，泡洗全身。

3. 偏头痛：阴阳风 20 克、双钩钻 10 克、五层风 20 克、香白芷 10 克、白九牛 20 克、牛膝风 10 克、四季风 5 克。水煎内服。

4. 偏头痛：阴阳风 30 克、川芎 30 克、鸡蛋 2 个连壳，煮沸约半个小时，早晚各吃鸡蛋一个。

5. 偏头痛：九节风 20 克、川芎 10 克、白芷 6 克、石菖蒲 15 克、当归藤 15 克、甘草 6 克。水煎内服。

6. 外感头痛：石上风 20 克、白芷 6 克、钩藤 20 克、葛根 30 克、桂枝 5 克、忍冬藤 20 克。水煎内服。

7. 头晕：九节风 50 克、钩藤 50 克、白背风 30 克、鸭仔风 30 克、金银花藤 50 克、中钻 50 克、大钻 50 克、枫树皮 50 克、七叶莲 30 克、砂仁草 30 克。水煎至 50 升，泡洗全身。

羊吊风 /buqv latv（癫痫）

1. 癫痫：了哥王 15 克、川芎 9 克、博落回 3 克、红花 15 克、当归 9 克。水煎取汁蒸鸡蛋服，每日 1 剂，连服 7 日。

2. 癫痫：母猪藤 12 克、王不留行 12 克。水煎内服。

3. 癫痫：黑竹、春芽树皮、过江龙、卷柏、铁树、软筋藤、松筋草、小白背风、马连安、串鱼草（夜关门）、四方董各 10 克。水煎服。

4. 癫痫：黄瓜藤 30 克、红蓖麻根 10 克。配猪瘦肉适量炖服。

5. 癫痫：夏枯草 90 克、冬蜜 30 克。水煎，冲冬蜜服。

发癫 /buqv ndin（癫狂症）

1. 精神错乱：豆腐木 30 克、杨柳枝 30 克、四月泡（茅莓）30 克。水煎内服。

2. 精神分裂症：黄饭花 30 克、刺鸭脚木根 30 克、玉叶金花 30 克、红头线 9 克。配鸡肉或老狗肉炖服。

3. 精神分裂症：柊叶根 120 克、杨柳树根 120 克、白饭木根 30 克、雷公木根（大蛇药）60 克、生石膏 150 克（研末）。水煎冲石膏粉服，每日 1 剂。疗效不佳者加朱砂末 6 克冲服。

4. 精神分裂症：了刁竹 15 克。水煎代茶饮多次，每日 1 剂。

四、脾胃病类

革施扪 /mbuoh mun（胃脘痛）

1. 胃脘痛：入山虎 5 克、厚朴 15 克、九层皮 13 克、香附 15 克、黑老虎 15 克。水煎内服。

2. 胃脘痛：救必应、陈皮、广木香、元胡、白及、海螵蛸各适量。水煎，分 3 次服，每日 1 剂。

3. 胃脘痛：水田七根茎，研细末每服 1.5 克。每日 2 次，开水送服。

4. 胃痛：四季风 10 克、水田七 10 克、救必应 10 克、入山虎 10 克、大钻 10 克、山菠萝果 10 克。水煎内服。

5. 胃痛：山花椒根 9 克、樟木根 9 克、佛手根 12 克、香附 9 克、黄皮根 9 克、土砂仁 9 克。水煎内服。

6. 胃痛：香椿果 30 克、山乌龟 30 克。水煎，每日 1 剂，分 3 次服。

7. 胃寒痛：大肠风 13 克、黑老虎 20 克、来角风 15 克、九龙藤 20 克、厚朴 10 克、香附 15 克。水煎内服。

8. 胃寒痛：大肠风 9 克、过山风 10 克、土砂仁 10 克、金耳环 6 克、入山虎 6 克、地胆头 10 克。水煎内服。

扭闷 /gah sie munv（腹痛）

1. 腹痛：小红钻 15 克、金耳环 10 克、土砂仁 10 克、十大功劳 15 克。水煎内服。

2. 腹痛：地榆 15 克、救必应 9 克、水田七 6 克。水煎服，每日 1 剂。

3. 腹痛：掌裂叶海棠根 15 ～ 30 克。水煎服。

4. 腹痛：华泽兰、毛大丁草、金耳环、大罗伞各 10 克。水煎服。

5. 腹痛：尖嘴林檎皮 30 克、木姜子根 15 克、酸吉风根 15 克、华泽兰全草 15 克、瘴菜全草 30 克。水煎服。

涕豪 /bungx ngaih huv（腹泻）

1. 腹泻：凤尾草 60 克。水煎，一天分 3 次冲蜜糖适量服。

2. 腹泻：百草霜 9 克、细茶叶 30 克、大米适量。将米炒黄，加入茶叶、茶油微炒，然后加水煎沸取汁，调百草霜服，每日 1 剂。

3. 腹泻：大飞扬 15 克、小飞扬 15 克。配猪肝蒸服。

4. 腹泻：粘米 60 ～ 90 克、杉木炭 3 克（研末）。用湿砂纸包粘米置火中煨至微焦，水煎冲杉木炭末服。

5. 腹泻：算盘根 12 克、火炭母 12 克、山芝麻 10 克。水煎内服。

破涕豪 /bungx ngaih mbunz（痢疾）

1. 红白痢疾：红花地桃花、凤尾草各 15 克。水煎服，每日 1 剂。红痢加白糖，白痢加红糖适量冲服。

2. 红白痢疾：银花、红花、菊花、车前草各 6 克。煎水冲蜂蜜服用，每日 1 剂。

3. 红白痢疾：金银花、槐花、木棉花各 15 克。水煎服。

4. 红白痢疾：雷公根鲜品 60 ～ 90 克、鸡蛋 1 ～ 2 个。水煎服。

5. 红白痢疾：木槿花 30 克、冰糖 30 克。水煎服。

6. 红白痢疾：番石榴树皮，木棉花萼各 15 克。水煎服。

7. 细菌性痢疾：大田基黄、算盘子树根、鸟不站根、延胡木根各 30 克。水煎，每日 1 剂，分 3 次服，连用 3～5 日。

涕结 /bungx ngaih gaengc（便秘）

1. 便秘：马鞭草 15～30 克、红糖适量。水煎服，每日 1 剂；服后腹泻不止者，可服热粥一碗。

2. 便秘：黑芝麻、大黄各 60 克，茶叶 15 克。将药研成末，每日 3 次，每次 10 克温开水冲服。

3. 便秘：马鞭草、车前草各 30 克。水煎服。

4. 便秘：红乌柏根 30 克。水煎服。

扭成空 /mbuoc ndortv（胃下垂）

1. 胃下垂：野荞麦茎 100 克。水煎，一天分 3 次服。

2. 胃下垂：杜仲藤 10 克、假烟叶根 10 克、紫背金牛 15 克、甘草 3 克。水煎服，每日 1 剂，连服 1 个月。

3. 胃下垂：姜三七根茎 15 克、鸡肉适量。加水适量炖汤，一天分两次食鸡肉、饮汤。

4. 胃下垂：水杨梅、生人苋、牛肚各适量。炖服，每日 1 剂。

呕禅 /luv naiaamv（吐血）

1. 吐血：扶芳藤 15～30 克。水煎服，如病情急可用鲜品捣烂，开水泡服。

2. 吐血：红铁树（炒炭）120 克、牛尾蕨 60 克、过塘藕 60 克。水煎内服。

3. 吐血：葫芦茶 15 克、三把柴（火柴树根）15 克、黄花菜根 15 克。水煎内服。

4. 吐血：马连鞍 10 克、鸡冠花 10 克、红葱 10 克、菝葜 10 克、稔子根 10 克、灯笼草根 10 克。水煎内服。

5. 吐血：板蓝根叶 4～5 张。捣烂，开水泡服，每日 1～2 剂。

6. 胃出血：桃金娘根 20 克、羊开口根 20 克、地榆 10 克。水煎至 450 毫升，分 3 次温服。

便血

1. 便血：生地 15 克、金银花 10 克、地榆 15 克、大蓟 10 克、小蓟 10 克、木棉花 10 克、防风 10 克、枳壳 10 克、磨盘草 10 克、黄芩 10 克、过岗龙 10 克、甘草 5 克。水煎至 450 毫升，分 3 次温服。

2. 便血：生地 15 克、牡丹皮 10 克、地榆 20 克、大蓟 10 克、小蓟 10 克、仙鹤草 10 克、木棉花 10 克、当归藤 10 克、金樱根 10 克、地桃花 15 克、山苍根 30 克、金银花 10 克、白背叶 20 克。水煎至 450 毫升，分 3 次温服。

胃炎

1. 急性胃炎：茅莓根 10～15 克。洗净，嚼汁服，每日 2～3 次。

2. 急性胃炎：八角莲适量。磨洗米水内服，每日 1 剂，分 3 次服。

3. 慢性胃炎：大红钻 15 克、土砂仁 10 克、猪肚木 10 克、厚朴 10 克、地胆头 10 克。水煎内服。

4. 慢性胃炎：大钻 20 克、香附 15 克、厚朴 13 克、九节风 20 克、九龙藤 20 克、九层皮 15 克、入山虎 5 克、仙鹤草 20 克、三七粉 9 克（分三次冲服）。水煎内服。

胃肠炎

1. 胃肠炎：十大功劳、虎杖、山栀子、枫树根皮、一点红、凤尾草各 10 克。煎水服，每日 1 剂。胃肠炎：鸡肠风 10 克、白狗肠 10 克、慢惊风 10 克、九层皮 10 克、红痧症 10 克、凤尾草 10 克。水煎内服。

2. 急性胃肠炎：鲜地锦香 100 克（干品减半）。水煎 2 次，合为 500 毫升装瓶，每日 3 次，每次 30 ～ 40 毫升。

3. 急性胃肠炎：番石榴叶，算盘子叶，枫香苗、根 15 克。水煎服。

4. 急性胃肠炎：野牡丹 30 克、地桃花 30 克。水煎服。

5. 急性肠胃炎：一箭球 15 克、凤尾草 15 克。水煎内服。

6. 上吐下泻：山芝麻 6 克。水煎内服。

7. 上吐下泻：鸟不站、白纸扇、山芝麻、粗叶悬钩子根各 15 克，漆树根 6 克。水煎服。

8. 上吐下泻：大飞扬 15 克、牛屎青 10 克。水煎内服。

9. 上吐下泻：枫树皮、山楂树皮、十大功劳、山苍树根、盐肤木根、六月雪各 15 ～ 30 克。水煎服。

肠炎

1. 急性肠炎：救必应、凤尾草、铁苋菜、十大功劳、算盘子、桃金娘、车前草、地桃花各适量。水煎内服。

2. 急性肠炎：车前草 10 克、辣蓼 10 克、桃金娘 10 克、旱莲草 10 克、算盘树根 10 克、山芝麻 10 克、白背艾 10 克、六月雪 10 克。水煎内服。

3. 慢性肠炎：三颗针 9 克、十大功劳 9 克、买麻藤 9 克。水煎内服。

4. 结肠炎：菝葜 10 克、地菍 20 克、金樱根 20 克、九节风 20 克、黄药 10 克、胡颓子 10 克。水煎至 450 毫升，分 3 次温服。

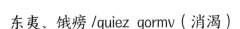

东夷、饿痨 /guiez gormv（消渴）

1.糖尿病：青钱柳、桑叶适量。煎水服。

2.糖尿病：玉米须50克、沉香30克、生地25克、花粉25克、麦冬18克、薏苡仁20克、五味子I5克、升麻10克、白术25克、甘草20克。上药研为细末装瓶备用。每次取10～15克饭前白开水冲服。

3.糖尿病：苦瓜1000克。晒干研末贮瓶，每日3次，每次10～15克，饭前开水送。30天为1个疗程。

4.2型糖尿病：葛根20克、生地20克、黄芪20克、玉米须15克、天花粉15克、山药20克、五味子20克、白饭木20克、过塘藕25克、黄花倒水莲20克。水煎至450毫升，分3次温服。

5.糖尿病：三月范根、四眼草、白路边荆、樟树姜、枸杞子根各5克，乌龙、水杨梅根、鬼子姜、路路通各10克，木通3克，半边莲20克，奶浆树根5克，上述药物与猪脾脏炖服。

五、肝系病类

篮硬 / hlan gaenge（肝硬化）

1.肝硬化：猛老虎20克、白花蛇舌草20克、鸡仔莲20克、五爪风15克、田基王15克、七叶一枝花10克、夏枯草20克、鳖甲25克、白芍30克、茵陈20克。水煎内服。

2.肝硬化：猛老虎6克、黄泥草15克、绣花针10克、虎杖15克、车前草15克、金钱草15克、五指牛奶20克、黄花倒水莲20克、六月雪15克、白纸扇15克。水煎内服。

3.肝硬化：岗梅根3克、穿破石30克、地胆草15克、栀子15克、小田基王15克、大田基王15克。水煎，每日1剂，分3次服。

4.肝硬化：大铁包金45克、刺鸭脚木15克、柴胡9克、三棱9克、莪术9克。水煎内服。

5.初期肝硬化：穿破石、鸡骨草、空桐树、黄栀子、黄藤、虎杖、砂纸藤各 15 克。煎水服，每日 1 剂分三次服。

肝硬化腹水

1.肝硬化腹水：金钱风 20 克、山枝根 20 克、大田基黄 10 克、山苍 20 克、石苇 10 克、半边莲 10 克、半枝莲 10 克、铁包金 20 克。水煎内服。

2.肝硬化腹水：虎杖、茵陈、人字草各 20 克，茯苓、山豆根、生地、当归各 12 克，牛大力、车前草各 15 克，甘草 6 克。水煎服，每日 1 剂。

3.肝硬化腹水：商陆 12 克、草决明 12 克、青葙子 20 克、泽兰 15 克、旋覆花 10 克。水煎服，每日 1 剂。腹水消后加茯苓、党参各 15 克、再服 1 个月。

4.肝硬化腹水：马蓝 30 克、茵陈 12 克、郁金 6 克、薏苡 10 克。水煎服。

5.肝硬化腹水：骨碎补 15 克、饿蚂蝗 15 克、穿破石 30 克、黄花倒水莲 30 克。每天 1 剂，水煎，分 2 次服，连服 15 天以上。

6.肝硬化腹水：马鞭草 30 克、穿破石 15 克。配猪筒骨炖服。

7.肝硬化腹水：冷饭藤 15 克、下山虎 15 克、枫荷桂 15 克、山栀根 15 克、小猪肚木根 15 克、黄牛木根 15 克。水煎内服。

蓝哥（或黄标）/nziaamv hei（肝炎）

1.肝炎：红背山麻杆鲜全株 500 克，水煎洗身。

2.肝炎：田基黄、阔叶十大功劳、茵陈、栀子、金银花、黄花倒水莲、淡竹叶各 15 克。水煎服。

3.肝炎：三月泡 15 克、田基王 10 克、黄连 9 克、灯盏菜 8 克、何首乌 5 克、马鞭草 7 克、犁头草 10 克、叶下珠 10 克。水煎服。

4.急性肝炎：土茵陈 10 克、虎杖 10 克、田基黄 10 克、白花蛇舌草 10 克、车

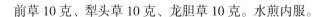

前草 10 克、犁头草 10 克、龙胆草 10 克。水煎内服。

5. 急、慢性肝炎：狗肝菜 60 克。水煎当茶饮。

6. 慢性肝炎：吉祥草 30 克。水煎，每日 1 剂，分 2 次服。

7. 慢性肝炎：大田基王、田基王、防己、虎杖、车前草、黄栀子根、苦李根各 12 克。水煎服，每日 1 剂。

8. 慢性肝炎：溪黄草 60 克。水煎冲白糖服。

9. 黄疸性肝炎：白花蛇舌草 30 克、白英 15 克、白龙须藤 20 克。水煎内服。

10. 黄疸性肝炎：田鸡黄 30 克、黄果子 15 克、茵陈草 30 克、酸筒梗蔸 15 克、山木通 10 克。共加水煎煮成浓汁后取汁服用，每日 3 ～ 4 次。

权横暗瘰 / hlan baangv bnu（肝脾肿大）

1. 肝肿大：牛腰子壳 25 克、黄果子 15 克、七叶一枝花 10 克、薄荷 5 克、加水煎熬成浓汁后煮猪肝服食，每日 1 剂。

2. 脾肿大：姜三七根茎，粮食酒各适量。姜三七根茎捣碎，按 100 克浸酒 500 毫升的比例浸泡十五天后可用，每次饮 10 ～ 20 毫升，每日 1 剂，分 3 次服。

3. 肝脾肿大：仙人蕨、石仙桃、万年青、马骝姜、黑龙藤、过江龙各 10 克。配猪横肝煎水服，每日 1 剂。

4. 肝脾肿大：野六谷根 15 克、车前草 15 克、大力王 15 克、大乌药 15 克。配瘦猪肉炖服。

胆扞 /daamv gorm（胆囊炎）

1. 慢性胆囊炎：马蹄金 30 克、排钱草 20 克、大叶蛇泡藤 20 克、九层皮 15 克。水煎内服。

2. 胆囊炎：金果榄适量。研粉，每次服 1 克，每日 3 次，开水送服。

3. 胆囊炎：旱莲草、雷公根各 30 克。水煎加盐少许服，每日 1 剂。

4. 胆囊炎：猪胆 1 个，川连 10 克、金银花 20 克。研细末，分三次开水冲服，每日 1 剂。

5. 胆囊炎：红花龙胆 10 克。水煎取汁加红糖内服。

6. 胆囊炎：南柴胡全草 9 ～ 15 克、黄芩 15 克、姜半夏 9 克、木香 9 克、生大黄 9 克、郁金 15 克、板蓝根 30 克、金银花 15 克、连翘 9 克。水煎服。

7. 慢性胆囊炎：仙人球、五爪金龙、山栀子、山菠萝各 10 克。煎水服，每日 1 剂，分 3 次服。

六、泌尿系统疾病

蒸虷病 / ipc zeiv gorm（水肿）

1. 水肿：车前子 60 克、六耳铃 10 克、天星木 6 克、毛冬青 4 克。水煎代茶饮。

2. 水肿：华石龙尾 15 克、露兜簕 15 克、土常山根 15 克、谷沙藤茎 30 克。水煎服。

3. 水肿：桑白皮 15 克、甘草 15 克、陈皮 15 克、姜皮 15 克、茯苓皮 23 克。水煎服。

4. 肾炎水肿：黑钻 20 克、过塘藕 20 克、益母草 15 克、络石藤 15 克、六月雪 15 克、车前草 15 克、石苇 15 克、白纸扇 15 克。水煎内服。

5. 肾炎水肿：绿九牛 15 克、白面风 15 克、车前草 20 克、草薢 30 克、茯苓 20 克、泽泻 15 克、黄芪 20 克。水煎内服。

6. 肾炎水肿：叶下珠 20 克、白茅根 20 克、车前草 20 克、葫芦茶 20 克、桑白皮 15 克。水煎内服。

7. 肾炎：石油菜 20 克、透骨消 10 克、海金沙 10 克、马蹄金 10 克、小叶满天星 10 克。水煎内服。

8. 肾炎：土牛膝、金钱草、车前草、一点红、雪梨、大叶酢浆草各 10 克。煎水服，每日 1 剂，分三次服，七剂为 1 个疗程。

9. 慢性肾炎：白面风 20 克、石油菜 20 克、老头姜 10 克、白茅根 30 克、山菠萝 13 克、薏米 20 克。水煎内服。

10. 慢性肾炎：叶下珠 15 克（研末）、猪腰 1 只。将叶下珠纳入切开大口的猪腰内，然后用绳子扎好猪腰，炖服。

11. 慢性肾炎：黄皮树寄生 9 克、麻风草根 9 克、犁头草 9 克、假砂仁（艳山姜）6 克、两面针 6 克。水煎内服。

12. 慢性肾炎：石油菜 30 克、蔓性千斤拔 30 克、车前草 20 克。水煎内服。

涕化毋通 /wiez nqaiv mxtong（小便不利）

1. 小便不利：蓝九牛 20 克、车前草 15 克、过塘藕 15 克、络石藤 15 克、白纸扇 15 克。水煎内服。

2. 大小便不通：十大功劳 10 克、藤黄连 10 克、大木通 10 克、九龙胆 10 克。水煎内服。

3. 尿闭：水红木 15 克、木贼 15 克、车前草 15 克、老鸦酸 15 克、小薜荔藤 15 克。水煎内服，尿路结石加穿破石 24 克。

4. 尿闭：铜锤玉带草适量捣烂，以洗米水浸泡取汁内服。

化禅 /wieh siqv（尿血）

1. 尿血：白九牛 20 克、车前草 30 克、络石藤 15 克、石苇 20 克、白纸扇 20 克。水煎内服。

2. 尿血：红鸡冠花 30 克、透骨消 30 克、苏木 15 克。水煎，每日 1 剂，分 3 次服。

3. 血尿：茅根 60 克、地胆头 50 克。水煎冲白糖服。

4. 尿血、便血：猪殃殃 30 克、茅根 30 克、仙鹤草 15 克，水煎服。

架闷 /gaaiv mun（肾虚腰疼）

1.肾虚腰痛：地钻30克、红九牛15克、五加皮15克、九层楼15克、猪脊骨100克。水煎服。

2.肾虚腰痛：独脚风20克、红九牛10克、地钻10克、牛大力20克、补骨脂10克、黄花倒水莲20克。配猪尾巴煎服。

3.肾虚腰痛：九季风20克、红九牛10克、白钻20克、血党15克、狗脊20克、白背风15克、红牛七15克、五爪风15克、杉树寄生20克。水煎内服。

4.肾亏腰痛：千斤拔10克、牛大力10克、马尾蕨10克、马连鞍10克、杜仲10克、草鞋根10克。水煎内服。

5.肾虚腰痛：块根紫金牛根、米酒各适量。按块根紫金牛根200克浸米酒500毫升的比例，浸半个月后可用，每次饮10～20毫升，一天三次。

忌化出 /louc zing（遗精）

1.遗精：桃金娘果、猪肉适量。加水适量炖汤，一天分三次服。

2.遗精：过塘藕（鲜品）500克。捣烂取汁，加白糖调匀服。

3.遗精：桑螵蛸4个、杉木浆15克。水煎内服。

忌豪 /gaix mx ngaengc（阳痿）

1.阳痿：顶天柱10克、石南藤12克、千斤拔20克、红杜仲15克、牛大力20克、巴戟10克、仙茅12克、梨果榕20克、黄花倒水莲15克、狗鞭10克。水煎至450毫升，分3次温服；或泡酒服。

2.阳痿：顶天柱10克、石南藤12克、千斤拔20克、红杜仲15克、牛大力20克、巴戟10克、仙茅12克、梨果榕20克、黄花倒水莲15克、狗鞭10克。水煎至450毫升，分3次温服；或泡酒服。

3.阳痿：益母姜 30 克、鸡肉适量。加水适量炖汤，一天分两次服。

记学流精 /liouh baeqc（前列腺炎）

前列腺炎：痰火草 20 克、一枝黄花、金丝草 15 克、车前草 15 克。水煎服。

淋证

1.尿路感染：五指风 20 克、车前草 30 克、白茅根 20 克、雷公根 20 克、海金沙藤 20 克。水煎内服。

2.尿道炎：苦木树皮 20 克。捣烂泡开水当茶饮。

3.尿道炎：千斤拔 15 克、牛尾菜 15 克、木蝴蝶 10 克、白纸扇 20 克、金钱草 15 克、海金沙藤 10 克、雷公根 20 克、猪肚木 20 克、白饭木 20 克、大蓟 20 克、小蓟 10 克、穿心草 15 克、柴胡 15 克。水煎至 450 毫升，分 3 次温服。

4.尿路感染：钻地风 10 克、车前草 10 克、野六谷 10 克、金钱风 15 克、小过路黄 10 克。水煎内服。

化窖结球 /weih gaauv gitv mbaengx（泌尿系结石）

1.尿路结石：山茨菇 9～15 克、穿破石 30 克。水煎内服。

2.尿路结石：钻地风 20 克、金钱风 15 克、海金沙草 20 克、穿破石 15 克、积雪草 20 克、肾茶 20 克、鸭内金 6 克。煎水内服。

3.尿路结石：刺手风 15 克、穿破石 20 克、海金沙草 30 克、车前草 20 克、金线风 15 克。水煎内服。

4.尿路结石：刺手风 15 克、络石藤 15 克、车前草 20 克、牛膝 20 克、过塘藕 15 克、黄龙退壳 15 克。水煎内服。

5. 尿路结石: 红拦路蛇根、穿破石、白茅根、金钱草各 15 ～ 30 克。水煎当茶饮,每日 1 剂。

风敌病 /buerngh kiex mun (风湿病)

1. 风湿痹症: 入山虎 10 克、大钻 15 克、鸡血藤 15 克、血风藤 15 克、九节风 15 克、槟榔钻 15 克、走马胎 15 克。水煎内服。

2. 风湿痹痛: 下山虎 50 克、麻骨风 50 克、银花藤 50 克、九节风 60 克、尖山橙 30 克。水煎外洗。

3. 风湿痹痛: 串连珠、五加皮、海桐皮、海风藤适量。水煎冲酒服。

4. 风湿痛: 断肠草老藤 (制) 适量。点燃隔纸灸患处,直到有舒适感为度,每日 1 ～ 2 次。

5. 风湿痛: 大叶千斤拔 30 克、庇堆蕨 15 克、毛杜仲藤 10 克。配猪尾巴一条炖服。

6. 风湿痛: 小节风、穿破石、麻骨风、两面针、血藤、松筋草、鸭脚木、金毛狗各 20 克。药物浸酒适量内服外搽。

7. 风湿性关节炎: 穿破石、金毛狗脊、龙骨风、上山虎鲜品适量。部分水煎服,部分捣烂敷患处,每日 1 剂。

8. 风湿性关节炎: 爬山虎、石吊兰各 30 克。炖猪脚尖服。

9. 风湿性关节炎: 红蓼 30 克、常春藤 15 克。水煎服,药渣复煎外洗或捣烂敷患处。

10. 风湿性关节炎: 五爪龙 15 克、过江龙 18 克、牛尾蕨 15 克、红牛膝 18 克、壮骨风 18 克。加水煎熬成浓汁后炖猪肉,分 2 次服食,每日 1 剂。

11. 风湿关节炎: 小肠风 10 克、九节风 15 克、络石藤 15 克、麻骨风 15 克、威灵仙 10 克、三叉苦 15 克、入山虎 6 克。水煎内服。

第二节　外科方剂

独哽瘰或泡颈病 /butv beuh（瘿病）

1. 地方性甲状腺肿。野荞麦全草 100 克。水煎当茶饮。

2. 单纯性甲状腺肿大：玄参 20 克、七叶一枝花 10 克、白芍 15 克、山豆根 9 克、龙胆草 6 克、狗肝菜 15 克、淡竹根 15 克、生地 10 克。水煎服。

3. 单纯性甲状腺肿大：淫羊藿 15 克、夏枯草 20 克、水蚕根 15 克、海藻 15 克、昆布 10 克、丹参 15 克、白芥子 10 克、旱莲草 20 克、当归藤 10 克、小发散 15 克。水煎服。

4. 单纯性甲状腺肿大：野荞麦 30 克、海藻 15 克、昆布 15 克、刘寄奴 30 克。水煎，分 2 次服，每天 1 剂。

5. 甲状腺功能亢进：野荞麦全草 30 克、海藻 15 克、昆布 15 克、公鸡喉管 1 条。水煎，每日 1 剂，分 3 次服。

寺勤病 /gaangh kun hnaeng（痔疮）

1. 痔疮出血：七爪风 20 克、酸藤根 20 克、金樱根 20 克、地榆 15 克、白背桐 15 克、铁苋菜 10 克。水煎内服。

2. 痔疮：木鳖子适量。以陈醋磨汁涂患处。

3. 痔疮：鲜紫背金牛 25 克、鲜鱼腥草 15 克。捣烂，用消毒纱布包如指头大小，长约 2 厘米，外蘸润滑油或蓖麻油，待排便后塞入肛门内，以超过患处 2～3 厘米为宜。每次排便后另换新药。

4. 痔疮：木槿花 15 克、地榆 15 克、槐花 9 克。水煎服。

5. 内痔出血，大便疼痛难忍：马鞭草全草 100 克、刺苋根 100 克。水煎代茶饮，每日 1 剂，连服 5 剂。

等勤扭解 /gaangh kuv hnaeng（脱肛）

1. 脱肛：苎麻根适量。捣烂，煎水熏洗患处。

2. 脱肛：刺苋菜全草 60 克、瘦猪肉适量。水煎，一天分 3 次服。

3. 脱肛：杜仲、夜关门各 10 克，猪大肠适量。炖服，每日 1 剂。

4. 脱肛：石榴皮、老枣树皮各 10 克，明矾 5 克。水 300 毫升煎至 200 毫升，趁温热用脱脂棉签沾水洗患部，每日 2 ～ 3 次，连洗 3 ～ 5 日。

5. 脱肛：地桃花、红蓖麻根、毛杜仲藤、红背山麻杆、地榆各 15 克。水煎服。

羞虷 /gaangh mun（肠痛）

1. 阑尾炎：槟榔钻 20 克、紫花地丁 15 克、马齿苋 20 克、败酱草 20 克、马莲鞍 13 克、元胡 15 克、九层皮 13 克、金银花 15 克、厚朴 10 克。水煎内服。

2. 阑尾炎：九节风 30 克、鬼针草 30 克、木芙蓉 20 克。水煎内服。

3. 急性阑尾炎：白花蛇舌草、一点红、鬼针草各 50 克，人山虎 10 克。水煎服，每日 1 剂。

4. 急性阑尾炎：犁头草 30 克、槟榔钻 15 克。水煎服。

5. 急性阑尾炎：猪殃殃鲜品 90 克。水煎服。

记学胀 /gaangh dorn ndortv（疝气）

1. 疝气：巴戟天 15 克、葫芦巴 6 克、川楝子 6 克、茴香 6 克、吴萸 4 克。共研末，酒糊为丸，每次服 9 克，每日 2 ～ 3 次。

2.疝气：龙眼核4粒，荔枝核2粒，柚子核15粒。焙干共研末，分两次开水冲服，每日1剂。

3.疝气：刀豆种子研末。每次用4.5克，开水冲服。

帮透损伤 /ndormqc mborpv cung（跌打损伤）

1.跌打损伤：鲜上山虎皮10克、活血丹50克。共打烂，外敷患处。

2.跌打损伤：黄九牛50克、透骨消50克、佩兰30克、白九牛50克、九节风50克、上山虎30克、白背风30克、铁罗伞50克。水煎外洗外泡患处。

3.跌打肿痛：野牡丹叶适量。捣烂调酒敷患处。

4.跌打损伤：麻骨钻30克、入山虎30克、猛老虎15克、毛老虎15克、鸭仔风30克、过山风30克。浸酒外擦。

5.外伤出血：京柿、天竺黄、桑寄生、血竭、乳香、姜炭、象皮炭各适量。研末敷患处。

6.外伤出血：海金沙藤、马鞭草、锯齿木皮各适量。药物捣烂外敷，每日换药。

刀枪伤 /cung butv nongc

1.刀伤：杏香兔儿风适量。捣烂外敷患处。

2.枪伤：石旱菜、白饭木、大小鸟不站、白蜡树、盐肤、木二层皮、玉叶金花、酢浆草、土狗、推车虫各适量。共捣烂敷患处。

3.枪伤：芭蕉心、石旱菜、酢浆草、芥菜子、棕叶根苗、小鸟不站。共捣烂敷患处。

导浦伤 /uom douz hluqv cung（水火烫伤）

1.水烫伤：佛甲草适量。捣烂外敷。

2. 烧烫伤：黄柏皮、岩黄连适量。煎水待冷后洗患处。

3. 火烫伤：救必应 30 克、大黄 30 克、荞麦 15 克。共研末，用金银花煎水调匀涂患处。

松脱 /mbungv nauv（骨折）

1. 骨折：麻骨钻皮、上山虎皮、大钻皮、大接骨风叶、九节风皮各适量。捣烂调酒外敷或浸酒外擦。

2. 骨折、跌打损伤：大接骨风 50 克、接骨木 50 克、麻骨风 30 克、九节风 30 克、大红钻 50 克、钻地风 30 克、大黄 30 克、山枝子 30 克。共打粉调酒外敷或浸酒外擦。

3. 骨折、跌打损伤：细接骨风、大叶半边莲、九节风各适量。捣烂调酒外敷。

4. 骨折：细接骨风鲜叶 50 ～ 100 克、水蛭粉 30 克、杉木炭 50 克、白糖 50 克。捣碎，骨折复位固定后外敷患处。

5. 骨折：细辛、金耳环、大凉伞、小凉伞、透骨消、两面针、下山虎、小驳骨、榕树枝嫩皮、葫芦茶各适量。捣烂炒热外敷，并用上药浸酒内服。

6. 骨折：接骨丹叶、肿节风全草、骨碎补全草各适量（均鲜品）捣烂，复位后外敷患处，每天换药一次。

7. 骨折：大钻、假黄藤、汉桃叶、透骨消、软筋藤、一支箭各适量（均鲜品）。共捣烂，加三花酒少许炒热，复位夹板固定后敷患处，每三日换药一次。

能甲的 /naang ngaatc cung（蛇咬伤）

1. 蛇咬伤：五层风 30 克、过山风 50 克、南蛇风 50 克、半枝莲 20 克、扛板归 20 克，水煎外洗。

2. 毒蛇咬伤：树蜈蚣、青龙、草龙、大小半边莲、倒水莲各适量。煎水洗患处。

3. 毒蛇咬伤：大力王、一枝黄花各 100 ～ 150 克，糯米 15 克。鲜药和糯米一起捣烂外搽 5 天。

4.毒蛇咬伤：搜山虎果 15 克、护心胆 3 克，水煎服。并用生大黄 30 克、生天南星 30 克、乌桕根 30 克、半夏 3 克、透骨消 3 克，捣烂敷伤口。

5.毒蛇咬伤：一支箭 10 ～ 15 克。水煎服，另取适量捣烂敷伤口周围。

6.毒蛇咬伤：大叶半枝莲 60 克。捣烂取汁冷开水冲服，药渣外敷。

梅点 /mueiz danx cung（蜂螫伤）

1.蜂螫伤：独脚莲、抬板救适量。取药与酒或醋等适量，磨成糊状外擦患处，每日数次即愈。

2.蜂螫伤：前胡莬适量。将药洗净配酒磨成糊状涂擦患处。

湿甲 /sapv ngaatc cung（蜈蚣咬伤）

1.蜈蚣咬伤：盐肤木、牛柑木、芒箕蕊各适量鲜品。共捣烂敷患处。

2.蜈蚣咬伤：飞天蜈蚣、慈姑各适量。捣烂糯米洗米水取汁一小杯内服，药渣外敷。

3.蜈蚣咬伤：金骨风嫩叶。捣烂敷咬伤处。

强卡的 /gaengh nyoc（蜘蛛咬伤）

1.蜘蛛咬伤：雷公根适量。捣烂，加公鸡唾液调匀敷患处，每日换药 1 次。

2.蜘蛛咬伤：蔓茎堇菜适量。配生盐少许捣烂敷患处。

嘟甲的 /naauz ngaatc cung（老鼠咬伤）

1. 老鼠咬伤：独脚莲、抬板救苑各 15 克，钻石弄 10 克。将药洗净，配醋适量，磨成糊状，外擦伤口，每日 5～10 次，连用 2～3 日可愈。

2. 老鼠咬伤：老鼠葛根苑适量。洗净晾干，配酒或醋适量，在粗碗磨成糊状，外擦伤口，每日 3～5 次，连用 2～3 日。

高甲的 /guv ngaatc cung（犬咬伤）

1. 狗咬伤：千金薄荷苑 25 克、干柑皮 20 克。水煎，每日 1 剂，分 3 次服，连服两剂后，每隔 7 天服韭菜汁 1 杯，连服 7～10 次。

2. 狗咬伤：万年青 10 株（50 克），老虎芽草 10 克。将万年青捣烂取汁；另用老虎芽草，加 3 匙温开水，与万年青汁混合，分 2 次服，每日 1 剂，连服 3 日。

3. 疯狗咬伤：草鞋根 30 克、一枝黄花 30 克、金不换 30 克。水煎，冲少量酒服。

外半发透 /cung butv nongc（伤口感染）

1. 伤口感染：熊胆木 50 克、苦参 30 克、三叉苦 50 克、扛板归 30 克、盐肤木 50 克、黄柏 30 克、白鲜皮 30 克、土茯苓 50 克、九里明 50 克、白花蛇舌草 50 克、十大功劳 50 克、穿心莲 50 克、苦李根 50 克、毛冬青 50 克。水煎至 4L，外洗局部。

2. 外伤感染：毛冬青树嫩叶、海金沙藤各适量。培干研细末，局部消毒后，药粉撒于创口上，再以棉垫胶布固定，每日 1 剂。

3. 手术后感染：毛冬青树嫩叶、海金沙藤各适量。焙干研粉末，局部清洗消毒后，将药粉撒入伤口，外加纱布沙垫胶布固定。

4. 术后感染：毛冬青 24 克、黑心姜 15 克、仙茅 15 克、穿心草 15 克、肿节风 15 克。以纱布包药塞入猪心内炖熟去渣，分两次服完。另用肿节风粉适量外撒或开水调匀敷患处。

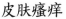

皮肤瘙痒

1.皮肤瘙痒：鸭脚风 50 克、盐肤木 50 克、九里明 50 克、苦李根 50 克、毛算盘 50 克、三叉苦 50 克。水煎外洗。

2.皮肤瘙痒：粘手风 100 克、苦参 50 克、毛冬青 100 克、熊胆木 50 克、刺手风 50 克。煎水适量外洗。

3.皮肤瘙痒：粘手风 100 克、臭牡丹 100 克、苦李根 100 克、熊胆木 100 克、盐肤木 100 克、扛板归 60 克。水煎外洗全身。

4.皮肤瘙痒：山苦荬 50 克、白癣皮 30 克、地肤子 30 克、百部 30 克、蛇床子 30 克、苦参 30 克。水煎外洗。

湿疹

1.湿疹：水浸风 50 克、苦李根 50 克、三叉苦 50 克、红背山麻杆 50 克、苦楝树皮 50 克。水煎外洗。

2.湿疹：毛算盘、蛇不过、大叶桉树叶、盐肤木、苦楝树叶、茵陈各适量。煎水外洗。

3.慢性湿疹：杠板归 100 克、苦李根 100 克、苦参 100 克、毛冬青 100 克。煎水外洗，每日 1 剂。

4.慢性湿疹：飞扬草 100 克、杨梅皮 100 克、苦参 100 克、穿心莲 100 克。煎水外洗。

荨麻疹

1.荨麻疹：鸡爪风 250 克、山黄麻 200 克、枫树叶 250 克。水煎全身外洗。

2.荨麻疹：粘手风、山黄麻、过墙风、南蛇风各适量。水煎外洗。

3.麻痧症：南蛇风 15 克、苎麻叶 15 克、百解 20 克、大青叶 20 克、白纸扇 20 克。水煎服。

带状疱疹

1. 带状疱疹：南蛇风、银花藤各适量水煎外洗。

2. 带状疱疹：一枝黄花、苦参、毛冬青、黄柏、盐肤木、杠板归各 100 克。加 10 克雄黄疗效更好，共煮水外洗。

3. 带状疱疹：山苦荬适量。捣烂外敷。

4. 带状疱疹：一枝黄花 20 克、龙胆草 15 克、连翘 15 克、生地 20 克、泽泻 15 克、车前草 15 克、山枝子 10 克、丹皮 10 克、木通 10 克。煎水服，每日 1 剂。

毋记暗恶 /ormh duqc（无名肿毒）

1. 无名肿毒：毛老虎根 30 克、九节风 50 克、金银花根 50 克、蒲公英 50 克、白花蛇舌草 50 克、假死风 50 克。水煎适量泡洗。

2. 无名肿毒：木芙蓉根皮、苦地胆、筋骨草各适量。共捣烂敷患处，每日 1 次。

3. 无名肿毒：天花粉、石蟾蜍、生半夏、生南星、山茨菇、防己各适量。与酒糟共捣烂敷患处。

4. 无名肿毒：乌蔹莓 60～90 克、生姜 1 块。捣烂，米酒 30 毫升调匀，绞汁热服取汗，药渣外敷患处，或全草熬膏外敷。

发恶锥 /butv zueih（大），butv faang（小）（痈疮）

1. 痈疮肿毒：过节风适量磨醋涂擦患处。

2. 疮疡：紫草、猪蹄甲、松香各 30 克，植物油 250 毫升。将紫草置植物油中煎沸 5 分钟后，去渣离火，再加松香溶化后，把已洗净焙干呈焦黄色的猪蹄甲粉放入搅拌均匀成膏；用时，常规清洗创面，药音摊涂于棉垫上贴患处固定，2～5 天换药 1 次。

3. 膝头痈：绿花崖豆藤、血藤叶、白背三七叶各适量。共捣烂敷患处。

4. 痈疮溃烂：大猪屎豆根适量。加生盐少许捣烂外敷。

5. 背花疮：花椒叶、牛耳枫叶、野芋头、三叉虎、黄葵、苣荬菜、樟脑、生酒糟各适量。共捣烂敷患处。

6. 烂头疮、皮肤湿疹：苦木叶适量。水煎外洗。

7. 疮疖：绣花针、猫爪刺根、红芙蓉、红薯藤苗、生盐各适量。共捣烂外敷患处，每日换药一次。

成堆疗 /butv zueih（大），butv faang（小）（疔疮）

1. 疔疮：鲜青天葵适量。捣烂取汁擦患处，每天 3 ～ 5 次。

2. 疔疮：木鳖子、七叶一枝花、白菊花叶各适量。共捣烂，用第二道洗米水调匀敷患处，每日 1 剂。

3. 指疔：蜈蚣三条焙干研粉、猪胆汁半杯。上药共调搽之即痊愈。

4. 蛇头疔：犁头草全草 30 克、铜锤玉带草全草 15 克、了哥王叶 12 克、生盐少许。捣烂敷患处，并经常用洗米水淋之，以保持药物湿润，每天换药 1 ～ 2 次。

追暗 /ormh duqc（疽）

1. 骨疽：仙人掌 120 克。捣烂，加生盐、酒调后煨热敷患处。

2. 骨疽：佛甲草适量，捣烂取汁。每服 30 毫升，药渣外敷伤口周围。

3. 骨疽：马勃适量。研粉，米醋适量调敷。

疥癣 /ormh duqc

1. 疥癣：羊角风 30 克、假烟叶 50 克、苦李根 50 克、飞扬草 50 克、熊胆木 50 克、猛老虎 50 克、鸡爪风 50 克。水煎外洗。

2. 疥癣：羊角风 50 克、追骨风 50 克、熊胆木 50 克、构树 50 克、苦李根 50 克。

水煎外洗。

3. 疥癣：鸡爪风根皮（生）适量。捣烂浸泡米醋外涂。

4. 疥疮肿毒：倒丁风 30 克、银花藤 30 克、一点红 30 克、白饭树 30 克、五色花 30 克、九里明 30 克。水煎外洗。

5. 体癣：大飞扬乳汁适量。涂患处。

嘟疬 /fah haqc（瘰疬）

1. 淋巴结结核：下延叶排草 15 克、白英 15 克。水煎服，每日 1 剂，另取上药各适量鲜品共捣烂敷患处，每日 1 次。

2. 淋巴结结核：生川乌 1000 克、雪上一枝蒿适量。将生川乌切碎，用 75% 酒精 500 毫升浸泡 10 天备用，雪上一枝蒿研粉备用，每 100 毫升川乌酒精加雪上一枝蒿 5 克调匀外涂患处，每日 3 ～ 5 次。

3. 淋巴结核：野猫豆、雄黄各适量。用三花酒磨浓汁涂患处。

4. 淋巴结核：绞股蓝 25 克、雷公藤 25 克、七叶一枝花 30 克。将药捣烂兑高度酒擦患部，每天 5 ～ 6 次，连用 1 ～ 5 周。

5. 淋巴结炎：珍珠菜鲜全草适量。捣敷。

 第三节 妇产科方剂

奴锥 /ngox mun（乳腺炎）

1. 乳腺炎：鬼针草全草适量。捣烂外敷患处，或挂在患者的蚊帐顶、房门上。或水煎服，水煎服每次 9 ～ 12 克，每日 3 次。

2.乳腺炎：罗汉果、金樱叶、银花叶各适量。共捣烂敷患处，每日 1 剂。

3.乳腺炎：犁头草 60 克，羊蹄草、金银花各 30 克，木通 9 克。水煎服，可加入适量白糖送服，每日 1 剂。

4.乳腺炎：鲜穿破石（根、茎、叶）150 ～ 250 克。水煎服，每日 3 次。或捣烂外敷患处，每日换药 1 次。

5.乳痈：鲜马鞭草 25 克、马齿苋 15 克、蒲公英 50 克，加黄酒 400 毫升、生姜 3 片。捣汁服少量，同时将药渣敷患处，随时可进行。

漓白过种 /guh nguaz mbupqc gorm（带下病）

1.带下病：金骨风 30 克、白背桐 20 克、翻白草 30 克、马莲鞍 13 克、海螵蛸 20 克、黄柏 10 克。水煎内服。

2.白带过多：白术 12 克、茯苓 12 克、猪苓 9 克、菖蒲 9 克、草薢 9 克、土茵陈 9 克、泽泻 6 克、甘草 6 克。水煎内服。

3.赤带：侧柏叶 15 克。水煎服。

4.白带过多：丝瓜络 1 个。水煎服。

5.白带过多：芒茅根 15 克、红背山麻杆 15 克。水煎服。

6.白浊：凤尾草 3 克、海金沙 15 克、野六谷根 15 克、车前草 15 克。煎水服，每日 1 剂。

7.白浊：铜锤玉带草鲜全草 30 克。捣烂，用第二次洗米水适量冲服。

8.白浊：大黄 1.5 克、牛黄 1.5 克、穿破石 15 克、琥珀 15 克。共研末，与鸡蛋清调为丸，每次适量，口服，每日 2 次。

等过硕虷 /guh nguaz mbupqc gorm 宫颈炎

1.宫颈炎：牛尾菜全草 60 克、木槿根 30 克、桃仁 15 克。水煎，一天分 3 次服。

宫颈炎：石菖蒲、前胡、二十六荡、过塘藕、白牡丹、六月雪、地桃花、杜仲各 10 克。水煎服，每日 1 剂。

2. 宫颈炎：红背桐 15 ～ 30 克。水煎服，每日 1 剂。另取鲜品捣烂取汁涂患处。

3. 宫颈炎：马鞭草、鱼腥草、一枝黄花各 15 克。水煎服。

4. 宫颈炎：白花蛇舌草 30 克，两面针、当归各 9 克，紫九牛、粗叶榕各 15 克。水煎服。

轶虱 /hah iem sitv（阴痒）

1. 阴痒：黄柏皮、小杨梅树皮各 150 克。水煎外洗患处，每日 1 剂。

2. 阴痒：长叶蒲公英、土黄连、灵香草、黄柏皮各 30 克。水煎外洗，每日 1 剂。

3. 阴痒：篇蓄 100 克、白矾 25 克。水煎乘热熏患处。

4. 阴痒：头花蓼 500 克。水煎，乘热气熏患部后坐浴。

5. 阴痒：细叶苦荬、阔叶十大功劳、黄柏、灵香草各 30 克。水煎乘热气熏洗后坐浴。

6. 外阴炎：熊胆木 100 克、皮蛇床子 100 克。煎水洗外阴，每日 3 次。

7. 阴道滴虫：细叶苦荬全草、阔叶十大功劳茎、灵香草全草、广西黄柏树皮各适量。水煎，坐盆 1 ～ 2 次，每天 1 剂。

欧闷等孕闷 / nziaamh jaan mun（痛经）

1. 痛经：入山虎 6 克、血党 10 克、香附子 15 克、茜草根 10 克、益母草 10 克。水煎内服。

2. 痛经：保暖风 20 克、鸡血藤 20 克、血风藤 15 克、当归藤 15 克、血党 15 克、茜草根 15 克。水煎内服。

3. 痛经：当归、月月红、韭菜根、路边菊、一身保暖、血风各 10 克，生姜 3 片，米酒适量。配鸡肉或鸡蛋水煎服，每日 1 剂。

4.经前腹痛：黄骨风 15 克、当归藤 15 克、紫九牛 15 克、鸡血藤 15 克、香附子 15 克、入山虎 10 克、红丝线 10 克。水煎内服。

5.痛经：鸡血藤 30 克、豆豉姜 15 克、两面针 9 克、生地 12 克、益母草 12 克、金樱根 12 克。水煎内服。

毌埋等孕透 / nziaamh jaan mx tong（闭经）

1.闭经腹痛：槟榔钻 20 克、紫九牛 20 克、鸡血藤 30 克、入山虎 6 克、红丝线 15 克、当归藤 20 克、牛膝 20 克、桃仁 10 克、甘草 6 克。水煎内服。

2.闭经：钻地风 20 克、血党 20 克、茜草根 15 克、穿破石 15 克、牛膝 20 克、鸡血藤 20 克、藤当归 20 克。水煎内服。

3.闭经：虎杖、桃树根、马鞭草、水泽兰、满山红各 15 克。煎水冲酒服，每日 1 剂。

4.闭经：绣花针、映山红、泽兰、黄花倒水莲各适量。水煎内服。

5.闭经：金樱子 250 克、黄钻 1000 克、黄花倒水莲 1000 克。浓煎，每次服 30 毫升，每日 2 次。

倒丽吗 /guh nguaz mbupqc gorm（倒经）

1.倒经：伏龙肝 60 克、鹅不食草 15 克。水煎，冲米醋适量服，每日 1 剂。

2.倒经：卷柏全草 30 克、藕节 25 克、栀子果实 15 克。水煎服。

3.倒经：铁包金 45 克、仙鹤草 45 克。水煎内服。

4.功能性子宫出血：鬼刺风 10 克、羊开口 20 克、地榆 10 克、穿骨风 20 克、当归藤 20 克、红九牛 10 克、白背桐 10 克。水煎内服。

5.功能性子宫出血：鬼刺风 25 克、五指牛奶 25 克、杜仲 15 克、红毛毡 25 克、仙鹤草 30 克。水煎内服。

等孕身毋抵 /nziaamh jaan mx zunv（月经不调）

1. 月经不调：当归藤 15 克、血党 10 克、香附子 10 克、小钻 10 克、九层风 10 克。水煎内服。

2. 月经不调：小钻 10 克、月月红 6 克、当归藤 15 克、益母草 10 克、过墙风 10 克、九层风 10 克、紫九牛 10 克。水煎内服。

3. 月经不调：走马风 10 克、益母草 10 克、香附子 10 克、小钻 10 克、当归藤 15 克、血党 10 克、月季花 10 克。水煎内服。

4. 月经不调：回头青子、野山楂、月月红根、夺夺艾、麻拐草、紫苏、土牛膝、土当归、臭牡丹各适量。加水煎熬成浓汁煮鸡肉或猪蹄服食，每日 2～3 次。

5. 月经不调：三钱三 3 克、一把锁（红）10 克、黄皮果 10 克、搜山虎 10 克、夜关门 10 克，共加水煎熬成浓汁兑烧酒服食，每日 2～3 次。

6. 月经不调、闭经：牛膝风 30 克、红络风 15 克、益母草 20 克、路路通 20 克、五爪风 20 克、月季花 15 克、九层风 20 克。水煎内服。

7. 月经不调：一身保暖、月月红、韭菜根、走马风、马尾蕨各 10 克，胡椒 5 粒，生姜 3 片，鸡蛋 2 个。于月经即将干净时水煎服，每日 1 剂。

8. 月经过多：野牡丹 30 克、地榆 30 克、红毛毡 30 克。水煎服。

欧闷等孕豪 /nziaamh jaan mbaang（崩漏）

1. 血崩：土砂仁根 15 克、红藤 15 克、尖山橙 15 克。水煎内服。

2. 血崩：头发灰、棕榈灰、荷叶各适量。水煎兑酒服。

3. 血崩：当归藤 30 克、黄芪 50 克、土党参 50 克、鸡肉去皮 150 克。上药共炒转黄色煮水服。

4. 血崩：金花果 15 克、卷柏 10 克、干姜 10 克、生蒲黄 12 克。共炒成炭研粉末冲黄酒适量服。

5. 血崩：旱莲草 15 克、红毛毡 10 克、益母草 15 克、山栀根 15 克、地榆 10 克、莲藕叶 10 克、棕榈根 10 克。水煎服。

6. 崩漏：红顶风 15 克、酸吉风 15 克、酢浆草 10 克、地榆 15 克、红天葵 5 克。水煎内服。

癥瘕

1. 癥瘕：黄花倒水莲全株。捣烂调酒糟敷患处，用药前先火灸患处。

2. 癥瘕：藤黄连 30 克，乳香、没药、延葫索（醋炒）、吴茱、姜各 6 克，小茴香 15 克。共为末，每次服 9 克、米酒冲服。

难养 /toi mx njec（难产）

1. 难产：酢浆草适量。水煎服，并用药渣捣烂敷两脚心。

2. 难产：白鸠仙、马鞭草、酢浆草各适量。用法捣烂冲开水服。

3. 滞产：红心大柑叶、犁头草、凤尾草各适量。水煎内服。

4. 难产：鲜杠板归适量。加少许水捣烂取汁，沿双侧第二足趾根擦一圈，药渣敷膝盖 10～15 分钟，胎儿娩出即去药。

5. 难产：麻油 1 小杯、黄酒 2 小杯，蜂蜜、艾汁各半杯。共调匀顿服。

胎提毋下 /daic toi（胎死不下）

1. 死胎不下：鲜饿蚂蟥 50～100 克。水煎服，若 2 小时后仍不下者，再服。

2. 死胎不下：急性子、冬奏子各 2 克、菟丝子 0.6 克、巴豆 1/3 粒。研细末，调少许茶油顿服。

3. 死胎不下：黄花母 120～150 克。煎水熏洗阴部，每次约半小时，每日 1～3 次。

等半毋下 /muih mx njec（胞衣不下）

1. 胞衣不下：红花 15 克、苏木 15 克。陈酒煎服。

2. 胎盘不下：小槐花 30 克。水煎服。

3. 胎盘不下：黄葵根 30 克、上山虎 30 克、穿山甲炮甲 15 克。水煎服。

4. 胎盘不下：蓖麻子 1 粒、马豆 1 粒、麝香 0.3 克。共捣烂敷脐部及双涌泉穴，胎盘下后去药。

拉后扭闷 /guh nhuaz sa（产后腹痛）

1. 产后腹痛：大红钻 10 克、山苍子根 10 克、走血风 10 克、香附子 10 克、小散骨风 10 克。水煎内服。

2. 产后腹痛：走血风 20 克、山苍根 10 克、来角风 10 克、小钻 10 克、益母草 10 克。水煎服。

3. 产后瘀滞腹痛：竹叶风 15 克、泽兰 15 克、黑老虎 20 克、香附 20 克、九层风 15 克、白钻 15 克、十八症 10 克。水煎内服。

4. 产后腹痛：益母草鲜品 60 克、鸡血藤 30 克。配鸡蛋煎服。

5. 产后腹痛：独脚风 15 克，千斤拔、走马风、双钩钻、水牛奶各 10 克，香附子、益母草各 15 克。配猪骨头炖服，每日 1 剂。

6. 产后腹痛：鲜姜黄适量。捣烂，调酒敷肚脐，冷天热敷。

产后缺乳

1. 产后乳汁不足：五爪风 20 克、王不留行 15 克、当归藤 20 克、十全大补 15 克。水煎内服。

2. 产后乳汁不足：五爪风 20 克、刺瓜 20 克、广王不留行 10 克、土党参 15 克、黄豆 100 克。猪蹄适量煎服。

3.产后缺乳：鹧鹰风茎髓 6 克、王不留行 10 克、黄芪 60 克、当归 30 克、桔梗 12 克、麦冬 15 克、猪前蹄爪 2 个、本地黄豆 50 克。共炖服。

4.产后乳道不通：大白背风 20 克、王不留行 10 克、鹧鹰风 10 克、路路通 20 克、当归藤 15 克、五爪风 20 克。水煎内服。

产后恶露不尽

1.恶露不绝：暖骨风 10 克、五指毛桃 20 克、黄花倒水莲 15 克、红毛毡 20 克、仙鹤草 20 克、杜仲 15 克、金樱肉 20 克。与鸡肉炖内服。

2.产后恶露过多：保暖风 10 克、红背菜 10 克、茜草 10 克。水煎取汁煮鸡蛋服。

3.产后恶露过多：骨碎补 30 克、益母草 30 克、凤尾草 60 克。水煎，一天分 3 次冲米酒适量服。

拉后禅毋停 /caanv huz liouc nziaamv mx dingh（产后流血过多）

1.产后流血不止：蒲黄 10 克。米酒煎服。

2.产后流血不止：石猴子 12 克、红背娘 12 克、一身保暖 12 克、韭菜根 12 克、走马风 12 克、老姜 3 片。水煎取汁煮鸡蛋服。

3.产后流血过多：姜三七根茎 30 克。水煎，每日 1 剂，分 3 次服。

4.产后贫血：五加皮、牛大力、红姜、十全大补、土党参、罗汉果各 6 克。配瘦猪肉煎服，每日 1 剂。

5.产后贫血：红毛毡、玉竹各 15 克，鸡血藤 10 克、粗叶榕 15 克。水煎服。

拉后松闷 /caanv huz buerng（产后骨痛）

1.产后骨痛：枫木叶、五指风、牛耳枫各适量。水煎洗澡。产后骨痛：穿破石

15 克、豆豉姜 15 克、半枫荷 30 克、五指牛奶 30 克、牛大力 30 克、鸡血藤 30 克、枫木寄生 9 克。水煎内服。

2.产后骨痛：燕子尾根 30 克、黑心姜 15 克、米酒适量，猪脚 1 只。炖服，每日 1 剂。

3.产后骨痛：走血风、半枫荷、九样风、当归尾、大力王、九节菖蒲、假冬青各适量。水煎服，每日 1 剂。

拉后风 /caanv huz buerng（产后风）

1.产后风：黑老虎 20 克、小钻 15 克、保暖风 20 克、紫九牛 15 克、地钻 20 克、牛大力 20 克、鸡仔莲 20 克、五爪风 20 克。水煎内服。

2.产后风：铜钻 50 克、黑钻 50 克、小散骨风 50 克、鸭仔风 100 克、下山虎 50 克、麻骨风 50 克、鹰爪风 50 克、牛耳风 100 克。水煎外洗全身。

3.产后风湿：藤当归、独脚风、五加皮、小马胎、牛大力、五指牛奶、马鞭草各 12 克。水煎服，每日 1 剂，早晚各服 1 次。

4.产后风：红铁树 10 克、红牡丹 10 克、小马胎 10 克、麻骨风 10 克、糯米风 10 克。水煎服，每日 1 剂。亦可加大剂量水煎外洗。

5.产后风：菖蒲、大小钻、四方钻、独脚风叶、白纸扇、穿破石、刺鸭脚木、松筋藤各适量。水煎外洗，每两日一剂。

拉后阿黄 /caanv huz hei（产后虚弱）

1.产后虚弱：保暖风 30 克、十全大补 30 克、五爪风 30 克。与鸡肉炖吃肉喝汤。

2.病后或产后虚弱：黄花倒水莲全株 100 克、鸡肉适量。加水适量炖汤，一天分 3 次服。

3.产后虚弱、面色萎黄：地胆草全草适量。每天取 30 克同鸡肉或瘦猪肉适量炖汤，一天分 2 次饮服。

4.身体虚弱或产后虚弱：水罗伞根 60 克、瘦猪肉或鸡肉适量。加水适量炖汤，一天分 3 次服。

5.产后虚弱：红牛膝、黄花吊水莲、铜钻、红凉伞、饿蚂蟥、五指牛奶、走马胎、箭杆风各 10 克。配瘦猪肉炖服。

拉后保健 /goux sin（产后保健）

1.产后保健浴：小散骨风 100 克、鸭仔风 100 克、紫九牛 100 克、下山虎 50 克、走血风 100 克、来角风 50 克、牛耳风 100 克。水煎泡浴。

2.产后肢体麻木：九层风 30 克、十全大补 20 克、牛大力 20 克、五爪风 15 克、鸡仔莲 30 克。与猪脚炖，吃肉喝汤。

3.产后康复：飞龙掌血、山胡椒、大发散、黑节风、血藤、小牛奶、五爪金龙、土当归、大钻、土党参、九节风各 10 克。配猪脚炖服。

4.产前产后保健：十八症 15 克、倒水莲 15 克、红云草 15 克。配鸡肉水煎服。

5.产后康复：千斤拔、过山龙、鬼点灯各 15 克，白背桐、钩藤、杜仲、百草霜各 10 克。配鸡肉煲服。

毋走身 /mx yaangh sin（不孕）

1.不孕症：暖骨风 10 克、韭菜子 10 克、血党 10 克、黄花倒水莲 15 克、当归藤 20 克。水煎内服。

2.不孕症：十八症 15 克、山毛蒌 10 克、鸡肠风 10 克、罗汉羌 10 克、鸡血藤 15 克、鹿角霜 15 克、当归 15 克、血风藤 15 克、黄芪 30 克、紫石英 30 克。醋炼研粉冲服（每次 6 克），猪骨头 50 克同炖服。

3.不孕症：鬼灯笼根 15 克、红杜仲 15 克、土党参 20 克、五加虎 15 克、盘龙参 10 克、山萆薢 20 克、细叶铺地毡 10 克。水煎服。

4. 不孕症: 生地 30 克、枸杞子 10 克、十八症 10 克、独脚风 10 克、五指牛奶 20 克、红药 10 克、九牛人石 10 克。水煎服。

5. 不孕症: 夏枯草 20 克、鸡屎藤根 15 克、少年红 15 克、淫羊藿 15 克、牛舌菜根 20 克、独脚风 10 克、朝天罐 20 克、红牡丹根 15 克。水煎服。

6. 不孕症: 独脚风 15 克、苏木 10 克、血竭 3 克、透骨消 15 克、枧树果 10 克、益母草花 10 克、淫羊藿 15 克、甘草 6 克、蚂蟥七 10 克。水煎冲适量黄酒服。

7. 不孕症: 牡丹皮 15 克、旱莲草 30 克、黄精 10 克、刺鸭脚木 15 克、九肝菜 10 克、牛尾菜根 20 克、甘草 5 克、桑寄生 15 克。水煎服。

等耐佳坳 /mbaang toi（流产）

1. 引产: 水蛭 2 条。水煎服, 同时用红蓖麻叶捣烂敷涌泉穴。

2. 引产: 黄芪 12 克、生龟板 24 克、全当归 30 克、川芎 12 克、血余炭 3 克（冲服）。水煎顿服。

3. 习惯性流产: 桑寄生 15 克、土杜仲 15 克、铺地稔 30 克。水煎内服。

4. 堕胎: 大钻藤 10 克、酢浆草 10 克、倒刺草 10 克、山胡椒根 10 克、海桐皮 10 克。水煎内服。

5. 习惯性流产: 苎麻根 60 克、鸡蛋两只。加水适量煮汤服。

6. 习惯性流产: 莲肉糯 30 克、米苎麻根 30 克。水煎内服。

7. 习惯性流产: 地菍全草 30 克、白背桐根 30 克。水煎当茶饮。

欧闷雅摄毋光 /mienh sieqv hei（妇女神经衰弱）

1. 妇女神经衰弱: 白背桐、土党参、七叶一枝花、穿破石、黄花吊水莲、走马胎、血藤、马驳草、甘草各 15 克。配瘦猪肉煎服, 另用上药泡酒, 每日睡前服 20 毫升, 连服 4 天。

2.妇女神经衰弱：鸡血藤 50 克、血风 30 克、党参 30 克。水煎，分 2 次服，每天 1 剂。

3.妇女神经衰弱：灵芝、首乌、桂圆肉各 30 克。水煎，取汁冲红糖服，每天 1 剂。

4.妇女神经衰弱：长序缬草 60 克、五味子 6 克、合欢皮 6 克。米酒 500 毫升浸泡 15 天后备用。每次服 10 毫升，每日 3 次。

5.更年期综合征：当归 10 克、川芎 10 克、白芷 10 克、白苟 10 克、茯神 10 克、郁金 10 克、合欢皮 10 克、酸枣 10 克、绞股蓝 10 克、吊水连 20 克。水煎服，每日 3 次。

第四节 儿科方剂

成犸留 /guh nguaz guiez gormv（小儿疳积）

1.小儿疳积：鹅不食草 10 克、独脚金 10 克、蛤蚧（人工养殖）1 只，瘦猪肉 50 克。蒸服，每日 1 剂，连服十剂。

2.小儿疳积：鬼针草全草 50 克。切碎蒸猪肝或瘦猪肉服。

3.小儿疳积：肾蕨块茎 10 克、青蛙 1 只、瘦猪肉适量。青蛙除净内脏，同肾蕨块茎、瘦猪肉共剁成肉饼，一天分 2～3 次服。

4.小儿疳积：五指牛奶 4 克、酸藤根 4 克、瘦猪肉 30 克。水煎服。

5.小儿疳积：一身保暖 5 克、大田基黄 10 克、水田七 3 克、山栀根 10 克、笔套草 10 克、猪筒骨适量。共炖，加盐食之。

6.小儿疳积：葫芦茶 10 克、土人参 10 克、假花生 10 克、厚朴果 5 克、咳嗽草 10 克、七星鱼 1 条。共煎服。

7.小儿疳积：五指牛奶 5 克、钩藤 5 克、野山薯 10 克、天鹅抱蛋 10 克、猪筒骨适量。共炖服。

8.小儿疳积：叶下珠、独脚金、淮山、海螵蛸各适量。共研末，每次 2 克蒸瘦猪肉服，每日 2 次。

9. 小儿疳积：鲜马鞭草适量。搓烂，置火上烘烤，让患儿闻其气味，每日数次。

10. 小儿疳积：叶下珠 10 克、金钱草 10 克、小田基黄 10 克。水煎内服。

11. 疳积上眼：猴子姜 12 克、淮山 9 克、薏米 15 克、甘草 6 克。共研末，每次用 9 克与鸡肝蒸服，每日 1 次。

12. 疳积上眼：榕树嫩叶、猪肝、糖各适量。蒸服，每日 1 剂。

坳掩哮 /guh nguaz gingh buerng（小儿夜啼）

1. 小儿夜啼：艾绒、葱各适量。先用葱煎汤洗腹部，再用艾绒烘热熨脐腹 10 余次。

2. 小儿夜啼：苦竹叶芯 9 片，麦冬 10 克、生石膏粉 5 克、黄连 2 克。水煎服。

3. 小儿夜啼：蝉蜕 9 个、苦竹叶 9 片、茯神 6 克。水煎服。

4. 小儿夜啼：炒枣仁、柏子仁各 2 克、茯苓 3 克、白芍、甘草、当归各 1.5 克。用薄荷煎汤调服。

5. 小儿夜啼：蝉蜕 7 个、灯心草 1.5 克、大枣 3 枚。水煎服。

6. 小儿夜啼：灯心草 15 克。水煎服。

坳硬跤 /buerngh mau（小儿麻痹）

1. 小儿麻痹后遗症：绿九牛 5 克、小肠风 5 克、盐肤木 10 克、九龙钻 5 克、双钩钻 5 克、槟榔钻 5 克、四方钻 5 克、四季风 3 克。水煎内服。

2. 小儿麻痹后遗症：牛耳枫 12 克、当归藤 5 克、半枫荷 5 克、千斤拔 15～30 克、三叶鸡血藤 30 克。配猪骨头水煎服，每日 1 剂，一个月为一疗程。

3. 小儿麻痹后遗症：走马胎 6 克、油麻根 6 克、松筋藤 6 克、血藤 6 克、穿破石 6 克、千金草 1.5 克。水煎内服。

4. 小儿麻痹：血风、油麻根、松筋藤、黄钻、穿破石各 6 克，千金草 1.5 克。水煎服，每日 1 剂。

奶痨 /buqv hah hngiaauv（小儿哮喘）

1. 小儿哮喘：丁茄根 6～9 克、黄花倒水莲 10 克。猪瘦肉适量，水煎服。

2. 小儿哮喘：牛尾菜根、聚石斛各 15 克。猪瘦肉适量，水煎服。

3. 小儿哮喘：半边莲、天胡荽、过墙风各 10～15 克。水煎冲冰糖服。

百内虾 /hah luonh（百日咳）

1. 百日咳：鲜鱼腥草 30 克、水蜈蚣 15 克、鲜鹅不食草 10 克。水煎服，每日 1 剂。

2. 百日咳：大蒜 120 克。切碎，用冷开水 60 毫升泡 10 小时，去渣，加适量白糖。5 岁以上每次服 15 毫升，5 岁以下减半，每天 3 次。

3. 百日咳：黄樟果实 3～6 克。水煎服。

坳起风 /guh nguaz gingh buerng（小儿惊风）

1. 小儿高热风抽搐：急惊风 15 克、金银花 15 克、山栀子 10 克、双钩钻 15 克、白纸扇 15 克、钻地风 10 克。煎水内服。

2. 小儿惊风：急惊风、鹧鹰风、九节风各适量。水煎外洗。

3. 小儿惊风：急惊风 50 克、鹰爪风 50 克、鸭脚风 50 克、山芝麻 30 克、过墙风 50 克。煎水半桶，待药水温度适宜外洗全身，每日 1 剂。

4. 小儿惊风：钩藤、路边菊、饿蚂蟥、六谷根、黄花吊水莲各 6 克。煎水内服。

5. 小儿惊风：金鸡脚、虎耳草各 15 克。水煎，每日 1 剂，分 3 次服。

6. 小儿急惊风：双钩藤 3 克、防风草 3 克、薄荷 3 克、紫苏 3 克、车前草 3 克、蛇胆川贝末适量（冲服）。水煎每日 1 剂，内服。

7. 小儿慢惊风：路边菊、金锁匙、九龙胆、夜关门、细叶鼠曲草各适量。水煎内服。

小儿感冒发烧

1. 小儿发热：紫苏叶 10 张，豆豉 6 克、四季葱 5 克、生姜 1 片。水煎服，每日 1 剂。

2. 小儿发热：四季葱白、柑子叶、艾叶、姜各 15 克，酒饼 1 个。捣烂酒炒，布包擦头、身体、四肢。每次 5 ～ 10 分钟，每日数次。

3. 小儿高热虚脱：人参、土党参、土黄芪、麦冬、甘草。取水 150 毫升，用上药磨汁。若四肢厥冷者加磨制附片、干姜，急灌服。必要时半小时或 1 小时后再进一帖。

4. 小儿身热不退：鸡蛋 1 只，雄黄、四季葱各适量，银器 1 个。鸡蛋煎热，将雄黄、葱、银器包入蛋内，布包擦全身。

5. 小儿感冒发烧：五指风适量水煎外洗。

6. 小儿高热：狗肝菜、磨盘根各等量（鲜品）。共捣烂，开水泡服。

小儿咳嗽

1. 小儿咳嗽：鱼腥草、过墙风、细辛、龙骨风、板蓝根、石上桃各 9 克。水煎服，每日 1 剂。

2. 小儿支气管炎：鱼腥草 20 克、一点红 25 克。水煎服，每日 1 剂。

3. 小儿气管炎：女贞树皮 100 克或枝叶 150 克（鲜品加倍）。水煎，加糖适量，分 3 次服，10 天为 1 疗程，连服 2 个疗程。

4. 小儿气管炎：一枝黄花全草、酢浆草各 15 克，枇杷叶各 6 克。水煎服。

5. 小儿肺炎：马鞭草 5 克，满天星、车前草、枇杷叶、竹叶地桃花各 10 克。水煎服，每日 1 剂。

6. 小儿肺炎：五皮荆、萤火虫花、车前草各 5 克。加减：如发热不退加犁头草、半边莲各 5 克。水煎服，每日 1 剂。

7. 小儿肺炎：两面针 10 克、矮婆茶 20 克、臭牡丹根 10 克、瘦猪肉 3 ～ 7 小片。将药洗净切碎加水煎沸后，再放瘦猪肉、盐适量，煮熟猪肉后喝汤吃肉，每日 1 剂，分 3 次服。

喉豆疮 /zianhg hoh（小儿急性扁桃体炎）

1. 小儿急性扁桃体炎：千层纸 10 克、金果榄 15 ～ 30 克。每日 1 剂，水煎服。

2. 小儿急性扁桃体炎：金银花 15 ～ 30 克、蒲公英 15 ～ 30 克、青天葵 10 ～ 15 克、犁头草 15 ～ 30 克、野菊花 15 ～ 30 克、板蓝根 15 ～ 30 克。每日 1 剂，水煎服。

3. 小儿急性扁桃体炎：倒吊笔叶 9 克。水煎服。

4. 小儿急性扁桃体炎：裂叶秋海棠全草 30 克。捣烂调醋含咽服。

风痧 /ormh duqc（小儿风疹）

1. 小儿风疹：防风 10 克、牛蒡子 10 克、薄荷 6 克、荆芥 8 克、银花 10 克、蜂蜜适量。将上药共研为细末，以适量蜂蜜调成药饼贴于膻中穴（两乳之间）和神阙穴（肚脐处），用胶布固定，医者再用掌在火边烤暖、温手分别多次温暖脐部、膻中两处，也可以用热水袋温暖贴药部位。

2. 小儿风疹：蜂脱 10 克、荆芥 10 克、竹叶 8 克、蜂蜜适量。将药物研为细末，蜂蜜适量调成药饼，微加热，趁热外敷以上二穴，外用胶布固定。用药至病愈为止。

3. 小儿风疹：防风 8 克、升麻 6 克、荆芥 8 克、薄荷 5 克、野菊花 10 克、见风消 12 克、露蜂房 3 克、蝉蜕 3 只。水煎服。

4. 小儿风疹：鲜苦藻子 200 克。将药水煎 1500 毫升，先趁热蒸熏患处，至温时洗擦患处，每日熏洗 2 ～ 3 次，连用 2 ～ 3 日。

新坳散胆 /guh nguaz guiez fov（新生儿黄疸）

1. 新生儿黄疸：鲜满天星 15 克。捣烂，开水泡服，每日 1 剂。

2. 新生儿黄疸：旱莲草 10 克，路边菊、蓝靛根各 8 克。捣烂，开水泡服，每日 1 剂。如上身热下身冷加来角风 8 克，鱼腥草、三月泡各 6 克。

3. 新生儿黄疸：虎杖 250 克。水煎，内服少许，余药外洗全身。

坳扭胀 /guh nguaz buerngh kiex zungx（小儿臌胀）

1. 小儿臌胀：吴萸 6 克、皂角 10 克、熟鸡蛋白 1 个、生姜 5 片。前两味研末，与后两味混合捣烂，炒热，用纱布包好，趁热擦曲池、委中、太阳穴及脊背、胸腹。

2. 小儿臌胀：吴萸、鲜青蒿各适量。共捣烂敷脐部。

3. 小儿臌胀：闭鞘姜适量。捣烂，布色，敷于脐上。

4. 小儿臌胀：鲜假烟叶、吴萸各适量。共捣烂敷肚脐。

坳扭闷 /guh nguaz gah sie mun（小儿腹痛）

1. 小儿腹痛：柑子皮 1 个，枫树叶 1 撮，油极子 1 勺，四季葱头 2 个，香附子 1 勺。共捣烂调盐水炒热敷肚脐。

2. 小儿腹痛：茶叶、生盐、酒各适量。共捣烂加入银器敷肚脐。

3. 小儿腹痛：百解藤、千里光根各 3～6 克。捣烂，冲开水取汁服。

坳涕豪 /guh nguaz bungx gaih huv（小儿腹泻）

1. 小儿腹泻：鲜红背菜 30 克。切碎加油盐适量炒吃。

2. 小儿腹泻：马齿苋 30 克。配油、盐炒吃。

3. 小儿腹泻：马齿苋、刺苋菜、香头果树皮、大米各适量。共炒，水煎服。

4. 小儿腹泻：防风草根 6 克、稔子根 6 克、番桃籽 6 克。水煎内服。

5. 小儿腹泻：算盘根 10 克、地桃花根 10 克、车前草 10 克。水煎内服。

坳营养座 /guh nguaz guiez gormv（营养、消化不良）

1. 小儿营养不良、干瘦：黄花倒水莲、野娥眉豆根、虎杖各等份。配猪肉或鸡蛋水煎服。

2. 小儿营养不良：千斤拔、淮山、饿蚂蟥、铁苋菜（叶里藏珠）各 30 克。混合后研为细末，每次 6 ～ 9 克，白糖水冲服或蒸猪肉服，每日 1 次。

3. 小儿营养不良：还魂草 3 克（研末）、猪肉适量。共蒸服，每日 1 剂。

4. 小儿消化不良：火炭母 60 克、地桃花 60 克、凤尾草 30 克。水煎内服。

5. 小儿消化不良：大飞扬 50 克、火炭母 30 克、铁苋菜 20 克。水煎内服。

6. 小儿消化不良：茶麸炭 3 克、岗松炭 3 克、鱼腥草 3 克、田基黄 4.5 克、灯盏菜 6 克、露兜簕根 4.5 克、酸藤果根 3 克。共研末，每日 1 剂，分 3 次以开水送服，病除停药。

 ## 第五节　肿瘤科方剂

1. 胃癌，直肠癌、肝癌、膀胱癌：喜树果适量。研末，每日一次，每次 6 克。

2. 肝肿瘤：柴胡 15 克、白芍 45 克、郁金 15 克、延胡索 15 克、山栀根 30 克、绣花针 30 克、白花蛇舌草 30 克、重楼 10 克、水石榴 20 克、五指毛桃 20 克、苏木 35 克、鸡骨草 30 克、下沉香 10 克。水煎至 450 毫升，分 3 次温服。

3. 肝癌：白花蛇舌草 20 克，半边旗 15 克，三叶香茶菜、猛老虎各 10 克。水煎服，每日 1 剂。

4. 肝癌：①商陆、半夏、南星、狼毒、雪上枝蒿（以上均炒黄）、断肠草（晒干）各等份。②半枝莲、半边莲、田基黄、郁金、白花蛇舌草、马鞭草、穿破石、鸡骨草、虎杖、金钱风、银花、青皮、陈皮、丹参、当归、黄芩、黄柏、黄连、栀子、桑白皮各适量。两方分别研末，方①和方②按 1 ：10 量配匀，每次取药末 3 ～ 5 克内服，每日 3 次。

5. 白血病：喜树果 30 克、仙鹤草 30 克、鹿衔草 30 克、岩株 30 克、金银花 30 克、凤尾草 30 克、甘草 9 克。水煎服。

第六节　五官科方剂

眼病

1. 翼状胬肉：土党参鲜叶适量。烤热，取汁调人乳滴患眼，每天滴 3 ～ 4 次，睡前滴为好。

2. 眼睑溃疡：土常山叶适量，加水浸泡 3 小时，煮沸待温，洗患处。

3. 青光眼：大黄鳝 250 克、枸杞子 15 克、金樱子 20 克、倒水莲 10 克、糯米 500 克。活黄鳝去内脏切段与药及糯米煮粥，加油盐调味吃，每日或隔日 1 次。

4. 青光眼：山羊胆 1 枚、人乳汁 1 杯。把山羊胆汁与人乳调匀擦患眼。

5. 夜盲症：谷精草 30 ～ 60 克、鸡肝 1 对，水煎服。

6. 红眼病：荆芥、防风各 9 克，黄连 6 克，黄柏 9 克，连翘 10 克，银花 12 克，野菊花 9 克，蒲公英 15 克，夏枯草 10 克，草决明 9 克。水煎后分 3 次服。

7. 红眼病：绿豆 100 克、赤小豆 200 克、决明子 50 克、粳米 50 克。共煮粥食。

耳病

1. 中耳炎：白英藤 50 克。水煎内服少许，并用药水洗耳。

2. 耳疮：虎耳草鲜品适量。捣烂调茶油涂患处。

3. 耳疮：七叶一枝花 5 克、抬板救 10 克。将药的苑洗净，配酒在乳钵磨成浆汁，涂敷外耳患处，每日 3 ～ 5 次，连用 2 ～ 5 日。

鼻炎

1. 鼻窦炎：大飞扬适量。揉烂塞鼻，塞鼻前十分钟先用黄糖 15 克调开水服。

2. 慢性鼻炎：红辣蓼全草 30 克。水煎，一天分两次服。

咽喉病

1. 骨鲠喉：姜三七根茎适量。晒干研粉，每次用 1.5 克调醋适量服。

2. 鱼骨鲠喉：虾钳草鲜叶 30 ～ 60 克。捣烂调醋取汁，慢慢含咽。

3. 哽喉：黑九牛 30 克、急性子 20 克。米醋煎服。

4. 咽喉肿痛：金线风 20 克、九节风 20 克、百解 20 克、桔梗 10 克、金银花 20 克。水煎含服。

5. 咽喉肿痛：白面风 15 克、毛冬青 30 克、白英 10 克、射干 10 克、桔梗 12 克、蒲公英 10 克、白纸扇 15 克。水煎内服。

6. 咽喉肿痛：牛膝风 15 克、地桃花 15 克、朱砂根 10 克、金果榄 3 克。水煎内服。

7. 咽喉痛：通城虎根适量。每次用 3 厘米长洗净嚼烂咽汁。

8. 咽喉肿痛：白花灯笼适量。煎水当茶饮。

9. 蛾喉：水丁香 10 克、过节风 10 克。水煎含服。

10. 咽喉炎：酸吉风 20 克、毛冬青 20 克、白英 15 克、鱼腥草 10 克、桔梗 12 克、白纸扇 15 克。水煎内服。

11. 咽喉炎：痰火草 15 克、山芝麻 15 克、圆羊齿 50 克。水煎服。

12. 咽炎：朱砂根 20 克、金锁匙 15 克。水煎服，每日 1 剂。

13. 失音：三角风 30 克、虫退 30 克。水煎内服。

牙痛

1. 风火牙痛：水浸风 30 克、水东哥 30 克。水煎内服。

2. 风火牙痛、牙髓炎：枸杞根白皮 30 克。加水 500 毫升煎取 50 毫升，过滤，用棉花蘸药液置患牙或米醋煎煮取汁含漱，或水煎服。

3. 牙痛：绿豆 30 克、白胡椒 10 克。混合后研为细末，取棉花一小团用三花酒湿润后，蘸上药粉放于患牙咬紧。

口腔炎

1. 口腔炎：毛冬青 20 克、石上柏 15 克、救必应 15 克、地胆头 15 克、白纸扇 15 克、黄柏 10 克、山栀根 15 克、三姐妹 15 克、黄花倒水莲 15 克、柴胡 10 克、连翘 10 克、陈皮 10 克。水煎至 450 毫升，分 3 次温服。

口疮

1. 口疮：野绿豆根 100 克。煎水服，每日 2 次。

2. 口疮：鲜小线鸡尾 10 克。将药洗净，放口里咀嚼含服 20～30 分钟，每日 2～3 次，连用 23 日。

3. 口疮：风箱树叶适量。捣烂敷患处，并用根 30 克水煎服。

4. 口疮：仙人掌。切片贴敷，如日久溃烂，加棉花籽研粉敷。

第七章

瑶医打道

第一节　内科疾病

一、播哈 /buqv ha

【概述】

播哈，瑶文病名 buqv ha，相当于中医病咳嗽，现代医学病气管炎、支气管炎等呼吸系统疾病均属本证范畴。有声无痰为播，有痰无声为哈。一般为痰声并见，难以截然分开，故统称为播哈。临床上播哈的分类很多，治疗应当根据具体情况而治。

【病道】

由于天气的突然变化，或者是机体感受了痧气、瘴气、邪风以后，邪气由鼻窍而入，通窍全身，使得三元失谐，肺的卫外功能减弱，邪气入脉，通行经脉而上犯于肺，肺失宣降而为咳嗽；或是平素嗜食烟酒而熏灼肺胃，其性燥而伤肺，肺气上逆而为咳嗽；另外，平素嗜食肥甘厚腻者，或脾胃虚弱而生湿者，日久酿湿成痰，一来痰壅盛于肺，痰阻肺气，肺失宣降可致咳嗽，二来痰湿日久化热，热灼阴伤，盈亏失衡，肺燥而气机上逆亦可导致咳嗽。

【治道】

治疗原则：因痰、火、痧气、瘴气、寒湿等因素致病者，应抓住主要病机，以祛因为要、提母擒子为原则。另外，邪实阴伤者，以风亏打盈为主，用风药滋阴，打药祛邪，使机体盈亏平衡，三元和谐。

二、虾紧 /kornx baengc

【概述】

虾紧，瑶文病名称 kornx baengc，相当于中医病哮病，常见于现代医学的哮喘病。虾紧以喉中哮鸣有声，呼吸气促困难，甚至喘息不能平卧为主要临床特征。在我国北方更为多见，发病率约占人口的 2% 左右。相当于中医的哮病，包括了西医的哮喘，可见于阻塞性肺气肿、肺源性心脏病、心肺功能不全等疾病。

【病道】

本病的发生主要是因为在外感了邪气以后，导致肺气壅阻，气不布津，聚液生痰，宿痰伏肺，而成"夙根"的前提下，感受了秽浊不正或暑浊之瘀气、瘴毒，或是吸入了花粉、烟尘、异味气体、动物毛屑等致敏源，或是因气候变化、饮食不当或情志失调或劳累过度等诱因，导致三元失去和谐，使得痰随气升，气因痰阻，痰阻气道进而痰气搏结，壅塞气道，气道挛急而通畅不利，肺气由此宣降失常，而引动停积之痰，出现痰鸣气喘之象。

【治道】

治疗原则：治疗以祛因为要、风亏打盈、捉母擒子为主。宿痰为本病主要根源，所以在治疗上以祛因为要为主。因本病在长期反复发作等过程中，容易对机体造成伤害，日久成痨，所以，在发作的时候应注意缓解喘息、祛痰，以打盈为主，而平时则注意风亏、祛痰，故捉母擒子、风亏打盈亦为治疗的主要原则。

三、泵虷 /pom gorm buqv ha

【概述】

泵虷，瑶文病名称 pom gorm buqv ha，相当于中医病肺风、肺痈、痰喘、肺闭喘咳等，常见于现代医学的肺炎。泵虷指以发热、咳嗽、咳痰、呼吸急促等为主要临床表现的一类疾病，可伴有咳脓性痰或血痰，胸痛等，甚者可出现胸痛、呼吸困难等症状。本病对儿童及老年人的健康威胁较大。

【病道】

本病的发生主要与外感邪气有关。如六淫邪气或者暑浊之瘀气、瘴毒等，都可以导致本病的发生。另外，与本病患者的近距离接触也是导致本病发生的原因之一。在感染了邪气以后，正邪相互斗争进而出现发热、寒战，因机体内部及与天、地之间三元失谐，影响了肺的宣降，导致气机不利，进而痰堵气道而出现咳嗽、咳痰，当痰盛化热，痰热上涌，便出现呼吸急促、胸痛等邪气盈盛等表现。

【治道】

治疗原则：治疗以祛因为要为主。本病的主要病因乃外邪导致，故在治疗上以祛除邪实为主。

四、禅更病 /nziaamh hmaeh hnang

【概述】

禅更病，瑶文病名称 nziaamh hmaeh hnang，相当于中医病眩晕，常见于现代医学的高血压病。禅更病，即以血压升高，并伴有头晕、头痛、头重为临床主要表现的一类疾病，疾病发展到后期可影响及心脏、肾脏、脑。本病为最常见的慢性病，是心脑血管疾病最主要的危险因素。眩主要表现为眼花或眼前发黑，晕是指头晕或感觉自身或外界景物晃动、旋转。二者常同时出现，轻者闭目即止，重者如坐舟车，旋转不定，不能站立，或伴恶心、呕吐、汗出，甚至昏倒。属于中医的"眩晕"，现代医学以眩晕为主的病症多见于高血压，禅更病的发生与饮食习惯有关，盐和饱和脂肪摄入越高，平均血压水平和患病率也越高。本病也具有一定的地域性，高纬度寒冷地区患病率高于低纬度温暖地区，高海拔地区高于低海拔地区。其患病率随年龄增长而升高，而女性在更年期前患病率略低于男性，但在更年期后迅速升高，甚至高于男性。

【病道】

本病的发生多与气候水土、多食肥甘厚腻、劳累过度、外感邪气有关。本病的病因可分为虚实两种。机体在外感痧气、瘴气或蛊毒以后，加之多食肥甘厚腻，天、地、人三元失去和谐，导致邪气容易停留体内，使得水谷精微不化，日久炼化成痰或结瘀，导致痰瘀盈盛，痰浊上扰清窍，或瘀血阻络，导致气血不通，经络闭阻而发为眩晕。另外，因劳累过度或房事不节，或素体阴虚、气血虚者，日久因虚成痨，盈亏失衡，使得肝肾阴虚，肾精亏耗，髓海失养而发为本病，同时，阴虚而阳亢，肝阳化风，风阳上扰清窍，导致伯公梦的发生。

【治道】

治疗原则：治疗以祛因为要、风亏打盈为主。本病的主要病理因素在于风、火、痰、瘀、虚，故而以祛因为要为原则来祛除邪实，以风亏打盈为原则来指导风打药的应用，对于邪实以打药祛之，体虚者以风药扶之，并适当配合祛邪。

五、成风醒病 /Buerngh mamx fim zorngc baengc

【概述】

成风醒病，瑶文病名 Buerngh mamx fim zorngc baengc ，相当于中医病胸痹、真心痛，现代医学病，冠心病心绞痛，心肌梗塞。成风醒病主要是由于正气亏虚，饮食、情志、寒邪等所引起的以痰浊、瘀血、气滞、寒凝痹阻心脉，以膻中或左胸部发作性憋闷、疼痛为主要临床表现的一种病证。成风醒病相当于现代医学的缺血性心脏病，心绞痛，重症即真心痛，相当于现代医学的心肌梗死。现代医学中其他疾病表现为以膻中及左胸部发作性憋闷疼痛为主症时，也可参照本节审病求治。本病是威胁中老年人生命健康的重要病证之一，随着现代社会生活方式及饮食结构的改变，发病有逐渐增加的趋势，因而本病越来越引起人们的重视。由于表现为本虚标实，有着复杂的临床表现及病理变化，而瑶医学治疗从整体出发，具有综合作用的优势，因而受到广泛的关注。

【病道】

成风醒病的病因多为年老体虚、饮食不当、情志失调、寒邪内侵，或素体阳虚，胸阳不振，阴寒之邪乘虚而入，寒凝气滞，胸阳不展，血行不畅，而发本病。《素问·举痛论》："寒气入经而稽迟，泣而不行，客于脉外则血少，客于脉中则气不通，故卒然而痛。"《素问·藏气法时论》对本病疼痛的特点进行了描述："心病者，胸中痛，胁支满，胁下痛，膺背肩胛间痛，两臂内痛。"本病多由于外感或内伤引起心脉痹阻，其病位在心，与肝、脾、肾三脏，与其功能失调有密切关系。瑶医审病分为盈亏两个方面。多种因素均可以导致心脉痹阻不畅，不通则痛为病机关键。以上病因病机可同时并存，病情进一步发展，可见瘀血闭阻心脉，心胸猝然大痛，而发为真心痛。心阳阻遏，心气不足，鼓动无力，而表现为心动悸，脉结代，甚至脉微欲绝。

【治道】

治疗原则：风亏打盈。

六、革施扪 /mbuoh mun

【概述】

革施扪，相当于中医的胃痛、胃脘痛、心下痛，是以上腹部近心窝处经常发生疼痛为主要症状的一种病证。其疼痛性质可表现为胀痛、隐痛、刺痛、灼痛、闷痛、绞痛等，但其中以胀痛、隐痛、刺痛为多见。其疼痛或持续，或时痛时止，多因饮食不节、情志不畅、寒暖失宜、劳累等因素诱发或加重。常伴有食欲不振、嗳腐吞酸、恶心呕吐等症状。常包括现代医学中的急、慢性胃炎，胃、十二指肠溃疡，胃出血，急性胃肠炎，胃肠痉挛，胃神经官能症，反流性食管炎，胃下垂等病。

【病道】

本病乃因为气候失常，外感痧气、瘴气、寒邪，或因水土不服等原因，进而外邪入脉，邪气随脉体循周身而行，日久邪气盈盛，阻滞经脉，三元不相和谐，形成气滞、寒凝、湿阻、热郁、血瘀等，经脉不通则痛；另外，饮食不节、饥饱失常、暴饮暴食，或者加上体虚劳倦，导致脾胃虚弱，或脾胃虚实夹杂，体虚盈盛，而盈亏失衡之三元失谐之象，日久成痨，不荣则痛。本病的治疗，以祛因为要、治求专方、风亏打盈为基本原则。"邪盛以祛邪为急"，针对气滞、寒凝、湿热、血瘀等致病因素所导致的革施扪，首先要祛除其主要"病邪"，邪气走则病安，故应祛因为要；"正虚以扶正为先"，因虚、因痨致革施扪者，其病程较长，当坚持服药，不可中途换医换药，故当治求专方；而对于虚实夹杂者，则应扶正祛邪，故以风亏打盈为主，以风药扶正，打药祛邪。

【治道】

治疗原则：以祛因为要、治求专方、风亏打盈为基本原则。

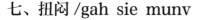

七、扭闷 /gah sie munv

【概述】

扭闷，即腹部疼痛，主要针对胃脘以下、耻骨毛际以上的部位发生疼痛而言。它相当于中医的腹痛，其中包括了西医的肠易激综合征、消化不良、胃肠痉挛、不完全性肠梗阻、肠粘连、肠系膜和腹膜病变、结核性腹膜炎、腹型过敏性紫癜、泌尿系结石、急慢性胰腺炎、肠道寄生虫等以腹部疼痛为主要表现的疾病。

【病道】

本病的发生主要有邪盈及体亏两个方面。对于邪盈来讲，主要是因为外感邪气或内伤饮食或情志失调导致气机不畅，气机的万化功能受损，进而产生痰、瘀，出现气血运行愈滞，而诸病入于脉，使得经脉痹阻，不通则痛；另外，因为过服寒凉或素体脾阳不振，导致脾阳虚损，或是因久病而肾阳不足，阳气虚而脏腑失于温煦，亏过盛而出现不荣而痛之腹痛征象。

【治道】

治疗原则：以祛因为要、风亏打盈为主。

八、涕豪 /bungx ngaih huv

【概述】

涕豪（相当于腹泻）称"屙肝""拉肚子"，指大便次数增多，粪便稀薄，甚至泻出如水样，是由于内伤生冷，外受寒邪、饮食不节或湿热积聚引起脾胃功能障碍所致。相当于中医的"泄泻"，也包括了西医的急、慢性肠炎肠易激综合征、吸收不良综合征等以腹泻为主要表现的疾病。

【病道】

本病因感受寒、暑、湿、热等外邪，或者痧气、瘴气等毒邪侵犯人体，导致天人地三元失去和谐，而邪郁困于脾土，使得脾气升降失职，清浊不分，进而出现水谷混杂而下，引发泄泻；或是因饮食内伤，导致脾失健运，进而影响了气的万化功能，而出现传导失司，发为泄泻；或是因先天禀赋不足，或久病体虚、命门火衰，导致脾胃受损，脾阳虚衰而失于温煦，进而运化失司，大小肠盈亏失衡，水反为湿，谷反为滞，合污而下，而为泄泻。

【治道】

治疗原则：以祛因为要、风亏打盈、捉母擒子为主。以止泻为主要治疗之母，并配合多种治法。因外邪所致者，主要以祛邪为主；而体亏者，可配合补益之法。

九、蓝哥（或黄标）/nziaamv hei

【概述】

蓝哥（黄标），也就是西医所说的肝炎。即肝脏的炎症。通常是指由多种致病因素，如病毒、细菌、寄生虫、药物、化学物品或毒物、酒精等，侵害肝脏，使得肝脏的细胞受到破坏，肝脏的功能受到损害，它可以引起身体一系列不适症状，以及肝功能指标的异常。而肝炎最常见的原因是病毒造成的，具有可传染性。而在我国，以乙型肝炎为多见。在祖国医学中，肝炎多与肝着、黄疸、湿阻、胁痛等范畴相关。

【病道】

本病的发生，多与气候与水土湿热、嗜食肥甘厚腻、劳累过度和情志失衡等因素相关。夏秋季节，尤其南方地区，湿温初起，天暑下逼，地湿上腾，人处气交当中，则易感湿热、痧气、瘴气、疫疠之邪，这些邪气经鼻窍侵犯人体以后，人身之气不能抵抗天地之疫气，三元失谐，疫气交蒸，酿成热毒，毒邪入脉，经经脉、血脉贯于周身，郁于肌表则见身热不扬、身重头痛，横逆犯胆则出现身目发黄、厌食油腻等现象；另外，嗜食肥甘厚腻者易生湿热，盈亏失衡也会发为本病。因劳累过度或者湿热毒邪久郁机体，逐渐耗伤正气，而发为虚、痨，呈现出正虚邪实、虚实夹杂的现象。因本病所犯之疫疠、瘴毒较为猛烈，一则入于人身后能很快化热化火，伤津耗液，导致阴虚；二则，毒邪强盛而往往可经由口鼻、血液等传染他人。

【治道】

治疗原则：对于外犯之邪，首先应针对性地祛除，从根本上祛除病因，以打药为主，稍配伍一些风药提正气，故治疗原则为祛因为要、风亏打盈。

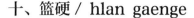

十、篮硬 / hlan gaenge

【概述】

篮硬相当于现代医学所说的肝硬化。它可由一种或多种原因引起肝脏损害，是一种以肝组织弥漫性纤维、假小叶和再生结节形成为特征的慢性全身性疾病。本病以肝脏损害为主。临床主要表现为食欲不振、上腹胀痛、黄疸、腹水、腹痛、消化道出血、脾肿大、肝肿大、体重减轻、疲倦乏力、面色黧黑等。本病呈进行性、弥漫性、纤维性病变发展。是我国常见疾病和主要死亡病因之一。在我国大多数为肝炎后肝硬化，少部分为酒精性肝硬化和血吸虫性肝硬化。

【病道】

本病的发生可在肝炎（篮硬）的基础上发展而来。加上七情内郁、嗜酒过度、饮食不节、劳欲损伤、感染湿热虫毒或黄疸、积聚等病失治、误治，导致疾病向更深入发展，而气滞、血瘀、水停，蓄积于腹内，盈亏失衡，此时正虚邪亦虚，疫疠毒邪不甚，所没有传染性，而多为虚实夹杂之征。疾病早期以气虚、气郁、湿热、血瘀为主。肝失疏泄，导致气滞血瘀，肝横逆犯胃，伤及脾胃阳气，脾失健运，水湿内聚于机体，日久化为痰，痰湿阻滞而使水气愈发积聚，进而导致腹水的形成。疾病日久及肾，肾主水之功能受到损伤，开阖不利，水湿不化而胀满愈甚。最终导致以脾肾阳虚为本，湿热瘀毒为标之证。

【治道】

治疗原则：本病虚实夹杂，以祛因为要、风亏打盈、捉母擒子为主要治疗原则。盈则消，达则补，以打药治疗盈证，以风药治疗亏证，抓住主要矛盾，在补益正气的同时不忘祛除实邪。

十一、蒸虾病 / ipc zeiv gorm

【概述】

蒸虾病，瑶文病名 ipczeiv gorm，相当于中医病水肿、尿血，现代医学病肾炎、肾病综合征等疾病均属本证范畴。蒸虾病指主要以水肿、血尿、蛋白尿和高血压为主要表现的一种疾病，严重者可导致贫血及肾功能减退。本病男性多发于女性。其包括中医的水肿、尿血，西医的肾炎在内。

【病道】

本病由于外感了风、湿、热等邪气后，使得三元失去和谐，影响了气的万化，从而水湿不能随气机而化，进而犯溢肌肤，出现水肿；而气化失常以后，使得气不摄血，加之热邪侵犯，热扰血分，热蓄膀胱，损伤脉络，致营血妄行，血从尿出而出现血尿；或是因脾肾虚弱，导致气的万化功能减弱，气不化水，水湿泛溢肌肤，气不摄血，血随水行，故而发为本病。

【治道】

治疗原则：治疗以祛因为要、风亏打盈为主。在疾病早期多以祛除邪气为主，后期盈亏夹杂，则当风打药相互配合风亏打盈，而机体亏虚较甚者，则当以风药扶之为主。

十二、化蝉 /wieh siqv

【概述】

化蝉，瑶文病名称 wieh siqv，相当于中医病尿血，常见于现代医学的肾结核、肾炎、尿路感染、尿路结石、尿路肿瘤等疾病。化禅是指小便中混有血液或伴有血块夹杂而下的病症，其多无疼痛感。其尿中带血包括肉眼血尿及镜下血尿。在西医看来，本病的发生主要是与泌尿系统疾病有关，如肾结石、肾炎、尿路感染等，或者是血液病，如白血病、血友病。另外，过敏性紫癜也会出现与本病相关的症状。

【病道】

本病的关键主要在于热迫动血，且有盈亏之分。盈证主要是由于外感邪气或内生湿热，导致三元失谐，热邪在机体内过于盈盛，邪气入脉，停滞于膀胱，热迫血脉，溢出脉外，随尿液而出；而亏证主要是由于久病体虚，导致机体的气化失常，日久伤及肾气，使得肾气不固，血不得摄而随尿液排出，或是因肾虚而致水不济火，出现虚火之象，进而导致动血之征，出现尿中带血之象。

【治道】

治疗原则：治疗以风亏打盈为主。盈证主要以打药加以清热止血，而亏证则以风药补气、补肾为主。

十三、化窖结球 /weih gaauv gitv mbaengx

【概述】

化窖结球，瑶文病名称 weih gaauv gitv mbaengx，相当于中医病石淋、尿石症，常见于现代医学泌尿系统结石病。化窖结球是一种常见病，相当于泌尿系统的结石病，包括尿路结石、膀胱结石、输尿管结石和肾结石，临床特点以疼痛、血尿为主，若是因结石过大，阻塞水道亦可导致水肿、癃闭、关格等疾病的发生。本病男性多发于女性，发病率约 3 ∶ 1。我国长江以南为多发地区。

【病道】

本病由于房事不节或下阴感受湿热邪毒以后，机体盈亏失衡，湿热邪气上犯膀胱，导致膀胱湿热，形成化窖结球；或是饮食不节，导致湿热内生，湿邪盈盛，进而下注膀胱，蕴结膀胱，煎熬尿液，结为砂石；或是由于禀赋不足或劳伤久病，或久淋不愈以后，脾肾气虚，影响气的万化功能，进而导致膀胱气化不利，尿液生成与排泄失常，日久便发为本病。因气化不利，结石梗阻，不通则痛；而热伤血络，可引起血尿。

【治道】

治疗原则：治疗以祛因为要、风亏打盈为主。本病的治疗关键在于排石，以通淋排石为主。因本病盈亏夹杂，故盈者宜清热利湿、排小便，亏者宜补气、行气。

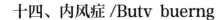

十四、内风症 /Butv buerng

【概述】

内风症，瑶文病名 Butv buerng ，相当于中医病中风后遗症、偏瘫，现代医学急性脑血管疾病后遗症。内风症，指的是中风患者经抢救治疗六个月后仍有半身不遂、口眼歪斜、言语不利等临床症状的一类疾病。由于正气亏虚，饮食、情志、劳倦内伤等引起气血逆乱，产生风、火、痰、瘀，以半身不遂、口舌歪斜、言语謇涩或不语、偏身麻木为主要临床表现的病证。根据脑髓神机受损程度的不同，有相应的临床表现。本病多见于中老年人。四季皆可发病，但以冬春两季最为多。

【病道】

内风症的发生，主要是由于久病虚劳，元气亏虚，或者虚体复感风气，浸入脉络，三元失去和谐，气血盈亏失去平衡，气血不能万化，加之邪气入脉，筋脉不通，气行郁滞，使之气郁于脑，痰瘀互结，而发为本病。亏则虚，虚则损，损则病；盈则满，满则溢，溢则病。

【治道】

治疗原则：内风症，多为虚实兼夹，盈亏兼有，当扶正祛邪，标本兼顾，故以祛因为要、风亏打盈为原则。对于邪实者较甚，以盈证为主要矛盾且正虚不甚者，应祛其邪气，加以打药治疗，或适当地配伍一些风药；而正虚较甚的亏证，主要以风药补之。治疗总法主要以解毒除蛊法、穿经走脉法、添火逼寒法、补气益元法、祛风散邪法、兼多应杂法为主。

十五、东夷、饿痨 /guiez gormv

【概述】

东夷，瑶文病名 guiez gormv，相当于中医病消渴，现代医学中的糖尿病属于本病范畴。东夷，也叫"饿痨"，是一种以多饮、多食、多尿、形体消瘦或尿有甜味为主要表现的疾病。早期症状不明显，久病可影响全身，导致眼、肾、足、心脏等部位的病变。本病具有一定的遗传性，多发生于 40 岁以上人群，且肥胖者多见。

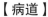

【病道】

东夷是因为在先天禀赋不足、素体阴虚、情志失调、饮食不节、劳欲过度等前提下，感受了蛊毒，或者素体因虚致痨，盈亏失衡，影响了气的万化功能，导致体内痰、湿、浊等病理产物停滞，进而产生虚火，耗伤机体，使得三元失谐而致。本病日久容易发生两种转变：一是虚火消耗，伤津耗气，阴损及阳，盈亏失衡更加严重，甚则影响心肾而产生水肿、昏迷、肢厥、烦躁、呕恶、脉细欲绝等影响生死之危象。二是病久入络，气化停滞，导致血脉瘀阻，出现溃疡（以足部为主）、发黑、腐烂、坏死等脱疽之象。

【治道】

治疗原则：夷致病，有盈亏两方面，以虚火、痰浊、蛊毒为主要病因，加之本病病程长，易耗伤正气，且疾病过程中常伴有并发症，所以治疗原则以祛因为要、风亏打盈、捉母擒子为主。

十六、独哽瘰或泡颈病 /butv beuh

【概述】

独哽瘰或泡颈病，俗称"大脖子"。即以甲状腺呈弥漫性或多结节性肿大为主要表现的一类疾病。属于中医的"瘿病"范畴，也包括了西医的单纯性甲状腺肿大。

【病道】

本病早期多为邪气盈盛，其主要由于恼怒或忧思日久，导致气的万化功能失调，或者是由于饮食肥腻或水土失宜，进而出现气滞、痰凝、血瘀等邪气盈盛的病理产物，日久搏结于颈前而发为本病。而在本病后期，邪盈阻塞日久，渐而伤气、伤阴，出现气虚或阴虚或气阴两虚的症状。

【治道】

治疗原则：本病的治疗以导滞开结为主，早期可配以泻热逐邪法、穿经走脉法，而后期则配合补气益元法。

第二节 外科疾病

一、湿毒疮 /ndorn zenv

【概述】

湿毒疮是指由多种内外因素所引起的一种具有明显渗出倾向的皮肤炎症性疾病，是皮肤科的常见病，多发病。其特点为多形性皮损，弥漫性分布，对称性发作，剧烈瘙痒，反复发作和慢性演变为特征。一般依据其发病部位、皮损特点而有不同名称，如生长于头部可称为鸡屎堆，足部可称为烂手烂脚疮等。属于中医学的湿疮、现代医学的湿疹范畴。

【病道】

本病的发生可分外因和内因。外因主要由于外感以湿邪为首的六淫，或气候变化（严寒酷暑、狂风暴雨），或生活环境变化（接触花粉、动物羽毛、化妆品）等，导致三元失和，邪气侵犯机体，久郁不通而发为本病。内因主要是内伤七情、过分劳累、精神紧张、情绪波动、病灶感染、内分泌失调、代谢障碍、饮食鱼虾海鲜、羊肉狗肉、奶糖等，内服外用药失当，导致邪气内生，盈亏失和而致病。

【治道】

解毒除蛊。

二、银钱疯 /nyianh zinh buerng

【概述】

银钱疯也叫"松皮癣"，是一种常见慢性炎症性皮肤病，以浸润性红斑上覆以外层银白色糠秕状鳞屑，刮去鳞屑有薄膜现象和点状出血为临床特征，男女老幼皆可发病，病程慢性，大多冬重夏轻，易反复发作。男性略多于女性，具有一定的遗传倾向。

现代医学认为本病发病原因极为复杂，其发生发展可能与下列因素有关：病毒、细菌、遗传、变态反应、免疫功能失调、内分泌紊乱、代谢失调、精神紧张、过分劳累、外伤及饮食不正等。本病属于中医银屑病，西医的牛皮癣等范畴。

【病道】

1.初起多由风寒、风热之邪侵袭，营卫失和，气血不畅，阻于肌表，日久化热而生。

2.因湿热蕴积，外不能宣泄，内不能利导，郁阻于肌肤而致。

3.风寒、风热、湿热之邪日久化燥，气血耗伤，则生风生燥，肌肤失养，瘀阻肌表而成。

4.因禀赋不足，肝肾两亏，冲任失调而发病。

【治道】

解毒除蛊、疏风清热。

三、热癣、风疮 /gorm xienv

【概述】

热癣、风疮是以玫瑰红色的斑疹、上覆糠秕状鳞屑为主要特点的急性皮肤病。本病好发于春秋季节，能自觉不同程度时瘙痒，病程有一定的自限性，愈后不易复发。本病属于中医的热癣、西医的玫瑰糠疹范畴。

【病道】

1.风热外袭起居不慎，或劳汗当风，风热之邪乘机内袭，蕴搏肌肤，闭塞腠理，郁久化热，热灼津液，肌肤失养而发。

2.血热内蕴情志不遂，五志化火，或过食辛辣肥甘，醇酒厚味，酿生湿热，热蕴血分，复感风邪，搏于肌肤，生风化燥而发。

【治道】

解毒除蛊、疏风清热。

四、风热疹 /buerngh gorm zenv

【概述】

荨麻疹瑶医称之为风热疹，是一种以风团时隐时现为主的瘙痒性过敏性皮肤病，临床上以皮肤黏膜的局限性、暂时性、瘙痒性潮红斑或风团为特征，其发无定处，时起时消，瘙痒不堪，消退后不留痕迹。相当于中医的"瘾疹"、西医学的"荨麻疹"范畴。

【病道】

1.禀赋不耐、先天禀赋不耐，食入不耐之物，或感受不耐之气，致营卫失和而发。

2.风寒风热外袭机体卫表不固，风寒、风热之邪侵入肌肤腠理之间，与气血相搏所致。

3.肠胃湿热饮食不节，过食腥荤厚味，或肠道寄生虫，使肠胃积热动风，搏于皮毛腠理之间而发。

4.气血亏损气虚则卫外不固，易受风邪侵犯，血虚则肌肤失养，化燥生风，风邪阻滞肌肤腠理而发。

总之，本病多由禀赋不耐，又食入鱼虾等腥荤动风之物；或因饮食失节，胃肠湿热，或素体气虚，复感风寒、风热之邪，郁于皮毛肌腠之间，而致营卫气血失和所致。

【治道】

解毒除蛊、疏风清热。

五、酒刺 /zueiz cuang

【概述】

酒刺亦称为"粉刺""面疮""板疮"等，是一种毛囊、皮脂腺的慢性炎症皮肤病。临床上以颜面及胸背出现毛囊一致的丘疹、脓疱、囊肿、结节等损害，可挤出淡黄色脂栓，伴皮肤油腻为特点，本病好发于青春期的男女青年。酒刺的发生主要与遗传、性腺内分泌失调、皮脂分泌过多、毛囊管口角化异常及局部痤疮棒状杆菌的大量繁殖有关。属于中医学的肺风粉刺、西医学的痤疮范畴。

【病道】

本病多因饮食不节，过食肥甘厚味，肺胃湿热，复感毒邪而成；亦有外用化妆品刺激或沥青粘着皮肤而诱发本病。

1.肺热血热证：肺热熏蒸，血热蕴阻肌肤而致。

2.肠胃湿热证：过食辛辣油腻之品，内生湿热，阻于肠胃，泛于肌肤而成。

3.痰湿凝结：脾失健运，水湿内停，日久化热，湿热夹痰，凝结肌肤所致。

现代医学认为本病与下列因素有关：①雄激素及其代谢产物如：双氢睾酮等物质的增加；②皮脂腺分泌增加，毛囊角化增强；③痤疮丙酸菌等细菌的感染；④遗传、内分泌障碍、多脂多糖类及刺激性食物、高热气候及其一些化学因素等能使本病诱发和加重。

【治道】

解毒除蛊、疏风清热、化痰除湿。

六、火龙疮 /douh luerngh duqc cuangh

【概述】

火龙疮亦称为"火带疮""蛇丹疮"，是一种由水痘——带状疱疹病毒引起，在皮肤上出现成簇水疱，痛如火燎的急性疱疹性皮肤病，临床易突然发生簇集性水疱，排列成带状，沿一侧周围神经分布区出现。伴有刺痛或烧灼样痛，局部淋巴结肿大为特征。好发于春秋季节，大部分患病后不再复发。

现代医学认为本病由水痘——带状疱疹病毒感染所致。该病毒被儿童接触后多引起水痘。部分患者亦可为隐性感染，当病毒感染后进入机体，持久地以一种潜伏的形式长期存在于脊神经和颅神经的感觉神经节的神经元中，当机体免疫功能低下时，可导致潜伏病毒的再滋力，而发生本病的该病毒被成年人接触后，则多直接引起带状疱疹，这些患者大多有细胞免疫缺陷。

本病属于中医的蛇串疮、火带疮、缠腰火丹，西医的带状疱疹等范畴。

【病道】

本病多因情志内伤，肝郁气滞，久而化火，肝经火毒，外溢肌肤而发；或为饮食不节，脾失健去，湿邪内生，蕴湿化热，湿热内蕴，外溢肌肤而生；或因感染毒邪，湿热火毒蕴积肌肤而成。年老体虚者，常因血虚肝旺，湿热毒盛，气血凝滞，以致疼痛剧烈，病程迁延。

【治道】

解毒除蛊、疏肝解郁。

七、发恶（痈）/ Ziepv xinx linh ba gitv gunv nonge

【概述】

发恶是一种发生在皮肉之间的急性化脓性疾病，局部可以见红、肿、热、痛，表皮变薄且发亮，范围在 2～3 厘米左右，发病快，易溃易敛，大多是由于火毒内蕴，气血瘀滞，热盛肉腐。相当于中医的痈、西医的皮肤浅表脓肿、急性化脓性淋巴结炎等疾病。

【病道】

瑶医认为，发恶多由外感邪毒，或皮肤受外来伤害感染毒邪，或过食膏粱厚味，聚湿生浊，邪毒湿浊留阻肌肤，郁而不散所致。邪气可使气血凝滞、经络壅遏、化火成毒而成疮疡。病因病机：热毒壅滞，瘀于肌肤。

【治道】

解毒除蛊、疏通经络。

八、松脱（骨折）/Mbungv nauv

【概述】

松脱（相当于骨折），是指由于外来暴力或肌肉的强力牵拉，致使骨的完整性或连续性受到了破坏，分为闭合性和开放性两种。

【病道】

跌打损伤多因气血受阻，瘀滞固结。

【治道】

治疗原则：行气止痛、散瘀消肿。

九、长虫呷叮 / naang ngaatc cung

【概述】

指有毒的蛇经牙刺破人体皮肉后，使毒液进入人体而引起的中毒症状，若抢救不及时，可导致死亡。常见于我国南方地区，以华南地区较多。毒蛇咬伤，一般有较明显的咬痕，局部伤口常有不同程度的疼痛，或蚁行、麻木感。局部肿胀有发展的趋势，或出血不止，或有水泡形成。另外，附近淋巴结可见肿大。重者可引起吞咽困难、不能言语、瞳孔散大、抽搐休克以至昏迷，常因呼吸麻痹、循环衰竭、心跳停止、肾衰而引起死亡。被毒蛇咬伤后，宜就地急救，早期结扎、冲洗伤口，扩创排毒，同时配合其他措施。瑶族同胞在治疗毒蛇咬伤方面也积累了较为丰富的经验。

【病道】

蛇伤乃毒蛇咬伤人体后，毒邪入脉，化为风、火之毒，毒随经脉运行而弥漫周身，风火邪毒壅滞不通则痛且肿；其化热腐肌则发为局部溃烂，风火相煽，蛇毒壅盛正虚邪盛而邪气内陷；若内传营血则出现出血、溶血等，伤及营血分之象；热极生风，上扰心神，复出现神昏谵语等现象；若邪进一步内传，蒙蔽心包，可出现闭证，甚或死亡。

【治道】

治疗原则：解毒除蛊法、穿经走脉法、泻热逐邪法、兼多应杂法。

十、闷症（mung baengc）

【概述】

瑶医闷症（mung baengc）又称"痛症"，是一种常见疾病，多见于各种病因引起的疼痛，包括软组织损害性疼痛和相关征象。又称慢性疼痛，它是当今医学界最难诊断和治疗的疾病之一，长期以来，由于人们对软组织病痛的发病原因难以查明，其对人类健康的危害颇大，可使人丧失劳动能力甚至生活能力。在我国，常有"五口之家一腰痛，患者腰痛、医生头痛"之说。由于躯干和四肢软组织病变引起的疼痛等病症是世界各国人民常发病、多发病，因此它成为医学界努力探索的一个重要课题。瑶医银钗针对软组织损害采用定型松解手术、密集型压痛点瑶医银钗针疗法、压痛点强刺激推拿等三种特殊疗法。

【病道】

瑶医认为人体神路（经络、气血通道）以畅通为用，不通则病。神路具有运输气血，联系脏腑，贯通上下，沟通内外表里的功能。神路通畅无阻是人体生命活动的基本生理特征。在发病过程中，病因可有痧、瘴、蛊、毒、风、痨、瘀、寒、热等不同，但这些病因引起的病邪凝滞于神路，形成"锁结"，导致身体盈亏失衡，是最基本的病理过程。锁刚阻，结则病，通则调，调则愈。

【治道】

治疗原则：穿经走脉，拔毒散结，消瘀生新。

 第三节 妇科疾病

一、等孕身毋抵 /nziaamh jaan mx zunv

【概述】

妇女等孕身毋抵，是指在妇女月经的周期、经期、经量、经色、经质上有异常改变，或以伴随月经周期出现的症状为特征的病症。主要因血虚、气滞、血瘀、忧郁伤气等所致。包括了临床上的月经先期、月经后期、月经先后无定期、月经过多、月经过少等。相当于中医的月经不调，包括了西医的因功能性子宫出血、盆腔炎等导致的月经异常的一类疾病。

【病道】

本病的病因病机有盈有亏，盈证主要在于血热、寒凝、肝郁，亏证主要在于气虚、血虚、阳虚。盈证多是由于感受了外邪所致。一般而言，当机体素体阳盛或阴虚，或过食辛辣之品，或感受热邪，热邪盈盛于机体，热迫血脉，伤及冲任，血海不宁，而发为月经先期，一般来讲，此月经量较多。而当机体感受了寒邪或是素体阳虚，或是过食寒凉以后，常常导致寒搏于血，常常寒凝，影响了气的万化功能，导致气血凝滞，日久该病入脉，导致冲任不通，血海不能如期溢满，使得月经后期而来，一般此月经量较少。若素体虚弱，营血不足，或久病失血，或产育过多，耗伤阴血，或脾气虚弱，后天化源不足，则导致营血亏虚，久病入脉，冲任不充，血海不能按时满溢，而出现月经后期。而妇女若情志不畅，影响了肝的疏泄条达，使得气的万化失常，气血失调，血海蓄溢失调。若疏泄太过，气的万化过快，则月经先期而至。若疏泄不及，气的万化阻滞，则月经后期而来。常常导致月经的先后不定期。另外，气虚是导致本病发生的一个重要因素，若是先天失养，或是房劳多产，导致肾气亏虚，气的万化失司，化精不足，精血亏虚，日久导致冲任不足，血海不能按时满溢，则导致月经后期而至；而若是机体后天失养，导致脾气亏虚，万化失司，影响了气的摄血功能，使得冲任不固，经血失去统摄，往往出现经期先期而至。

【治道】

治疗原则：治疗以祛因为要、风亏打盈为主要原则。对于邪气盈盛者主要在于祛因为要为主，并注意配合风亏打盈。而机体亏虚者，则多以风药扶之。临床上以盈亏夹杂多见，在治疗上，多以风打药配合使用。

二、欧闷等孕豪 / nziaamh jaan mbaang

【概述】

欧闷等孕豪，是女性不在行经期，突然阴道大量出血，或持续淋漓不断出血的病症统称。本病包括了西医的功能性子宫出血、生殖器炎症或生殖器肿瘤等以阴道不规则出血为主要表现的一类疾病，相当于中医的崩漏、血崩，来势急、血量多者为崩，来势缓、淋漓不断且血量少者为漏，二者常易互相转化或交替出现，乃妇科常见病。以青春期、更年期或产后多见。

【病道】

本病的病因病机主要在于亏、热、瘀。而其根本在于肾，病位在冲任，变化在气血，表现为子宫的藏泻无度。其发生主要以肾气万化为主导，而由于先天肾气不足，或少女肾气未盛，或房劳多产，或久病及肾之后，导致肾气虚，进而影响了气的万化功能，导致封藏失司，冲任不固，不能制约经血，子宫藏泻失常而发为本病。另外，素体阴阳亏虚日久亦可导致本病的发生，阴亏而火旺，虚火妄动则迫血妄行；阳亏日久，不能摄阴，封藏失职，冲任不固，摄血不及。另外，素体脾虚，或饮食不节，劳倦思虑过度，则伤及脾气，气不摄血，冲任不固，而发为本病。而在盈证来讲，多以血热、血瘀为主要矛盾，可因素体阳盛，或阴亏内热，或情志不调导致肝郁化热，或内蕴湿热之邪，导致机体内部三元失谐，热邪盈盛，热盛动血，日久百病入脉，导致冲任不固，摄血不及，而导致经血非其时而下。若是热盈、寒凝过盛，日久致瘀，或是七情内伤，影响气机的万化，气阻血瘀，或是产后恶露未尽而行房，内生瘀血，常常会导致瘀血阻滞于冲任、胞宫，血不归经而恣意妄行，亦可导致本病的发生。

【治道】

治疗原则：主要以捉母擒子为主要原则，并配以风亏打盈、祛因为要。其治疗当以其主要矛盾治之，即捉母。在出血量较大，其势较猛时，主要以止血为上。而在病势较缓时，可针对其病因病机治之，本病以肾为主导，多盈亏夹杂，在治疗的时候应消补兼施，以风药、打药配合使用，而对立血热、血瘀为主要矛盾者，则应加以祛之。而在疾病恢复期，出血较少或是已经没有出血时，主要以健脾强肾为主。

三、欧闷等孕闷 / nziaamh jaan mun

【概述】

欧闷等孕闷，指女性在经期或者经期前后出现的周期性的小腹疼痛，其痛多引腰骶，甚则痛至晕厥。本病以青年女性较为多见。相当于中医的经行腹痛、痛经，同时，也包括了西医的原发性痛经、继发性痛经等。

【病道】

本病的主要病机在于不通则痛和不荣则痛。其中，不通者多因邪气盈盛所致，不荣者多因正气亏损所致。患者多由于郁怒伤肝，导致气的万化失司，停滞不舒，进而使得血行不畅，瘀阻胞宫，而出现疼痛；或是因为外感寒邪，或过食生冷，使得机体三元失去和谐，导致寒邪盈盛，阻滞于胞宫，且与血相搏，以致子宫、冲任气血失畅，进而发为疼痛；另外，若经期淋雨、涉水，或久居湿地，寒邪与湿邪相结，寒湿盈盛，郁阻于胞宫，所以出现疼痛；或是因素体湿热，经期、产后摄生不慎，感受了湿热之邪，湿热黏腻且盈盛于体，胶着日久入于血脉，与血相搏，阻滞胞宫，久而成瘀，不通而痛。另外，大病、久病、大失血之后，或脾胃亏虚者，气血不足，亏盛较甚，血海空虚，不足以滋养冲任、胞宫，或是肾气亏虚者，肾精不足，行经期精血愈亏，不能濡养冲任、胞宫，导致不荣而痛。

【治道】

治疗原则：以风亏打盈为主要原则，亏则补，盈则消。对于邪盈较甚者，配合祛因为要原则，适当给予散寒、泄热、行气、打瘀；而亏甚者，可适当进行补气血、健脾胃、填肾精。

四、毋埋等孕透 / nziaamh jaan mx tong

【概述】

毋埋等孕透，指女子年逾18周岁而初潮未至，或形成月经周期后，却又中断6个月以上者。而青春期前、妊娠期、哺乳期以及绝经期等生理性的月经停闭者，及月经初潮后一年内月经不行而无任何不适者，则不属于本病范畴。月经的产生乃与气血、脏腑、天癸、冲任、胞宫休戚相关，一旦任何环节出现损伤，将会造成血海不能满溢，使得经血不能按时而至，甚至导致本病的发生。本病相当于中医的闭经、女子不月、月事不通、经水不来，包括了西医的原发性闭经、继发性闭经等。

【病道】

本病的发生，关键在于血海不能满溢，而血海不能满溢的主要症结在于盈与亏。盈者，邪气阻遏，冲任不畅，血不得下行，主要包括：气滞血瘀、瘀湿壅滞。亏者，源断其流，冲任空虚，无血可下。主要包括：气血不足、肾气未充、肝肾亏虚、阴亏血燥。若素体亏虚或脾气虚损、生化不足、久病大病、大出血后，人体之三元失谐，营血亏虚，冲任不充，血海空虚，则无血可下；若先天禀赋不足，影响了气的万化，使得气不能化精，出现精气不充，冲任不盛，天癸匮乏，则月经初潮不能应时而至；若房劳多产，日久伤及肾气，使得精血亏损，冲任失养，血海不足亦可发为本病；或是素体肝肾阴血亏虚，或久病损阴，或失血过多而阴血不足者，日久虚热内生，火逼水涸，血海燥涩亦会导致本病的发生；而对于素体脾虚或饮食不节者，则会导致痰湿内生，盈盛于体内，日久入脉，进而冲任不畅，血不得下行；另外，由于七情损伤，导致肝失疏泄，万化失常，气滞血停，瘀阻日久，脉道不通，阻滞胞宫，血不得下也是本病发生的一个机要。

【治道】

治疗原则：在具体的应用上，以穿经走脉法行气打瘀，以导滞开结法导痰祛湿，以补气益元法强肾滋阴、补益气血。

五、月经先期 /mienh zieqv maengc

【概述】

月经先期属于以月经周期异常为主的月经病，是指月经周期提前七天以上，甚至十余天一行，并且连续两个周期以上者。月经先期常与月经过多并见，严重者可发展为崩漏，应及时治疗。

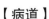

【病道】

盈症患者素体阳盛，或过食温燥、辛辣之品，或感受热邪，热伤冲任，迫血妄行，遂致月经提前而至；或肝郁化热，素性抑郁；或情志内伤，抑郁不乐，肝气郁结，郁久化热，热伤冲任，迫血妄行，遂致月经提前而至。

月经先期的亏症，可分横亏和蒸亏。横亏，体虚弱，或劳力过度，忧思不解，饮食失节，损伤脾气，脾伤则中气虚弱，冲任不固，不能统摄经血，故月经提前而至。蒸亏，房劳多产，或久病伤肾，肾气虚弱，肾虚则冲任不固，不能制约经血，遂致月经提前而至。

【治道】

治疗原则：治疗主要以祛因为要、风亏打盈为主要原则。对于邪气盈盛者主要在于祛因为要为主，并注意配合风亏打盈。而机体亏虚者，则多以风药扶之。

六、月经后期 /mienh zieqv maengc

【概述】

月经后期指月经周期延后 7 天以上，甚至 3 ～ 5 个月一行者。

【病道】

本病有禀赋不足，感寒饮冷，情志不遂病史。其病机有盈亏之别。亏者多因肾蒸亏、血亏、虚寒所致精血不足，冲任不充，血海不能按时满溢而经迟。

蒸亏：先天肾气不足，或不节房事，房劳多产，损伤肾气，肾虚冲任不足，血海不能按时满溢，遂致经行错后。

血亏：伤于血，或产多乳众，病后体虚，饮食减少，化源不足，营血衰少，冲任不足，血海不能按时满溢，遂致经行错后。

血寒：素体阳虚，或久病伤阳，阳虚内寒，脏腑失于温养，生化失期，气虚血少，冲任不足；或者经产之时，感受寒邪，或过服寒凉，寒邪搏于冲任，血为寒凝，胞脉不畅，血行迟滞；均可致血海不能按时满溢，遂致经行错后。

气滞：素性抑郁，情志不遂，气不宣达，血为气滞，冲任不畅，气血运行迟滞，血海不能按时满溢，遂致经行错后。

【治道】

温经散寒，活血行滞。补血养营，益气调经。

七、漓白过种 /guh n guaz mbuoqc gorm

【概述】

带下过多是指带下量明显增多，色、质、量异常或伴有局部全身症状者。

【病道】

瑶医认为，本病的主要病机是湿邪伤及任带二脉，使任脉不固，带脉失约。

【治道】

清热解毒除湿，健脾益气，升阳除湿，温肾助阳，涩精止带。

八、拉后禅毋停 /caanv huz liouc nziaamv mx dingh

【概述】

胎毋安，指妇女妊娠期间出现腰酸、腹痛，小腹下坠，或伴有阴道不时出现少量出血。主要与气血虚弱、肾虚、血热、血瘀、外伤、癥瘕伤胎相关，相当于中医的胎动不安、胎漏，西医的先兆流产、先兆早产等，若病情继续发展，可导致难免流产、不全流产、完全流产、过期流产、习惯性流产、感染性流产。

【病道】

对于妊娠妇女而言，母体和胎儿必须相互适应，即子体和母体相适应。而二者相互适应的关键在于胎元，即胎气、胎儿、胎盘，这三者任何一个环节出现问题，都将导致本病的发生。

本病的主要病机为盈亏失衡、冲任不固、胎元损伤。主要是由于父母先天禀赋不足，素体亏甚，人体三部元气不相和谐，或孕后房事不节，肾虚导致冲任损伤而损及胎元；或由于素体血亏、脾胃虚弱，化源不足，冲任失养，不能滋养固摄胎元，致使胎元不固；或因素体阳盛血热、阴虚内热、嗜食辛辣，热邪盈盛于机体，病久入脉，使得热盈于脉，损及冲任，扰动胎元，出现胎元不固；或跌扑闪挫，气失固摄而下行，冲任不固，胎失所载，以致胎动不安；或因素有癥瘕，盈大于亏，日久入脉，瘀阻胞宫，冲任气血失和，血不归经，胎失摄养，而致本病的发生。

【治道】

治疗原则：本病以风亏打盈、祛因为要、安胎为主要治疗原则，亏者补之，盈者消之，祛除主要病因，以达到胎气、胎儿、胎盘三元和谐。

九、产后风 /caanv huz buerng

【概述】

产后恶露过多，相当于西医的子宫复旧不全，产后晚期出血。

【病道】

本病发病机理主要为冲任不固。恶露乃血所化，出于胞中而源于血海，气虚冲任不固，或血热损伤冲任，或血瘀冲任，血不归经，均可导致恶露不绝。

【治道】

治疗原则：治疗总法主要以穿经走脉法、补气益元法、多应杂法为主。

十、勿上身 /mx yaangh sin

【概述】

产后风指产妇在新产后及产褥期内发生的与分娩或产褥有关的疾病。妇女在分娩时，由于产伤出血，元气受损，抗病力较弱，故容易患上各种疾病。瑶医的"产后风"主要包括产后恶露不绝，产后身痛，产后腹痛，产后发热，产后体虚，产后痉病等。

【病道】

产妇由于在分娩时用力、出汗、产创、出血，筋骨腠理之门大开，导致气血津液亏虚，气血不能万化，进而体质更加虚弱，加之外来之风、寒、湿邪，瘴气、疫毒、蛊毒等乘虚而入，三元失谐，使得气的功能失常，或虚或阻，或运行紊乱，从而气血瘀阻，诸病入脉，筋脉不通，盈亏失衡而发为本病。具体分析为：

1.瑶医认为妇女在月子里筋骨腠理之门大开，气血虚弱，气血不能万化，内外空虚，不慎风寒湿邪侵入，诸病入脉，筋脉不通，盈亏失衡所致。它在临床症状是，浑身怕冷、怕风、出虚汗，活动关节疼痛，遇冷、遇风、疼痛症状加重，好着衣，严重的病人夏热天穿棉衣，瑶医认为"寒邪入骨"难治的一个原因是：妇女在月子里 100 天一个自然恢复期，筋骨与腠理一个合闭，可以把风湿寒邪包入体内，不得排出，病邪长期滞留于体内，损坏腠理与筋骨组织，导致严重的筋骨病。

2.情绪忧郁，容易引起肝气郁结，导致气血不畅，气血受滞容易失去营养，气血不能万化，体质更加虚弱，不慎风邪侵入，诸病入脉，筋脉不通，盈亏失衡导致本病。它的临床反应症状是：除了怕冷、怕风、活动关节疼痛，还伴有麻木、抽搐、胀痛等因素。

3.妇女在月子里禁止房事生活，过早过多房事则易导致伤阴、伤精、阴精两亏，加之妇女在产褥期经脉不利，筋骨空虚，三元失谐，气血不能万化，风邪可乘虚侵入，并且，血虚生风，内外合邪，诸病入脉，筋脉不通，更甚者，则引发痉病。它的主要临床症状是：除浑身怕冷、怕风，关节疼痛之外，主要是浑身沉重、无力、腰酸、困、疼、不耐疲劳、抽搐，甚者精神失常，灵魂出窍。另外，部分病人伴有风湿与类风湿症状。

4.好急躁之人，易生志火，多思多想之人暗耗阴血，前者志火可伤阴动内风，后者阴血暗耗生内热而至血燥，瑶医认为"血虚生风"，诸病入脉，筋脉不通，气血不能万化，也就是血不养筋骨导致的一种风，相当于类风症，具体临床症状是浑身各大小关节疼痛，头痛或者是局部性疼痛，有的病人伴有怕冷、怕风现象，天阴下雨浑身不适感，浮肿，严重者可导致浑身水肿，长期治疗不当，可以导致严重的风湿病和类风湿病晚期。

【治道】

治疗原则：本病以风亏打盈，祛因为要为治疗原则。产后风因其不同表现，加以不同治疗。本病主要因外感寒、热、风、湿、瘴气、疫毒、蛊毒等而引发，加之妇人产后气血不足，津液亏虚，故应针对其病邪而选择性地用药以祛除病因，风亏打盈。在用药方面，以打药治疗盈证，以风药治疗亏证。另外对于部分盈症伴有一些亏虚者，可以适当配伍一些风药。治疗总法主要以解毒除蛊法、启关透窍法、穿经走脉法、添火逼寒法、补气益元法、祛风散邪法、兼多应杂法为主。

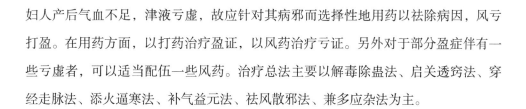

第四节 儿科疾病

一、坳冷透（干症、装症和成鞭瘟）/guh nguaz gorm

【概述】

坳冷透是小儿时期常见的外感性疾病之一，相当于中医儿科学中的感冒，本病西医学称为急性上呼吸道感染、流行性感冒等。多由感受风邪所致，临床以发热、怕冷、鼻塞、流涕、咳嗽、头痛、身痛为常见症状。本病一年四季均可发生，冬春二季发病率较高。

瑶医将小儿感冒分为干症、装症和成鞭瘟，其中普通干症、装症为受风邪所致，一般病邪轻浅，以肺系症状为主，不造成流行；成鞭瘟（流行感冒）为感受瘟热时邪病毒所致，病邪较重，具有流行特征。

【病道】

本病是多由于气温忽冷忽热、机体感受外邪引起，通过全身筋脉散播、传变，侵袭人体上部（肺），肺卫不固。小儿为纯阳之体，心肝有余，感受外邪之后，易从热化，日久热从化火化，肝风内动上扰心；肺为娇脏，外邪侵肺，肺失宣降，筋脉阻滞，水液不布，停滞于肺，聚湿成痰；脾常不足，脾胃感受外邪则运纳失常，食滞，致脾气不升，胃气不降。机体盈亏失衡出现发热、怕冷、鼻塞、流涕、咳嗽、头痛、身痛，呕吐发为感冒。

小儿干症、装症的病因有外感因素和正虚因素。外感因素为感受外邪，以风邪为主，常兼杂寒、热、暑、湿、燥等，亦有感受时行疫毒所致。外邪侵犯人体，是否发病，还与正气之强弱有关，当小儿卫外功能减弱时，遭遇外邪侵袭，则易于感邪发病。

小儿干症、装症的病变脏腑在肺，随病情变化，可累及肝脾；外邪经口鼻或皮毛侵犯肺卫。肺司呼吸，外合皮毛，主腠理开合，开窍于鼻。皮毛开合失司，卫阳被遏，故恶寒发热，头痛身痛。咽喉为肺之门户，外邪上受，可见鼻塞流涕，咽喉红肿；肺失清肃，则见喷嚏咳嗽。风为百病之长，风邪常兼夹寒、热、暑、湿等病因为患，病理演变上可见兼夹热邪的风热证、兼夹寒邪的风寒证及兼夹暑湿的湿困中焦等证。

肺脏受邪，失于清肃，津液凝聚为痰，壅结咽喉，阻于气道，加剧咳嗽，此即感冒夹痰。小儿脾常不足，感受外邪后往往影响中焦气机，减弱运化功能，致乳食停积不化，阻滞中焦，出现脘腹胀满、不思乳食，或伴呕吐、泄泻，此即感冒夹滞。小儿神气怯弱，感邪之后热扰肝经，易导致心神不宁，生痰动风，出现一时性惊厥，此即感冒夹惊。

瑶医认为，小儿干症、装症多为盈证，可根据症状将其分为风寒型、风热型、时行型三种类型。

【治道】

治疗原则：以祛因为要、风亏打盈为主要治疗原则。本病以感受外邪为主要致病因素，治疗上必须将积聚于体内的邪气祛除外出，病气盈则满、满则溢，溢则病。治疗上可选择相应的打药，祛风散邪。寒邪盛则疏风散寒、热邪盛则要发汗解表，痰湿食滞者则要导滞开结。

二、小儿虾症 /hnopv baengc、ha baengc

【概述】

小儿虾症是指因感受外邪或脏腑功能失调，影响肺的正常功能，造成肺气上逆作咳、咯吐痰涎的一组症状。在临床上发病率较高，冬春季节及寒温不调之时尤为多见，多发生于幼儿，是小儿肺系疾患中常见的一组病症。相当于中医学的咳嗽，西医的气管炎、支气管炎。

【病道】

形成小儿虾症的病因是感受外邪，以风邪为主，肺脾虚弱是其内因。病位主要在肺脾，外邪以感受风邪为主。小儿冷暖不知自调，风邪致病，首犯肺卫。肺主气，司呼吸，肺为邪侵，壅阻肺络，气机不宜，肃降失司，肺气上逆，则为咳嗽。风为百病之长，常夹寒夹热，而致临床有风寒、风热之区别，瑶医有盈症和亏症的区别。

【治道】

治疗原则：小儿虾症的基本病机以感受外邪为主要致病因素，治疗上应抓住主要病机，以祛因为要、风亏打盈为原则，可选择相应的打药，祛风散邪。寒邪盛则疏风散寒、热邪盛则要辛凉解表。另外，邪实阴伤者，以风亏打盈为主，用风药滋阴，打药祛邪，使机体盈亏平衡，三元和谐。

三、小儿虾紧 /huqv hah hngiaau

【概述】

小儿虾紧是小儿时期的一种常见疾病，以反复发作的哮鸣气促，呼气延长，严重者不能平卧为特征的疾患。本病发作有明显的季节性，以冬季及气温多变季节发作为主，年龄以 1～6 岁多见，多在 3 岁以内起病。本病有明显的遗传倾向，起病愈早遗传倾向愈明显，大部分的发病诱因为呼吸道感染。本病相当于中医学的哮喘；西医学称为支气管哮喘。

【病道】

小儿虾紧的病因很多，与外感、遗传、过敏体质、饮食、环境、年龄、情志、劳逸等因素均有关系。主要症状为突然发病，发作之前多有喷嚏、咳嗽等先兆症状。发作时不能平卧，烦躁不安，气急，气喘。一般有诱发因素，如气候转变、受凉、受热或接触某些过敏物质。可有婴儿期湿疹史或家族哮喘史。

小儿虾紧的病位主要在肺，其主要发病机理为痰饮内伏，遇外来因素感触而发，反复不已。发作时，痰随气升，气因痰阻，相互搏结，阻塞气道，气机升降不利，以致呼气不畅，气息喘促，咽喉哮吼痰鸣。邪蕴肺络，肺气壅塞不畅，胸部窒闷。肺气不宣，致心血瘀阻，可致肢端、颜面出现紫绀。严重时邪盛正衰，气阳外脱，可见额汗、肢冷、面色白、脉微等喘脱危候。

【治道】

治疗原则：治疗以祛因为要，风亏打盈，捉母擒子。宿痰为本病主要根源，所以在治疗上主要以祛因为要为主。因本病在长期反复发作等过程中，容易对机体造成伤害，日久成痨，所以，在发作的时候应注意缓解喘息、祛痰，以打盈为主，而平时则注意风亏、祛痰，故捉母擒子、风亏打盈亦为治疗的主要原则。

四、喉豆疮 /ziangh hoh

【概述】

喉豆疮是指以咽部喉核（腭扁桃体）肿大或伴有红、肿、痛，甚至溃烂、咽痒不适为主要临床表现的一种疾病，是小儿的常见病和多发病。本病一年四季均可发生，症状轻重不一，与年龄、病原和机体抵抗力不同有关。相当于中医所说的乳蛾、喉蛾、蚕蛾等，包括了西医的扁桃体炎。

【病道】

本病多由外感风热、痧瘴毒邪或内伤痨症引起。由于风热毒邪或痧气、瘴气侵犯人体后，邪气积聚于体内，人与天、地二元不相和谐，邪气入脉，串行于全身，上犯人体上部汞（肺），而咽喉为肺胃之门户，毒邪侵犯汞（肺）或素体幼（胃）热盛，致使汞（肺）幼（胃）盈亏失衡，咽喉首当其冲，毒邪上攻，搏结于咽喉，而发本病。

若毒邪侵犯汞（肺），毒邪循大筋脉上逆，搏结于喉，导致喉核赤肿疼痛；若风热毒邪侵犯汞（肺）失治，毒邪由大筋脉逐渐深入小筋脉，或素体肺胃热盛，复感毒邪，循大、小筋脉上攻，搏结于喉核，热毒炽盛，故见喉核化脓溃烂。若风热毒邪搏结或热毒炽盛致使肺胃阴虚，脏腑亏则虚，虚则损，损则病，则见喉核肿大，日久不消。

【治道】

治疗原则：以祛因为要，风亏盈打为主要原则。

五、坳泵矸 /uh nguaz pom gorm

【概述】

本病好发于婴幼儿，四季均可发病，好发于冬春两季。以发热、咳嗽、喘急、鼻煽动为主要临床特征。若早期、及时治疗，则预后良好。若病情重或失治误治，可发生心阳虚衰和内陷厥阴的变证，甚至死亡。患儿年龄小，素体虚弱，常反复发作，迁延难愈。属于中医儿科的"肺炎喘嗽"范畴。西医学的小儿肺炎以发热、咳嗽、气促、鼻煽为主要临床表现者可参考本病论治。

【病道】

本病常在气候反常骤变之时，人体虚弱，感受风寒热毒之邪后，外邪乘虚而入，通过人体全身筋脉散播，气血运行不畅，凝滞于大筋脉，筋脉闭阻，毒邪停于人体上部汞（肺），肺宣发肃降失常，致使人体盈亏失衡，发为肺炎。或先遭其他热毒之邪，热毒犯肺；或在病变过程中复感外邪，毒邪由大筋脉逐渐进入小筋脉，毒邪闭肺，肺宣发肃降失常，人体盈亏失衡，发为肺炎。毒邪闭肺初期失治误治，或毒邪过盛，或先天禀赋不足素体差均可致热毒之邪不祛，热毒炽盛，闭阻于肺；或热毒灼伤津液成痰，热痰闭阻于肺，病情进一步发展可变证为心阳虚衰和邪厥阴。

【治道】

治疗原则：以祛因、风打亏盈为要为主要原则。本病的致病因素主要为外感毒邪及内伤痨症。风邪在大筋脉则要针对性地祛风散邪，启关透窍；热毒逐渐深入小筋脉则要泻热逐邪；热痰闭肺则要导滞开结。可相对应的选择打药，将人体的毒邪排除，然后体内调节人体盈亏使之平衡，内伤痨症脏腑亏虚则要补气益元，可相应的选择风药。变证时要兼多应杂。

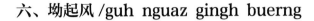

六、坳起风 /guh nguaz gingh buerng

【概述】

坳起风是小儿时期常见的一种以抽搐伴神昏（嘢）为特征的症候，又称惊厥，民间多称"抽风"。按发病的急缓，症候表现的盈亏寒热，一般分为急惊风和慢惊风两类。热性、急性病引起的急惊风较为常见。急惊风起病急，症见体热神昏、手足抽搐、唇口撮动，牙关紧闭、颈项强直、角弓反张等。慢惊风多见于大病或大病之后，病势徐缓，症见面白神萎、抽搐无力或吐或泻、嗜睡露睛，严重者有昏睡唇青、四肢逆、角弓反张等。多见于6岁以下的小儿，一般来讲，凡发作次数少，持续时间短，搐停易醒者预后尚好，持续时间长，或反复发作，搐止而神昏者预后较差。

【病道】

本病是人体感受到风、痧气、瘴气或瘟疫等因素影响后发生。小儿肌肤薄弱，腠理不固，冷暖不能自调，素体差，则风邪乘虚而入，通过人体全身筋脉散播，气血运行不畅，凝滞于大筋脉，浊气上蒸，毒邪犯身。风为百病之首，善行数变，为阳邪，易于化热，风热化火，侵犯心肝，所以出现一过性高热惊厥，但热退后抽搐症状消失。若感受到痧气、瘴气或瘟疫等温热疾病，未能将温热毒邪进行及时泻热逐邪，温热毒邪由大筋脉逐渐深入小筋脉，毒邪内闭，内陷厥阴，或直犯心肝，致使人体盈亏失衡，病气盈则满，满则溢，溢则病，亦可出现昏迷抽搐。若小儿元气未充，神识怯弱，痰邪内伏于小筋脉，患儿突然受到惊恐，惊则气乱，恐则气下，使人体气机逆乱，神志不安，惊惕不已；或致痰涎上壅，痰蒙清窍，引动肝风而发抽搐。

慢惊风多由人体虚致内伤痨症致病。脾胃为气血生化之源，小儿脾常不足。小儿先天禀赋不足，脾气虚弱，而在大病、久病后导致脾胃虚弱，气血生化不足，致使心神与肝木失于柔养；小儿胃小且脆，容物不多，久吐久泻或后天脾胃失调，此时喂养不当，日久伤脾；或外感热病迁延日久，毒邪由大筋脉逐渐深入小筋脉，导致人体盈亏失衡，人体虚则损，损则病，发为慢惊风。

【治道】

治疗原则：急惊风以祛因为要、风亏打盈为主要治疗原则。人体感受到风、痧气、瘴气或瘟疫等病因，则要针对性地祛除病因，首先通过疏风散邪，启关透窍法选择相应的打药使积聚于体内的风邪消散，其次通过泻热逐邪、导滞开结法选择相应的打药将体内的痧气、瘴气、瘟疫逐出体外，调节体盈亏使之平衡。配合适当的选择刮痧、刺血、外洗、推拿、针灸等治疗方法进行综合性治疗。慢惊风：以风亏盈打、捉母擒子为主要治疗原则。人体正气虚损时要针对性地进行补气益元，脾胃虚则要补脾温阳；脾肾阳虚则要温阳补肾；肾虚则要滋阴、固本培元；亦是那脏虚则补那脏，调节人体盈亏平衡。

七、新坳散胆 /guh nguaz guiez fov

【概述】

本病是以新生儿出生后皮肤、巩膜、小便出现黄色为主要特征的一种病症。多由母体湿热过盛，影响胎儿所致。轻者 10 天左右自行消退，重者黄疸迅速加重并有发热、精神萎靡、食欲不振等症状。相当于中医学中胎黄或胎疸，现代医学中称为新生儿黄疸。

【病道】

本病是由母体湿热过盛，传于胎儿或出生后胎儿感受痧气（湿邪或湿热毒邪）致病。孕母内蕴湿热直接传于胎儿或机体在感受到湿热邪后，毒邪通过全身大筋脉逐渐深入小筋脉，散播，气血运行不畅，筋脉闭阻，毒邪蕴结于脾胃，浊气上熏肝胆，而发致病；湿热毒邪过盛，毒邪化火，邪陷厥阴，发为危重症；婴儿先天禀赋不足，而小儿脾常不足，脾阳虚，寒湿邪内生，寒湿困揭脾胃，筋脉凝滞，壅塞肝胆，肝胆疏泄失常致病。

【治道】

治疗原则：以祛因为要、风亏盈打为主要治疗原则。本病乃孕母体内湿热盛或婴儿外感湿热毒邪致病，首先则要将积聚于体内的邪气祛除出外，根据诸病入脉论，通过人体筋脉脉道的开启将湿热毒邪排出体外，调节人体的盈亏使之平衡。病气盈则满，满则溢，溢则病，可以选择相应的打药，采用具有泻热逐邪、穿筋走脉的药物内服；配合熏洗、刺血、灌肠等外治法治疗。

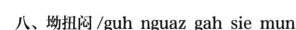

八、坳扭闷 /guh nguaz gah sie mun

【概述】

本病指以腹部胃脘以下，肚脐的两旁及耻骨以上部位发生疼痛为主要表现的一类疾病。多因感受外邪、乳食积滞、脏器虚冷、气滞血瘀等导致，其疼痛性质可有隐痛、胀痛、冷痛、灼痛、绞痛、刺痛等。本病相当于中医儿科学中的腹痛，现代医学主要指除小儿急腹症以外的各类腹痛。

【病道】

本病在感受外邪、乳食积滞、脏器虚冷、气滞血瘀等情况下导致腹痛。

小儿冷暖不知，护理不当，感受外邪，外邪通过人体全身筋脉散播，病邪停留于大的筋脉，即久病入脉，而后形成瘀滞，不通而痛；或贪食寒凉之品，寒从腹中生，损伤脾阳；先天禀赋不足，素体阳虚，中阳不足，脏腑虚冷。寒凝经脉，气血运行不畅，气机阻滞，筋脉不通，不通则痛，发为腹痛。脾主运化，胃主通降。小儿乳食不知道自节，喂养不当，暴饮暴食，食物不易消化，损伤脾胃，脾胃运化失常，气机不畅，腑气通降不利，导致人体盈亏失衡，而发腹痛。久病不愈或术后损伤小筋脉，瘀血阻脉，气血运行不畅，人体盈亏失衡，导致腹部疼痛固定不移。

【治道】

治疗原则：以祛因为要，风打亏盈为治疗原则。

九、坳涕豪 /guh nguaz bungx gaih huv

【概述】

本病因乳食内伤、感受外邪及脾胃虚弱所致排便次数增多，粪便稀薄或泻下如水为主要症状的一种小儿病症，一年四季均可发生，但是夏秋两季多见。好发于婴幼儿，其中6个月～2岁的小儿发病率最高。泄泻轻者预后良好，若起病急剧，泻下无度，极易伤精耗液至阴竭阳衰；若久泻迁延不愈者，则易形成疳症，或慢惊风，是影响小儿发育甚至造成死亡的主要原因之一。本病相当于中医儿科学中的泄泻，西医学称为小儿腹泻。

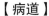

【病道】

本病是因乳食内伤、感受外邪及脾胃虚弱导致泄泻。小儿脏腑娇弱，卫外不固，外邪风寒、湿、热通过全身的筋脉在全身散播，传变，侵袭人体中部脾胃，人体盈亏失衡，病气盈则亏，亏则损，损则病，而发腹泻。脾主运化，小儿脾常不足，脾胃虚弱，乳食不知节制，喂养不当，则损伤脾胃或久病迁延不愈，致脾气虚弱，脾气运化失常。脾喜燥恶湿，当清阳不升，浊阴不化时，病气盈则满，满则溢，溢则病。久泻不愈，则脾阳不振，日久脾损及肾，脾肾阳虚，肾阳虚不足以温煦脾，寒从内生，致使水谷不化，大肠不可分清浊别，机体亏则虚，虚则损，损则病。

【治道】

治疗原则：以祛因为要，风打亏盈为治疗原则。脾胃有外邪入侵首先要将内聚于体内的外邪逐出体内，相应选择打药，温散风邪，清热利湿止泻，使积聚于体内的病邪得以消散，邪散邪消，使人体盈亏得以平衡，故可涉肠而实大便；乳食伤脾则要消食运脾；脾气虚则要补气升阳；脾肾阳虚则燥湿健脾，温肾，涩肠止泻，从而调节人体盈亏使之平衡。

十、疳积 /gam baengc

【概述】

疳积是因小儿喂养不当，内伤乳食，停积胃肠，脾运失司所引起的一种小儿常见的脾胃病证。相当于西医的消化不良。

临床以不思乳食，腹胀嗳腐，大便酸臭或便秘为特征。本病一年四季皆可发生，夏秋季节，暑湿易于困遏脾气，发病率较高。小儿各年龄组皆可发病，但以婴幼儿多见。常在感冒、腹泻、疳证中合并出现。脾胃虚弱，先天不足以及人工喂养的婴幼儿容易反复发病。

【病道】

本病的病因主要是乳食内积，损伤脾胃。病机为乳食不化，停积胃肠，脾运失常，气滞不行。食积可分为伤乳和伤食。伤于乳者，多因乳哺不节，食乳过量或乳液变

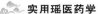

质，冷热不调，皆能停积脾胃，壅而不化，成为乳积。伤于食者，多因饮食喂养不当，偏食嗜食，饱食无度，杂食乱投，生冷不节，食物不化，或过食肥甘厚腻、柿子、大枣等不易消化之物，停聚中焦而发病。

【治道】

治疗原则：健脾，消食，化积，导滞。

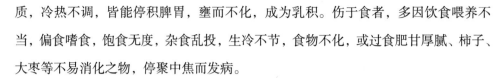

第五节　恶性肿瘤

一、泵提（肺癌）/pom ngamh

【概述】

泵提，瑶医又称息贲、肺积，包括西医的肺癌。系指发于支气管黏膜和肺泡的恶性肿瘤，是一种致死率极高的恶性病，已成为一个严重危害公共健康的大问题。最新数据显示：肺癌位居恶性肿瘤之首，全球年增 120 万，我国每年有 40 万人发病，高达 61.4/10 万，与 30 年前相比死亡率上升了 46.8%，占恶性肿瘤 22%，预计 2025年近 100 万人死于肺癌。男性比女性发病率高，男女比例约为 2.3 ∶ 1，本病好发于40 岁以上有长期吸烟史的男性，近年来女性、二手烟民（被动吸烟者）患病也逐年增多。

【病道】

毒邪深陷，盈亏失和，肺气机不利，宣降失司，气滞血瘀，津液不布，聚而为痰，痰瘀互结而成。西医认为，本病与吸烟以及职业性致癌因子，如砷、石棉、铬、镍、煤焦油、电离辐射、大气污染、环境污染、遗传等因素有关，人体免疫力下降，内环境遭到破坏而发病。

【治道】

治疗原则：解毒除蛊，清热解毒，导痰清肺，调和盈亏。

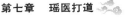

二、胃石病（胃癌）/mbuoqc ngamh

【概述】

瑶医的胃石病、翻胃，相当于现代医学的胃癌。此病是起源于胃上皮的恶性肿瘤，以上腹疼痛，食欲不振，嗳气、泛酸，恶心，时有呕吐，腹泻，消化道出血，黑便，进行性贫血，多数伴有消瘦乏力，体重减轻等为主要临床表现，是最常见的恶性肿瘤之一，占全球癌症死亡原因的第二位，胃癌的发病率在不同国家、不同地区差异很大。日本、智利、芬兰等为高发国家，而美国、新西兰、澳大利亚等国家则发病较低，两者发病率可相差 10 倍以上。我国也属胃癌高发区，其中以西北地区最高，东北及内蒙古，华北、华东又次之，中南及西南最低。胃癌多发于 40 岁以上，41 ～ 60 岁者占三分之二，男女之比约为 3.6 ：1。

【病道】

瑶医认为，本病的发生主要与饮食不节，脾胃失和有关，病从口入，过量饮酒，喜食辛辣，或肥甘厚味，伤及胃肠，久而脾胃失和，肝失疏泄，脾失健运，胃失和降，气滞血瘀，或久病虚实夹攻，脾胃受损，痰湿内生，气结血瘀、痰凝于胃，盈亏失和而成。

【治道】

治疗原则：泄毒消瘤，化痰祛邪，攻毒抑癌。

三、胰积（胰腺癌）/bangv ngamh

【概述】

胰积，瑶医又称为胰石病，相当于西医，系指来源于胰腺导管腺上皮的恶性肿瘤，因其组织类型以导管细胞癌最多见，约为 90%，故通常又称其为导管细胞癌。其中发生在胰腺头、颈部都统称为胰头癌，发生在腺体、尾部者统称为腺体尾部癌，是消化系统常见恶性肿瘤之一。以腹痛、体重减轻、恶心、呕吐、胃肠管出血、消瘦、乏力、黄疸、腹块、腹水等为主要临床表现，是恶性肿瘤中最常见的一种，占全身各种癌肿的 1% ～ 4%，占消化道恶性肿瘤的 8% ～ 10%。由于胰腺癌早期症状隐匿，缺乏特异性表现，故早期诊断十分困难，当出现典型症状时多已属晚期，治疗效果也不理想，病死率高，各国统计五年生存率仅为 2% ～ 10%。

【病道】

瑶医认为，本病主要与吸烟、饮酒、嗜好辛辣、肥甘厚腻及暴饮暴食而导致脏腑运化功能失调，盈亏失和，久则肝脾受损，脏腑失和，湿浊阻遏，气血瘀滞，日久成病。

【治道】

治疗原则：清热泄毒，消瘤抑癌，调和盈亏。

四、肠结石（大肠癌）/gangh ngamh

【概述】

瑶医肠结石相当于现代医学的大肠癌，大肠癌为结肠癌、直肠癌、肛门癌等的统称，系指发生在直肠、阑尾、升结肠、横结肠、乙状结肠、直肠及肛门等部位的恶性肿瘤，以排便习惯、粪便性状改变、腹痛、肛门坠痛、里急后重、腹内结块、消瘦为主要临床表现，是我国常见恶性肿瘤之一，本病好发于 45 岁左右的男性，男女比例为 3 ∶ 1，占全球癌症死亡率的第 4 ～ 6 位，并呈逐年上升趋势。

【病道】

本病瑶医认为主要由于饮食不节，嗜好烟酒，过食炙烤、辛辣肥腻，使得湿热蕴毒用蕴塞肠中，气道不通，结瘀于下，久致阳明失调，肠道阻塞，进而结而为肠肿瘤。

【治道】

治疗原则：泄毒祛瘀，解毒除蛊，宽肠散结。

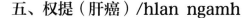

五、权提（肝癌）/hlan ngamh

【概述】

权提，瑶医又称为肝石病、癖黄、肝积，相当于现代医学的原发性肝癌，系指原发于肝细胞或肝内胆管上皮细胞的恶性肿瘤，是最常见的消化系统恶性肿瘤之一，严重威胁人民群众的生命及健康。男性发病率高于女性，全世界每年新发肝癌患者60多万，居恶性肿瘤的第五位，东亚及环太平洋地区是肝癌高发地区，我国新发肝癌人数占全球人数一半以上。初期症状并不明显，晚期主要表现为肝区疼痛、乏力、消瘦、黄疸、腹水等症状。

肝癌分为三种类型：即巨块型、结节型和弥漫型。病理组织学可分为：肝细胞性肝癌、胆管型细胞癌、混合型肝癌。

【病道】

瑶医认为蓄毒不祛，饮食不节，疲劳过度，或情志抑郁，肝郁脾虚，瘀血停滞，毒邪内蕴、累结而成。

西医认为肝癌一般是在长期慢性肝病的基础上发生的，主要是乙型和丙型肝炎病毒感染，导致的慢性病毒性肝炎后演变的肝硬化。同时饮水污染有密切关系，黄曲霉菌也可导致肝癌的发生。

【治道】

治疗原则：疏肝散结，开郁化滞，泄毒消瘤，调节盈亏。

六、孥提（乳腺癌）/nyorx ngamh

【概述】

孥提，瑶医又称乳石病、奶瘤，相当于现代医学的乳腺癌。是指发生在乳腺小叶和导管上皮的恶性肿瘤，是女性最常见的恶性肿瘤之一，据资料统计，发病率占全身各种恶性肿瘤的7%～10%。乳石痈的发病常与遗传有关，以及40～60岁之间、绝经期前后的妇女发病率较高。通常发生在乳腺上皮组织，是一种严重影响妇女身心健康甚至危及生命的最常见的恶性肿瘤之一，男性乳腺癌罕见，仅1%～2%的乳腺患者为男性。

乳石痈诊道表现为：乳腺肿块，乳腺疼痛、乳头溢液、乳头改变、皮肤橘皮样改变、腋窝淋巴结肿大。

【病道】

瑶医认为，毒热久郁，蓄毒成疾，肝气郁结，肝郁脾虚，气滞痰凝，冲任失调，日久致气滞血热毒内蕴而成。西医认为与月经初潮和绝经年龄、生育与哺乳因素、卵巢激素功能、家族遗传、精神等因素有关。

【治道】

治疗原则：泄毒消瘤，散结化瘀，疏肝清热，调和盈亏。

七、恶血（宫颈癌）/orqv nziamv、mbang zhong、louc nziec

【概述】

恶血相当于现代科学的宫颈癌、子宫颈癌，是指发生在宫颈阴道部移行带的鳞状上皮细胞及颈管内膜的柱状上皮细胞交界的恶性肿瘤，是最常见的妇科恶性肿瘤之一。宫颈癌早期没有任何症状，随着病情进展，患者可出现异常阴道流血。以性交出血为首发症状。此外，白带增多也为宫颈癌常见症状。晚期表现：由于癌肿的浸润、转移，可出现相应部位乃至全身的症状。如尿频、尿急，肛门坠胀、大便秘结，下肢肿痛、坐骨神经痛，肾盂积水，肾功能衰竭、尿毒症等，最终全肾衰竭。

【病道】

本病其主要病道是恶毒内陷，肝郁气滞，冲任损伤，肝、脾、肾诸脏盈亏失和，加之湿热邪毒，淤积阻滞，脏腑功能失调及阻胞宫而成。

【治道】

治疗原则：泄毒消积，通滞散结，抑癌消瘤。

第六节 五官科疾病

一、鼻病症

（一）鼻添肉（鼻息肉）/mbuotc kotv nyueix

【概述】

本病瑶医病名为鼻添肉，现代医学将其命名为鼻息肉，中医称其为鼻痣，多由邪气侵袭鼻腔，津液停聚，日久与邪气交结，形成鼻添肉。

【病道】

瑶医认为，鼻为五官之一，位居面部之正中，专司呼吸和嗅觉，为外邪入侵的必由之道，邪气易从鼻腔而入，邪气盛或体质虚，以致不能抗邪，邪气留恋，导致鼻腔津液停聚，化而为秽浊之物，日久与邪气交接，成为鼻添肉，审病多属于盈亏不显期。本病的主要病因病机为毒浊瘀滞，鼻窍闭塞。

【治道】

治疗原则：泄毒祛浊，宣肺开窍。

（二）鼻香臭不发（急、慢性鼻炎）/Mbuqc kuotv ndang zuix maiv bum

【概述】

本病瑶名为鼻香臭不发，西医认为是急、慢性单纯性鼻炎，中医认为是鼻窒，多由邪气侵袭鼻腔，阻滞经络，体质虚弱，邪气留置，导致交替性鼻塞、流涕、头晕、头痛等症状。

【病道】

瑶医认为鼻为五官之一，位居面部之正中，专司呼吸和嗅觉，为外邪入侵的必由之道，邪气从鼻腔而入，阻滞经络，体质虚弱，邪气留置，导致交替性鼻塞、流涕、头晕、头痛等症状。主要病因病机为邪气阻络，鼻窍闭塞。

【治道】

治疗原则：泄毒宣肺，通鼻开窍。

二、眼病症

（一）火眼痛（红眼病）/Mbuqc zing siqv baengc

【概述】

本病瑶名为火眼痛，西医为红眼病，中医命名为天行赤眼，为风热邪毒侵袭和脏腑内热一并上攻于眼造成本病，双眼同时或一眼先于另一眼再发病，病程在两周以内。

【病道】

瑶医本病为火眼痛，多由风热邪毒入侵和脏腑内热一并上攻于眼造成本病，邪热较甚，故发病多较急，热盛故可见眼部灼热、刺痛、充血，瑶医审病以盈盛为主。

【治道】

治疗原则：泄热散邪。

（二）青盲（青光眼）/Qing nquiang mnuqc zing

【概述】

本病瑶名为青盲，西医为青光眼，中医为绿风内障，多由脏腑精气不能上承濡养于目导致本病发生。

【病道】

瑶医认为，本病以亏为主，多由脏腑精气不能上承濡养于目，气血失和、经脉不利，眼孔不通，以致视物昏蒙、眼痛，目力日益下降以致视物不见。本病病因病机为脏腑精亏，目失濡养。

【治道】

治疗原则：滋养脏腑，濡养睛目。

三、耳病症

耳道流脓（化脓性中耳炎）/Mbuqc normh liouc

【概述】

本病瑶名为耳道流脓，西医为化脓性中耳炎，中医为耳胀。多由邪气侵袭，邪毒痰湿停聚耳道，日久不去成脓，可致听力下降。

【病道】

瑶医认为，邪气侵袭为本病主要病因，邪毒痰湿停聚耳道，日久不去而成脓。本病病因病机为脓毒留耳，审病多以盈盛为主。

【治道】

治疗原则：祛毒排脓。

四、喉病症

（一）单蛾（急、慢性咽炎）/Dan ngorh

【概述】

本病瑶名为单蛾，西医认为是急、慢性咽炎、悬雍垂肿痛，中医认为是喉痹。多因毒邪或烟毒由口鼻而入侵袭咽喉，或饮食不节以致肺经蕴热，内外邪热所灼，成为本病。

【病道】

瑶医认为本病属于单蛾，邪气或烟毒由口鼻而入侵袭咽喉，或饮食不节以致肺经蕴热，内外邪热交灼，成为本病。

一般起病急，咽部疼痛，黏膜充血、肿胀，表面有脓性分泌物，颌下淋巴结可有肿大、疼痛，瑶医审病以盈盛为主，治疗以泄热解毒，利咽消肿为主。起病较慢，病程较长，咽部不适感较明显，如异物感、干燥、灼热，刺激性干咳、恶心、呕吐等，黏膜充血或干燥，分泌物较少，辨病属于亏证。

【治道】

治疗原则：泄毒养阴，清利咽喉。

（二）双蛾（急、慢性扁桃体炎）/Sung ngorh

【概述】

瑶医病名为双蛾，西医认为是急、慢性扁桃体炎，中医称为乳蛾。多是由热毒之邪侵袭，脏腑蕴热，交结成毒，邪毒搏结于喉结而为本病。

【病道】

青少年多发病、起病较急，咽痛，可放射至两耳，咽干，咽部异物感，扁桃体充血肿胀，可有全身不适，寒战、高热，或咽部有异物感、咽干、咽痒、口臭等症状。

【治道】

治疗原则：泄热解毒，清喉利咽。

五、口腔病

嘴烂（口腔炎）/Nyiah gaeng

【概述】

本病瑶名为嘴烂，西医认为是口疮、口腔炎，中医认为是口疳、鹅口疮、口癣，多由热毒侵袭口腔，脏腑之热上延犯口，热毒留置不去，而成本病。可见局部灼痛、发痒、溃疡等症状，急性起病或病情迁延反复出现。

【病道】

本病属热毒侵袭口腔，脏腑之热上延犯口，热毒留置不去，而成溃疡。审病以盈盛为主，口腔灼痛、发痒，局部黏膜溃疡，舌红，苔黄，脉数。本病病因病机为热毒犯口。

【治道】

治疗原则：清热解毒，凉血理疮。